여성질환, 약초로 병을 극복한 사람들
천기누설 8

박수경
KBS〈아침마당〉,〈TV유치원하나둘셋〉,〈후토스〉, EBS〈딩동댕 유치원〉, JTBC〈행복카페〉집필
현재―MBN〈천기누설〉,〈엄지의 제왕〉,〈나는 자연인이다〉, EBS〈모여라 딩동댕〉,〈보니하니〉,
애니메이션〈발루뽀〉작가

여성질환, 약초로 병을 극복한 사람들
천기누설 8

초판 1쇄 인쇄	2014년 8월 5일
초판 1쇄 발행	2014년 8월 10일

지은이	MBN〈천기누설〉제작팀
감수	서재걸 김달래 이광연
정리	박수경 전연주
편집	김영혜
발행인	곽철식
발행처	다온북스

출판등록	2011년 8월 18일 제110-92-16385호
주소	서울시 은평구 갈현동 327-132 301호
전화	070-7516-2069 팩스 02-332-7741

종이	상산 페이퍼
인쇄와 제본	(주)M프린트

값 17,000원
ISBN 979-11-85439-18-1 13510

* 이 책은 저작권법에 따라 보호를 받는 저작물이므로 무단전재와 복제를 금하며,
  이 책 내용의 전부 또는 일부를 사용하려면 반드시 저작권자와 다온북스의 서면 동의를 받아야 합니다.

* 잘못되거나 파손된 책은 구입하신 서점에서 교환해 드립니다.

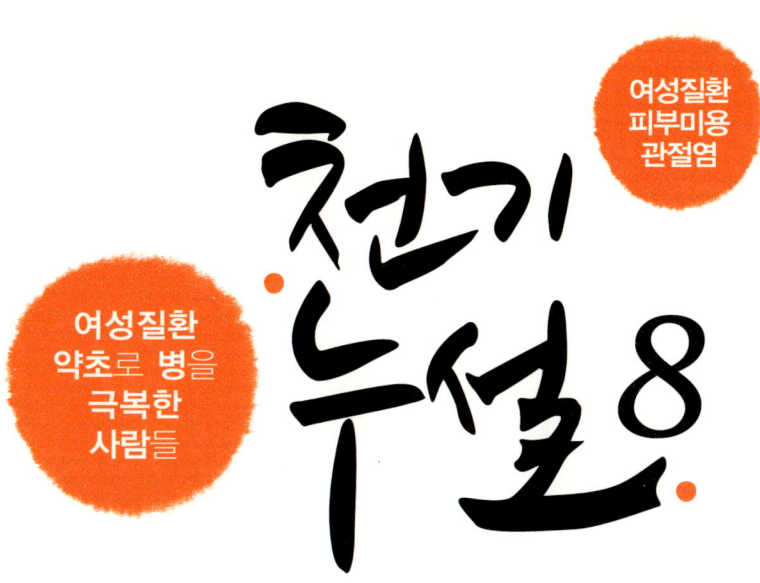

MBN 〈천기누설〉 제작팀 지음 | 서재걸 · 김달래 · 이광연 감수

여성질환, 약초로 병을 극복한 사람들

추천의 글

자연에
답이 있었다

어떤 집안에 경사스러운 일이 일어났습니다. 옆집에 떡을 만들어 전해주면서 같이 기뻐하고 축하 받는 게 인지상정입니다. 만약 이 기쁜 소식을 옆집에 안 알리고 혼자 기뻐한다면 그 기쁨이 정말 오래 갈 수 있을까요? 또 옆집에서 무슨 수로 알아서 축하해 줄 수 있겠습니까? 우리 몸속도 살아있는 생명체(세포)가 60조개나 존재합니다. 이 세포들끼리도 기쁜 소식이나 위험한 정보를 교환해야 세포들의 주인인 우리 몸도 건강할 수 있습니다.

그래서 필요한 게 자연에 존재하는 다양한 생리활성물질과 면역물질들입니다. 사람들이 자연을 멀리 하면서 경험하지 못한 일들을 식물들이 대신 자연과 접해 겪으면서 얻은 수많은 정보를 식물 자신의 몸속에 담아 동물이나 사람들을 통해 전달하고 더불어 살 수 있는 기회를 제공하는 것입니다. 또 사람들에게 부족한 면역성을 채워 줄 수 있습니다. 하지만 사람들은 자연의 파괴로 얻은 여러 원인모를 병들을 치료하지 못하고 화학약품에 의존하고 있는 게 현실입니다.

좀 더 잘 찾아보면 자연에 답이 있습니다.
다만 사람에게 독이 되지 않게 약용이 되는 식물들을 얻을 수 있다면 많은 도움이 될 것입니다. 암을 포함한 많은 질병들은 결국 면역과 관련된 질환입니다. 따라서 면역기능을 항상 유지하고 있는 것이 질병 예방과 치료의

핵심이라 할 수 있습니다. 현대인들은 오래 살고 건강하게 살고 싶어 합니다. 아프지 않고 하고 싶은 일을 하고 살 수 있다면 가장 행복한 삶이 될 것입니다. 그러길 바란다면, 이제 이 책 〈천기누설〉에 집중을 해보는 게 좋겠습니다. 내 건강을 지켜주고 내 생각을 전달해줄 자연의 이야기가 시작되기 때문입니다.

바깥세상이 무섭다고 집에만 있으라고 강조하는 전문가들보다 바깥세상에서 살아가는 법을 알려주는 전문가가 더 필요한 세상이 되었으면 좋겠습니다. 이제 건강은 의학 전문가의 것이 아니라 나 자신의 선택과 결정에 달려 있기 때문입니다. 〈천기누설〉은 건강의 비밀이 저 멀리 하늘에 있는 것이 아니라 알고 보면 우리 가까이에 있다는 사실을 알려주는 의미 있는 책입니다.

2013년 10월 포모나자연의원 대표원장 서재걸 박사

추천의 글

건강은 건강할 때
챙겨야 한다

우리나라 사람들의 평균수명은 2013년을 기준으로 이미 81세를 넘어섰고, 생명보험회사에서는 머지않아 90세에 근접할 것으로 예측하고 있습니다. 오래 사는 것은 모든 사람의 염원이긴 하지만 건강하지 않으면서 오래 사는 것은 축복이 아니라 재앙일 수 있다는 점에서 건강에 대한 관심은 어느 때보다 더 높아지고 있습니다.

우리의 신체는 성장기를 지나 청년기가 되었을 때 가장 건강하고, 장년기가 되면 자꾸 어느 한부분에서 탈이 나기 시작하며, 노년기가 되면 갑자기 동시다발적으로 몸과 마음에 이상이 나타나게 됩니다. 부모로부터 물려받은 건강은 청년기가 지날 때까지는 영향을 미치지만 장년기 이후의 건강은 스스로의 관리와 관심 여부에 따라 확연하게 달라집니다. '골골하던 사람이 80까지 살더라'라는 옛말이 있습니다. 몸이 약한 사람은 항상 자신의 건강을 생각하고 생활하고 결국 건강을 찾게 됩니다. 하지만 평소 건강을 자신하던 사람들은 몸을 함부로 굴리게 됩니다. 그래서 젊었을 때는 잠을 줄여가면서까지 공부하고, 사회생활을 하면서는 몸에 무리를 주면서까지 사업에 몰두하게 됩니다. 또 몸에 이상이 나타나도 대수롭지 않게 여기고 무시하다가 생각지도 않던 일을 겪게 됩니다.

건강은 건강할 때 챙겨야 합니다. 또한 건강에 이상이 있다고 판단되면 그때부터 최선을 다해 진료을 받고 스스로도 공부해야 합니다. 아무리 뛰어난 의사도 그 환자의 몸상태에 대해서 시시콜콜 파악하지는 못합니다. 전문의들은 그들이 전공한 질병에 대해서는 매일 연구하고 고민하지만 환자의 몸상태에 대해서는 그렇게까지 관심을 기울이지 않습니다.

손자병법에서 손무는 말합니다. "지피기기하면 백전불퇴한다"라고. 이것을 건강과 연관지어보면 결국 자기 자신을 안다는 것은 자신의 몸상태에 대해서 파악하는 것이고, 상대방을 안다는 것은 뛰어난 전문의를 만나 질병에 대해 대처하면 결국 이길 수 있다는 의미로 해석할 수 있습니다. 현재 우리가 살고 있는 사회는 지식정보화 시대입니다. 산업사회 때는 누가 최고의 전문의인지, 또 뭐가 몸에 좋은 것인지를 알 수가 없었습니다. 그래서 인맥을 동원하고 여러 의사를 직접 찾아다녀야 하는 수고를 마다하지 않았습니다. 하지만 정보화 시대가 되면서 건강에 대한 정보는 방송과 인터넷을 통해 매일 쏟아져 나오고 있습니다. 이들 정보 가운데 상당수는 괜찮은 것들이지만 또 상당수는 엉터리 정보이기도 합니다. 이를 제대로 검증하고 자신의 체질과 몸 상태에 맞게 활용하기 위해서는 전문가의 진찰이나 조언이 필수적입니다.

이번에 다온북스에서 펴낸 〈천기누설〉이라는 책은 MBN에서 방송되었던 건강과 관련된 내용 중에서 전문가의 조언과 환자들의 체험을 통해 어느 정도 검증된 것들만 모아서 책으로 엮었습니다. 더구나 이 책에서는 요즘 사람들의 폭발적인 관심을 받고 있는 암에 대한 사례가 많이 실려 있습니다. 따라서 이 책에서 사례로 든 내용 가운데 자신에게 해당되는 약재나 음식재료가 있다고 판단되면 다시 한 번 전문가와 상의한 다음에 자신이나 가족에게 적용해보시면 좋을 듯 합니다. 아무쪼록 이 책을 통해 많은 사람들이 좀 더 쉽게 건강을 회복하게 되기를 진심으로 기원합니다.

2013년 10월 경희대학교 한의대교수 김달래 박사

추천의 글

이 책만 있으면 어렵지 않게
건강을 위한 음식과 약차를 만들 수 있다

MBN의 〈천기누설〉은 미스터리한 현상에 대해 다양한 방향에서의 해석과 새로운 접근방식으로 널리 알려져 있는 프로그램입니다. 몇몇 인연으로 〈천기누설〉 팀에서 간혹 저에게 의학적 검증을 위해서 인터뷰를 요청하는 경우가 있었습니다. 환자를 진료하던 중 〈천기누설〉 팀에서 인터뷰 요청 전화가 오면 깜짝깜짝 놀라고 걱정이 앞서는 경우가 많습니다. '이번엔 어떤 주제로, 어떤 질문으로 나를 괴롭히려고 그러나?' 하는 생각이 들기 때문입니다. 천기누설 팀의 질문은 다른 방송 프로그램과 달리 다양하고 자료준비도 많이 해야 하고 생각을 많이 해야만 하는 심도 깊은 질문이 많기 때문입니다. 〈천기누설〉의 인터뷰에 임하기 위해서는 저도 잊고 있었던 자료들을 찾고, 치열하게 검증하는 수밖에 없었습니다. 그러던 중에 오늘 받은 연락은 기쁘기 그지없었습니다. 드디어 〈천기누설〉의 방송 내용을 모아서 책으로 엮었으며, 미천하지만 저의 추천사를 부탁하는 연락이었습니다. 그동안 〈천기누설〉 방송을 보면서 좋은 내용들을 일목요연하게 정리하여 책으로 내었으면 더욱 좋겠다는 생각이 실현된 것입니다. 기대하는 마음으로 원고를 읽다보니 어느새 처음부터 끝까지 탐독하게 되었습니다.

　암과 같은 여러 불치병으로 고통받고 있는 환자분들은 명확한 치료방법이 없기 때문에 다양한 민간요법과 식이요법을 찾게 되는 경우가 많습니다. 간혹 좋은 결과가 나오는 경우도 있지만, 때에 따라서는 자신의 체질과 질병 상황에 맞지 않아 오히려 독이 되는 경우도 있습니다.

이 책에서는 우리 주변의 다양한 식재료들이 건강의 어떤 면에 도움이 되는지, 그 이유를 과학적으로 분석하며, 동시에 많은 전문가들의 인터뷰 내용을 첨부하여 도움이 되는 부분과 주의해야 할 부분을 명확히 언급하고 있습니다. 또한, 식재료를 요리하거나 차로 만드는 방법을 사진과 함께 자세히 설명하여, 어떤 사람이라도 이 책만 있으면 어렵지 않게 건강을 위한 음식과 약차를 실생활에서 바로 만들 수 있도록 세세히 신경쓴 점이 눈에 띄었습니다. 이처럼 다양한 내용을 심도있게 정리하고 명료하면서도 이해하기 쉽도록 간결히 설명하는 옥고(玉稿)를 발간하심에 다시 한번 축하드립니다.

〈동의보감(東醫寶鑑)〉 내경편(內景篇)의 신형(身形)에 보면 學道無早晩이란 말이 있습니다. 이 말은 "도(道 - 도리, 올바른 길, 양생법)를 배우는 데는 빠르고 늦은 것이 없다"는 뜻입니다. 건강을 지키고 질병을 치료하는 데는 빠르고 늦은 것이 없습니다. 바로 지금부터 시작하면 되는 것입니다. 이 책을 읽으시는 모든 분들께서 이 책과 함께 항상 건강하시고 행복하시길 바랍니다.

2013년 10월 이광연한의원 원장 이광연 박사

추천의 글 서재걸 대한자연치료의학회 회장   김달래 경희대학교 한의대 교수   이광연 한의학 박사

Chapter 01
: 자궁경부암

콤부차 16

Chapter 02
: 난소암

초밀란 28   담반 38

Chapter 03
: 산후풍

알로에 52

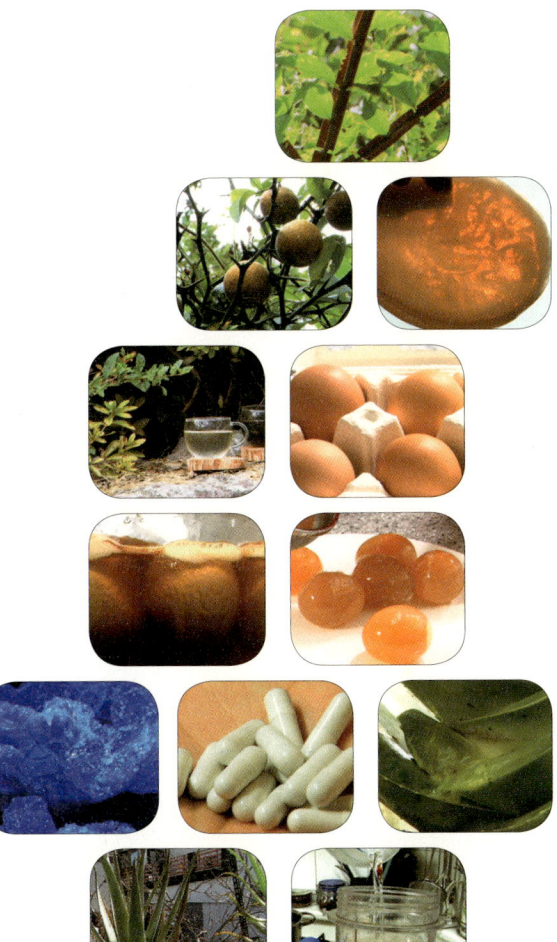

Chapter 04
: 갱년기

식초콩 60 양심주 68
석류 80 구절초 92

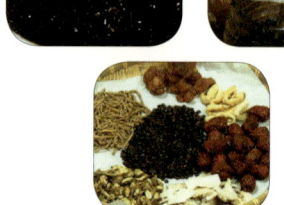
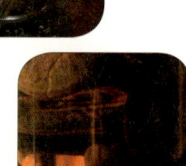
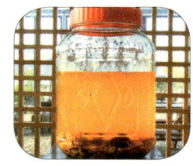
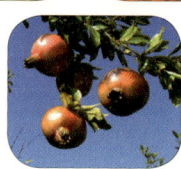
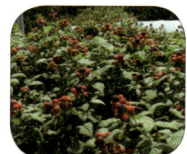
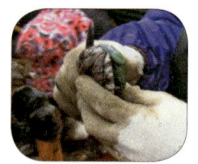

Chapter 05
: 불임

복분자 104

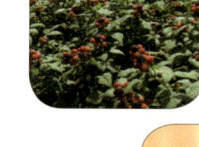
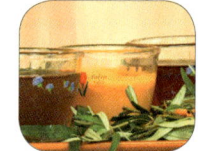
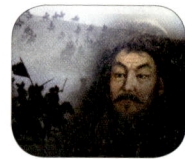

Chapter 06
: 유방암

전복 112 비타민 나무 122
비트 134 수세미 148
대마씨와 대마찜질 162

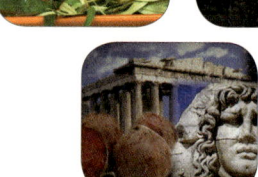
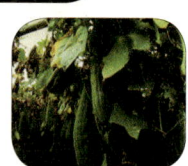
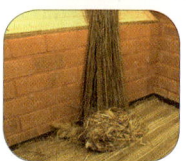
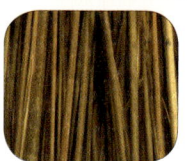

Chapter 07
: 피부미용

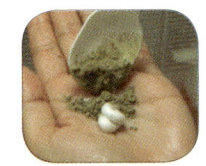
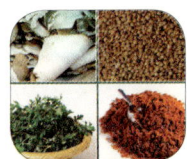
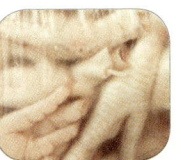
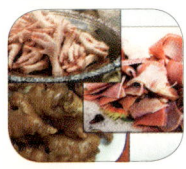
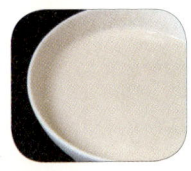

김치시리얼과 천연 팩 176
닭발팩 188

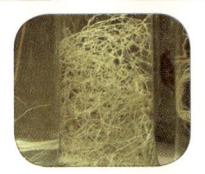
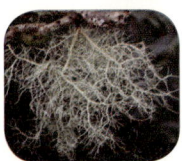

Chapter 08
: 관절염

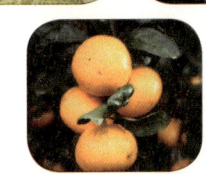
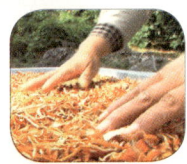

약초술 194   아교 204
감귤껍질 216   섬초 226
모시잎 238

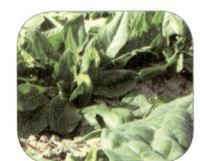
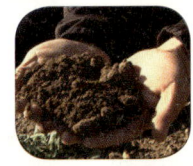
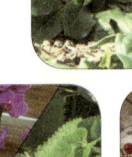
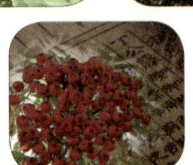
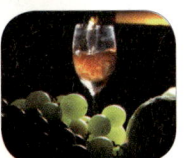
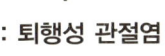

Chapter 09
: 퇴행성 관절염

마가목 250   백년초 268
양파와인 278   홍어 288

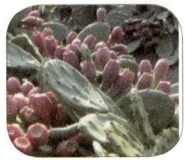
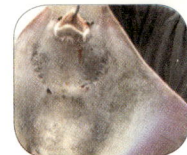

Chapter 01
자궁경부암

콤부차

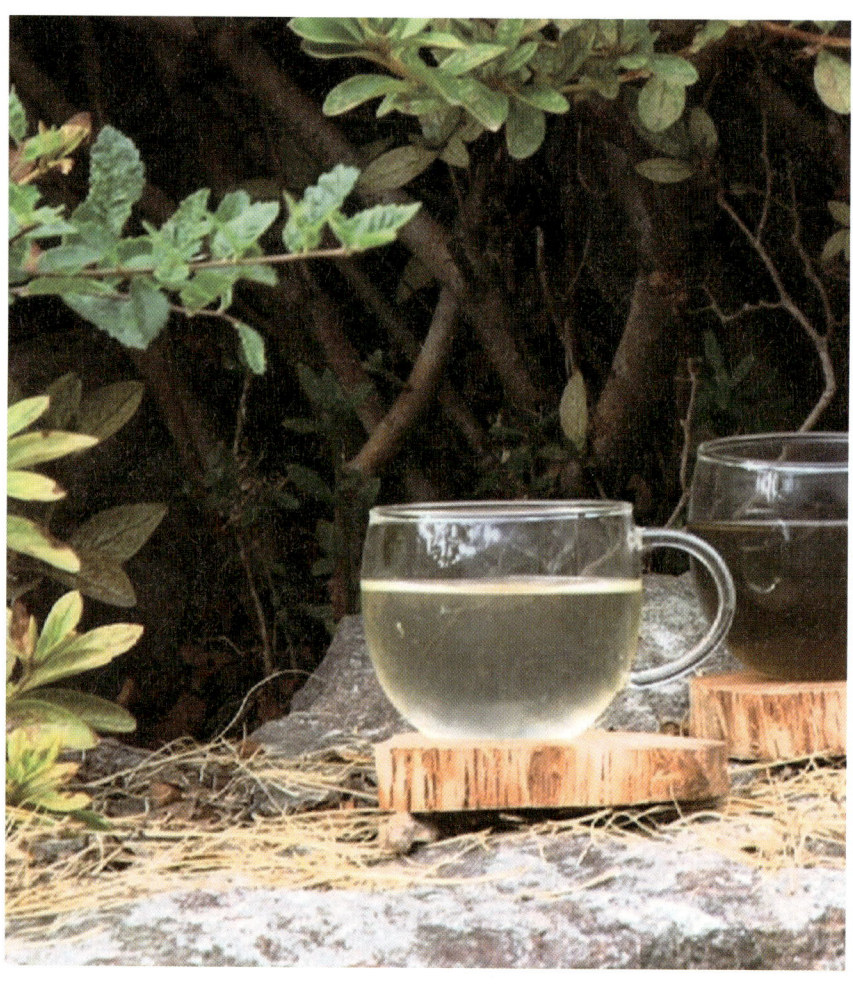

생소하고 특별한 차로
암을 이겨내다

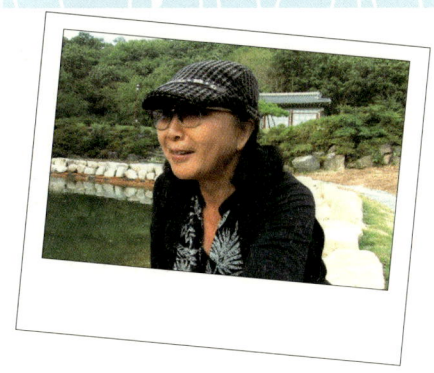

경북 영천의 한 산골마을. 이곳에 아주 특별한 차로 건강을 찾았다는 사례자가 있다. 자궁경부암을 특별한 차로 이겨냈다는 박인숙 씨.

"이 차는 엄청 셔요. 그런데 이걸 먹고 암을 극복하는 데 효과를 봤어요."

깜짝 놀랄 만큼 신 맛의 차를 보약이라도 되는 듯 쉼 없이 마시는 박인숙 씨!

"제가 몹시 아팠어요. 고열이 나고 몹시 아파서 병원에 갔는데 신우신염이라고 그러더라고요. 그래서 바로 입원을 해서 치료를 받기로 했는데, 제가 종합검진을 한 번 더 받아봐야 되겠다고 해서 받았는데 바로 자궁경부암 진단이 나왔어요."

7년 전 자궁경부암이 찾아왔다는 박인숙 씨. 불행 중 다행으로 초기에 발견되어 수술을 받았다고 한다. 그런데 수술 이후 심각한 후유증이 뒤따랐다고 한다.

"저는 수술하고 뭐가 잘못됐는지 모르겠는데 피를 많이 쏟았어요. 피를 한 달 가까이 쏟아가지고 힘이 없었죠. 아무래도 몸이 자꾸 나른해지고 갑자기 혈압이 생기더라고요. 혈압이 보통 한 180mmHg까지 올라가고 그랬어요."

평소에 발효식품을 만들며 누구보다 건강한 삶을 살고 있다고 자신했기에 갑작스럽게 찾아온 암은 충격, 그 자체였다.

"솔직히 저는 열심히 살았다고 생각을 했거든요. 아플 짬도 없이. 그렇게 살았다고 생각을 했는데 암이라고 하니까 나같이 바쁜 사람한테도 암이 오는구나, 가만 있다가도 눈물이 나고 즐거운 일을 봐도 우습지가 않고……. 그리고 자꾸 나락으로 빠지는 것 같은 그런 상태가 되더라고요."

수술 후 3개월이 지날 때쯤, 힘겨운 투병생활로 몸과 마음이 지쳐가던 차에 지인이 이 특별한 차를 보내왔다고 한다. 그리고 놀랍게도 그 차를 마신 후로 몸이 빠르게 회복됐다고 한다!

"저는 맨 처음 소개받을 때 몸에 독소제거를 해준다고 해서 너무 좋았던 거예요. 그래서 암도 독소 때문에 있지 않았나 생각해서 열심히 먹기 시작했는데 처음에는 시고 그래서 이게 무슨 효과가 있을까라고 생각을 했어요. 그런데 먹고서 한 열흘 정도 지나니까 몸이 확실히 달라지더라고요. 가벼워지고 화장실 가는 것도 좋아지고, 활력이 생기고 우울한 기분이 많이 좋아지는 것 같았어요."

도대체 그녀가 암을 이겨내고 다시 건강을 되찾는 데 큰 힘이 됐다는 특별한 차는 무엇일까?

"콤부차입니다."

이름도 생소한 콤부차, 대체 무엇으로 만든 차일까?

"이 차를 만들려면 산으로 가야 해요!"

산속에서 얻을 수 있다는 콤부차의 재료. 그 첫 번째는 비타민C가 풍부해 새콤함 맛이 특징인 탱자였다.

그리고 두 번째 재료는 화살나무이다.

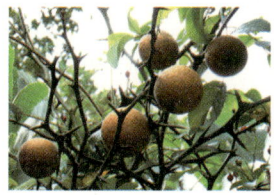
| 탱자

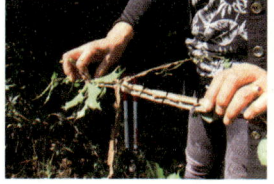
| 화살나무

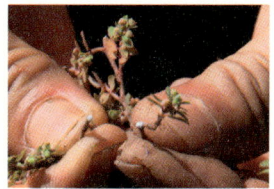
| 비단풀

"화살촉처럼 생겼다고 해서 화살나무예요."

〈동의보감〉에 의하면 화살나무는 혈액순환을 원활히 하고 어혈을 풀어주는 효과가 있는 약재라고 한다. 마지막으로 땅에 퍼져 있는 모습이 비단 같다 하여 '비단풀'이라 불리는 약초까지 캐고 있었다.

"전부 다 항암효과가 있는 거예요. 이건 상처 날 때 붙여도 좋아요. 이렇게 자르면 하얀 진이 나와요!"

자연에서 얻은 항암에 도움이 된다는 이 귀한 재료들을 깨끗이 씻어 손질 한 후에 마르기 좋은 크기로 잘라 햇볕에 잘 말린다.

그런데 가만히 살펴보니 산에서 캐온 재료뿐만 아니라, 옥수수 수염에 콩깍지까지, 그 재료가 실로 다양하다. 그렇다면 콤부차의 재료는 딱히 정해져 있는 게 아닌 것일까?

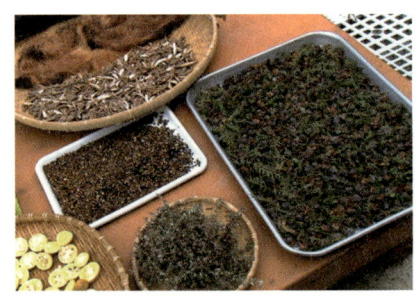
| 재료들을 손질 한 후 건조

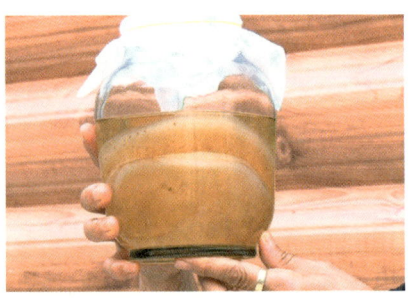
| 재료들을 우려낸 물로 만든 콤부균

"네, 이게 모두 콤부차 재료예요. 이걸 우려내서 그 물로 균을 만드는 거예요! 이게 바로 콤부균 입니다."

콤부차는 우리가 흔히 홍이버섯, 홍차버섯이라고도 불리는 콤부균을 차에 넣어서 발효를 시키는 발효차이다.

"콤부차는 홍차버섯이라고 해서 일반인들에게 버섯으로 많이 알려져 있는데 실제는 버섯이라고 하기 어려울 거 같고요. 박테리아 효모 균사체가 공생되어 있는 공생체입니다. 그래서 이 공생체들이 유기산을 생성하는 균이에요 그래서 유산균의 효시라고 할 수 있습니다."

권영이 약학박사 / 한국의약품연구원

콤부차는 기원전 200년 전에 극동지역에서 만들어져 유럽 전역까지 전해졌다고 하나, 아직까지 그 근원이 정확하게 밝혀지지 않았다. 민간에서는 만병통치약처럼 사용됐던 건강음료라고 한다.

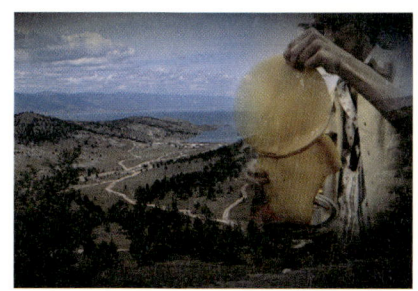 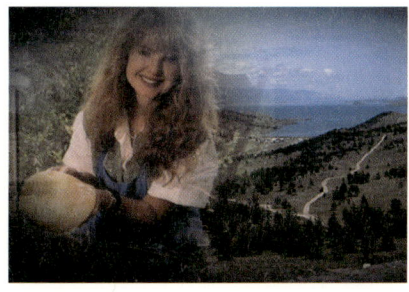

| 콤부차의 기원은 극동지방에서 만들어져 유럽으로 전해졌다 함

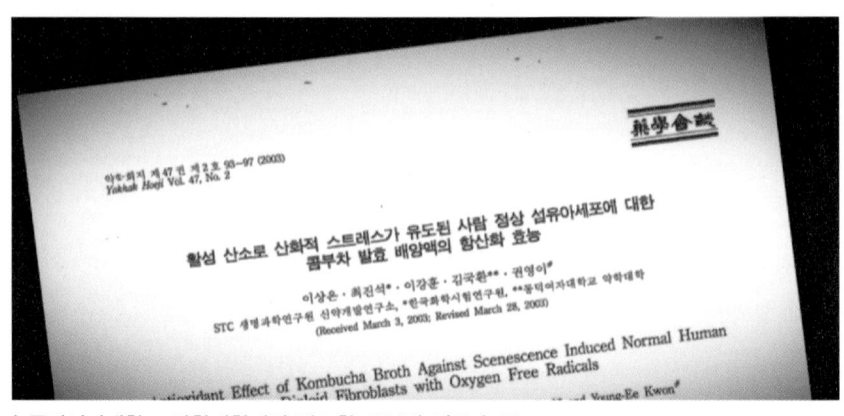
| 동덕여자대학교 약학대학에서 발표한 콤부차 연구 논문

국내 연구 결과 상처, 치유에 효과가 있는 세포 재생 작용과 항산화 효능이 입증되었다.

"피부 세포에 콤부차 배양액을 처리 했을 때 나오는 연구 결과인데, 항산화 효과가 있었고, 피부 세포 노화 모델을 만들었을 때 노화가 억제 되는 것을 발견할 수 있었습니다."

권영이 약학박사 / 한국의약품연구원

국내에는 고 현대 정주영 회장이 건강음료로 즐겼다고 해서 '정주영 차'로 알려져 있고 미국 레이건 대통령이 대장암 투병 당시 마셨던 차로도 유명하다.

다양한 재료로 만들 수 있는 콤부차

그렇다면 콤부차는 어떻게 만드는 것일까?

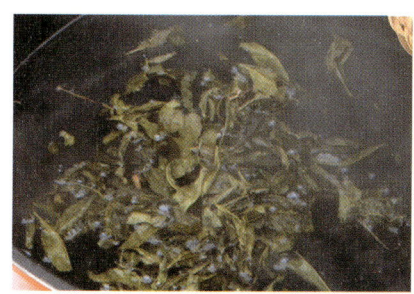
| ① 물에 녹차를 넣는다

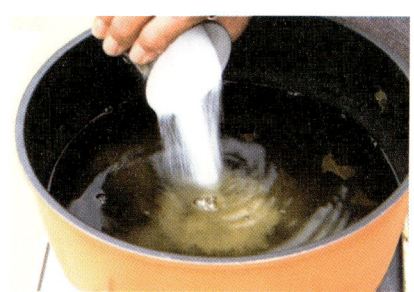
| ② 녹차 물에 설탕 넣는다

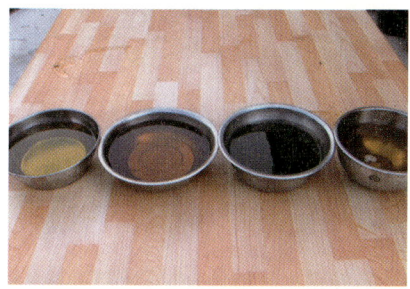
| ③ 차를 15일 정도 그늘에 가만히 식혀준다

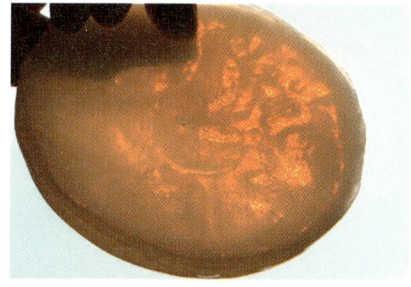
| ④ 콤부균이 만들어 진다

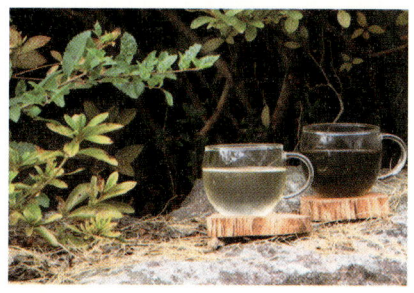
| ⑤ 완성된 차

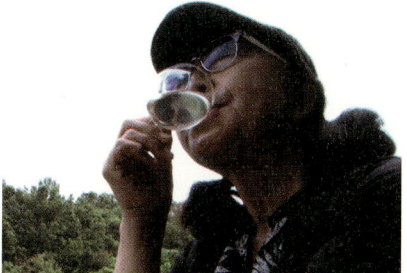
| ⑥ 차 마시는 주인공

"우선 물 2리터에 녹차를 넣어서 우려 내면 되고요. 설탕을 가득 넣으면 200g 정도 돼요."

콤부차는 홍차나 녹차를 이용해서 만드는 차로, 그녀 역시 녹차를 이용한다. 여기에 적당한 발효를 위해 설탕을 넣는다. 물에 끓여서 차로 만들 수만 있다면 어떤 재료든지 콤부차가 될 수 있다고 하는데, 차의 발효를 돕는 배양균을 넣고 차갑게 식힌 차를 넣어 15일 정도 그늘에 가만히 두면 새콤한 콤부차가 되는 것이다.

"어미 균을 넣으면 새끼 홍이(균)이 생겨요."

발효가 되면서 또 다른 균이 하나 더 만들어지는데, 콤부균 하나만 있으면 만들 때마다 새로운 균이 배양되기 때문에 다양한 종류의 콤부차를 만들 수 있다고 한다. 다시 말해, 녹차를 넣으면 녹차 콤부차, 당귀를 넣으면 당귀 콤부차가 된다는 것이다. 그녀는 암 투병 중이었기에 녹차 외에도 암에 좋은 약초들을 활용했고 지금과 같은 다양한 콤부차를 만들게 됐다. 그리고 자신의 몸 상태와 재료의 약성에 따라 그때 그때 새로운 콤부차를 마셨다.

"기침을 심하게 하면 도라지를 넣어서 만들어 먹는데, 한잔만 먹어도 기침이 가라 앉고 무릎이 아플 땐 우슬 뿌리로 만든 걸로 먹고. 그리고 암이기 때문에 항암 효과가 좋은 것을 많이 만들어 먹는 편이에요."

그렇게 지난 7년간 박인숙 씨는 콤부차를 하루에 500리터씩 꾸준히 마셨다.

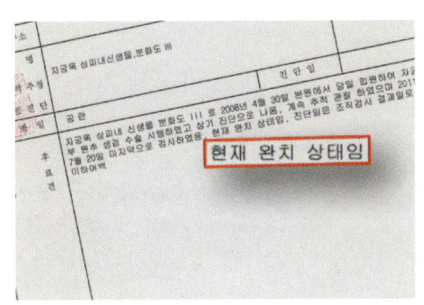

| 완치 판정

그 덕분이었을까? 박인숙 씨는 자궁경부암 완치 판정을 받았다.

그렇다면 콤부차의 어떤 성분이 그녀의 건강회복에 도움을 준 것일까?

"이 콤부차는 글루코닉산과 과당이 주된 성분이고 특히 비타민B 계열이 많이 들어있을 뿐만 아니라 엽산 등이 아주 풍부하기 때문에 노화를 방지하는 항산화 효과가 아주 뛰어납니다. 또 면역력 증강에도 도움을 많이 줄 수 있는데요. 이런 여러 가지 부분들이 복합적으로 어우러져서 자궁경부암을 스스로 이겨내는 데 힘을 준 것으로 생각합니다."

이광연 한의사

박인숙 씨의 건강을 되찾아줬다는 콤부차. 그런데 특별히 주의해야 할 점도 있다.

"이게 어디까지나 발효를 시키는 식품이기 때문에 발효 조건이 맞지 않거나 제대로 발효가 안되고 하면 부패 균이 발생될 수 있습니다. 그래서 부패 균이 많이 자라게 될 경우에는 인체에 오히려 좋은 효과보단 나쁜 영향을 줄 수가 있기 때문에, 최적 배양 조건이나 이런 배양시키는 방법들이 민간에서는 인터넷에 이렇게 발효한다고 나와있지만 아직까지 과학적으로 입증된 것은 없습니다."

권영이 약학박사 / 한국의약품연구원

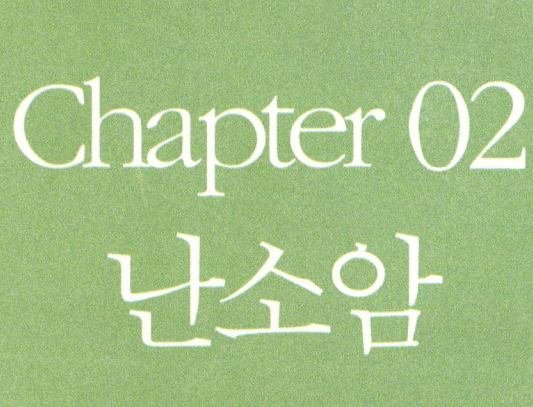

Chapter 02
난소암

초밀란

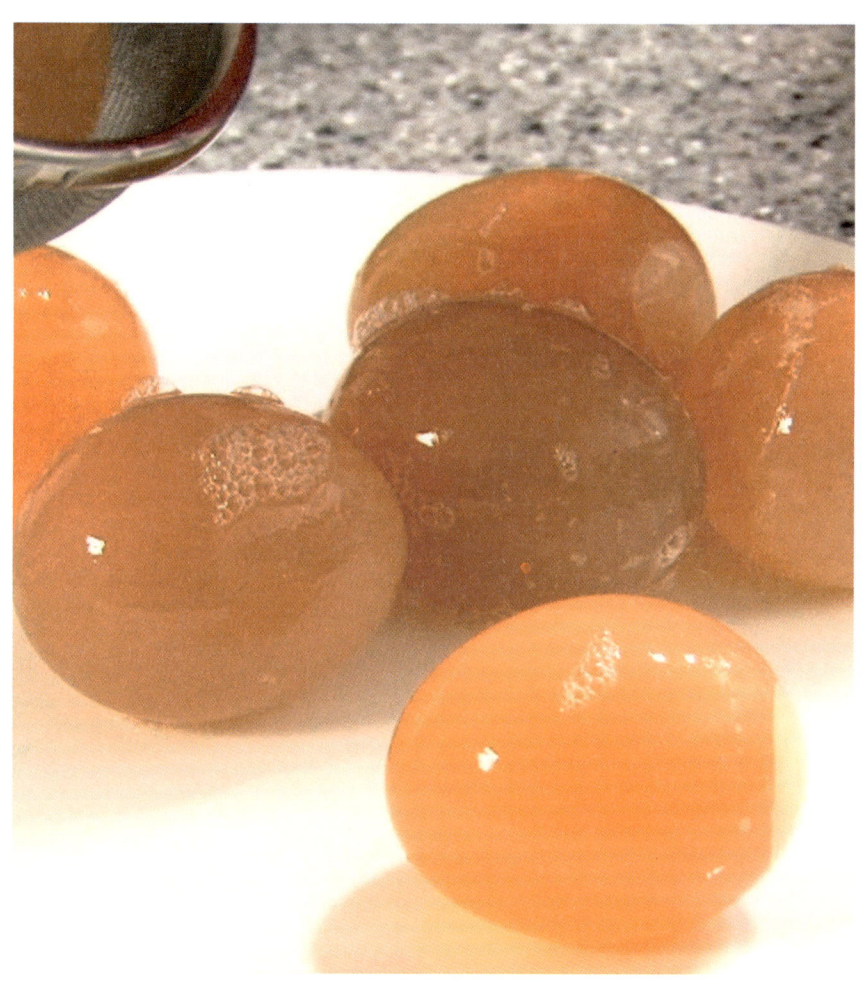

정성의 초밀란으로
난소암을 극복하다

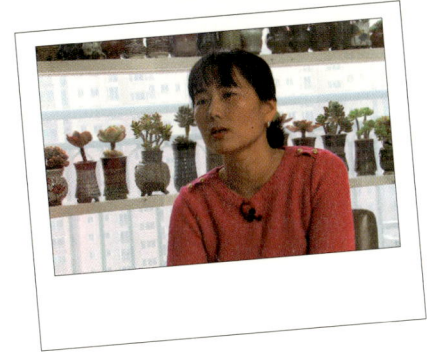

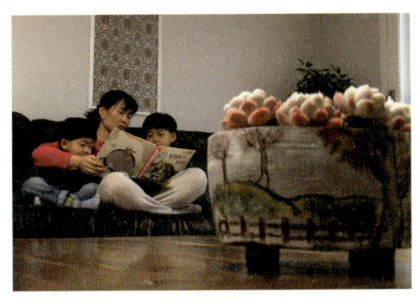

| 거실에서 아이들과 책 읽고 있는 사례자

경기도 용인에 두 아이와 오붓한 시간을 보내는 김은정 주부. 그런데 이 평범해 보이는 일상이 그녀에겐 기적과 같은 일이라 한다.

"난소 경계성 종양이었어요. 난소암의 한 종류인데 그 당시에는 제가 결혼을 했고 임신한 사람이 막 부럽다고 생각은 하지 않았어요. 그런데 막상 제가 임신을 못 할 수도 있다는 생각이 드니까 임신해서 다니는 엄마들을 보면 임신한 게 축복이라는 것을 그때 느꼈어요."

유방암, 자궁경부암과 함께 3대 여성암으로 불리는 난소암. 초기 증상이 없어 발견과 동시에 난소를 절제해야 하는 경우가 많다.

"난소암의 발견 시기와 암세포의 종류에 따라서 임신을 할 수 없는 것은 사실입니다. 하지만 한쪽 난소에만 암세포가 있어서 절제가 가능한 경우라면 다른 쪽 난소를 통해서 임신을 할 수도 있습니다."

김보근 한의사

결혼 전 이미 한쪽 난소를 제거했기 때문에 난소가 하나뿐이었던 김은정 씨. 그녀에게 난소암은 너무나 큰 시련이었다.

"안 겪어본 사람은 모르죠. 제가 그때 스물아홉 살이었어요. 스물아홉 살인데 비 오는 날이었어요, 그날이. 이건 어떻게 표현을 못 하겠더라고요. 병원에서 나와서 땅바닥에 앉아서 울었어요. 부모님께는 절대 부정적으로 이야기를 하고 싶지 않고 제가 항상 밝은 목소리로 전화를 하는데 그때는 아빠가 한 '은정아~' 이 말 한마디에 정말 하늘이 무너지는 거 같았어요. 아빠도 전화기 너머로 우는 소리가 들리니까 너무 충격이 컸겠죠. 아무튼 그랬어요. 그때가 가장 힘들었던 것 같아요."

종양을 제거한 뒤에도 재발에 대한 두려움은 부부를 괴롭혔다.

"아기를 낳을 수 있을까라는 걱정이 있었습니다. 하지만 잘될 거라고 생각했어요."

언제나 본인보다 가족들의 건강을 더 꼼꼼히 챙기는 밝고 긍정적인 성격의 김은정 씨. 그녀는 어떻게 해서 암을 극복하고 이렇게 단란한 가정

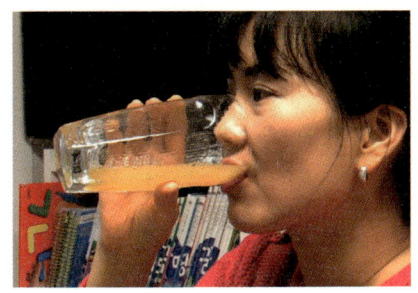 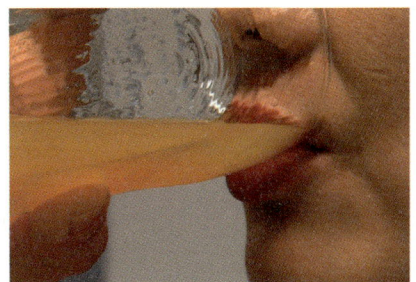

| 초밀란을 마시는 주인공

을 꾸리게 된 것일까?

"저의 건강을 지켜주는 보약이 있어요."

수술 후 철저한 식이요법과 함께 매일 마셨다는 이것, 이것의 정체는?

"이게 초밀란이라고 하는 거예요. 달걀과 식초로 만드는 초밀란. 달걀은 유정란으로 해야 되고 방사, 무 항생제로 하고 반드시 초란으로 하면 되거든요. 이 크기의 초란하고 가장 중요한 재료가 식초에요."

닭이 처음 낳은 초란이 약이 된다는데. 여기에 식초는 반드시 천연식초를 사용한다. 특히 산도(ph) 6이상의 현미 식초가 달걀껍질과 반응

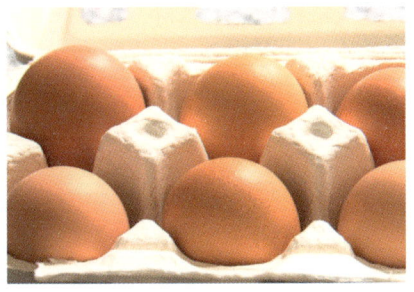

| 달걀

이 잘 일어난다고 한다. 그렇다면 달걀과 식초를 활용한 초밀란, 만드는 과정을 살펴봤다.

초밀란 만드는 법

먼저 달걀은 씻어서 물기를 말려준 다음, 8개 당 약 1리터의 식초를 부어 보관한다.

"숙성을 하다 보면 달걀이 식초에 불어요. 2배 정도 돼요. 그러면 이게 공간이 없으면 숙성이 잘 안 되고 달걀이 위로 올라와 버려서 숙성이 잘 안 되거나 그래요. 그러니까 여유를 주고 담아야 해요."

이렇게 공기가 통하지 않도록 밀봉해서 2주간 실온에 보관 하는데 산도가 낮은 식초로 할 경우엔 며칠 더 기다리는 것이 좋다. 2주 후 달걀을 꺼내 보면, 단단한 껍질은 모두 녹아 없어진 상태가 된다.

"이렇게 말랑말랑해요. 공처럼 껍질이 다 벗겨지고 속이 이렇게 껍질이 남아요."

얇은 속껍질만 남은 달걀은 점점 크기가 커지기 시작하는데 이것은 식초 속에 포함돼 있던 물이 얇은 막을 통과해 달걀 속으로 들어가기 때문이다. 이제 달걀을 터뜨려 속껍질과 분리를 한다.

"속껍질을 걷어내는 거예요. 다 걷어 내면 돼요."

그런데 이게 끝이 아니다. 꿀벌의 꽃가루인 화분을 따로 준비하는데, 이때 사용하는 화분은 밤 꿀과 건조시킨 꽃가루를 이용한다. 건조시킨 꽃가루는 식초의 신맛을 줄여줄 뿐 아니라, 밤 꿀과 만나 면역력을 높여준다. 준비된 화분에 껍질을 제거한 달걀 8개를 넣는다. 그 후 노른자를 완전히 풀면서, 다른 재료와 섞일 수 있게 믹서로 갈아준다.

"아까 걸러놨던 식초는 버리지 않고 달걀 노른자와 화분 꿀하고 섞은 물과 같이 섞을 거예요."

껍질을 녹인 식초를 섞은 뒤 다시 이틀 동안 냉장 숙성을 시켜야 먹을 수 있다.

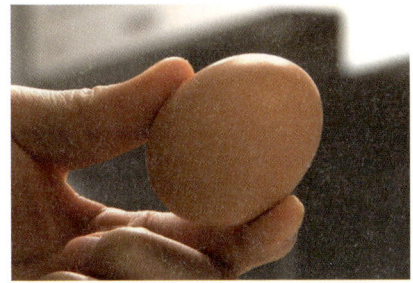

| ① 달걀

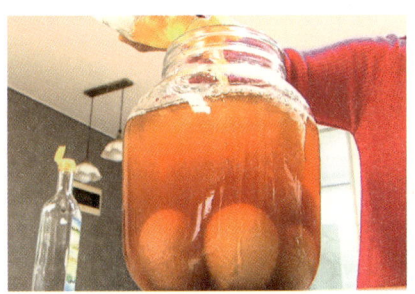

| ② 식초 붓기

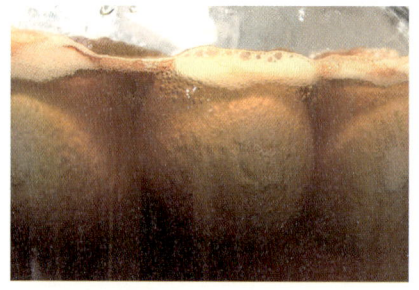

| ③ 계란을 담은 병

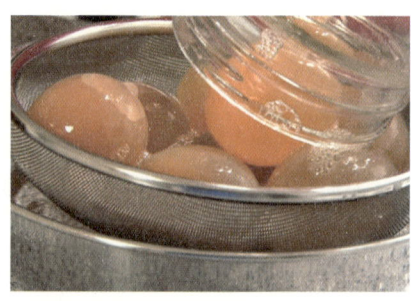

| ④ 채에 거르기

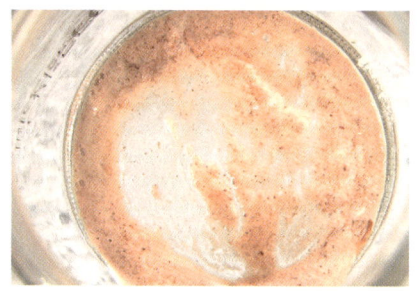

| ⑤ 통 바닥에 남은 껍질

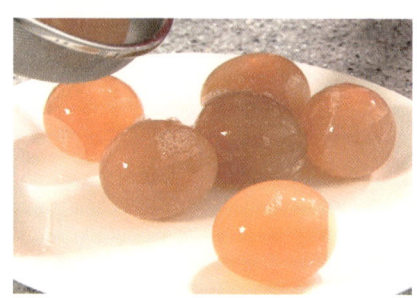

| ⑥ 달걀을 꺼낸다

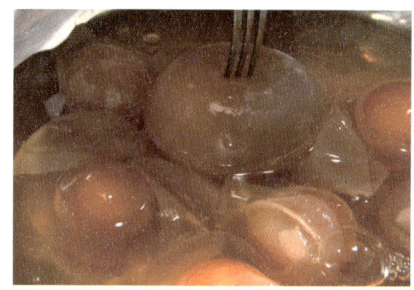

| ⑦ 터뜨리기

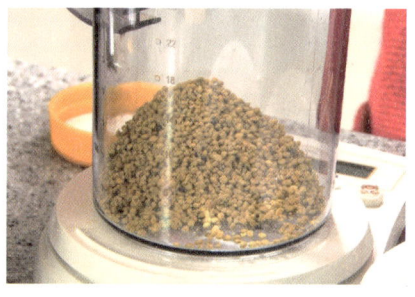

| ⑧ 화분을 넣는다

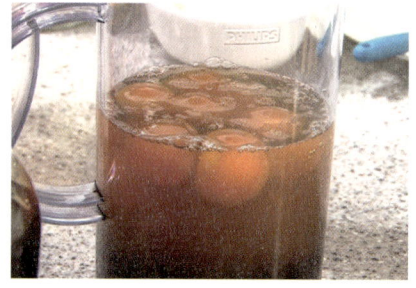

| ⑨ 초란 넣기

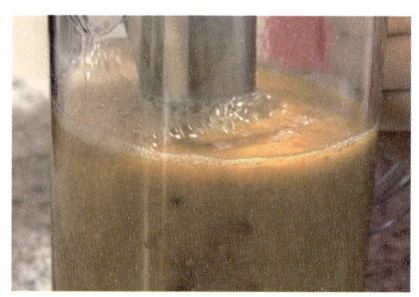

| ⑩ 믹서로 간다

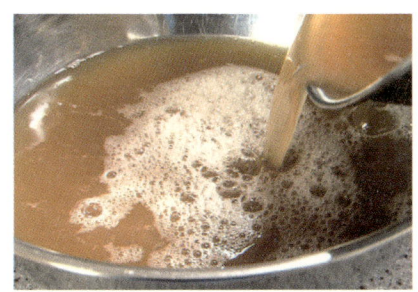
| ⑪ 식초를 붓는다

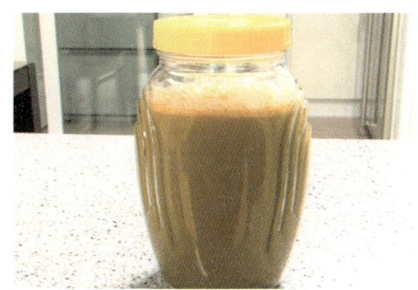
| ⑫ 완성된 초밀란은 냉장고에 넣는다

생각보다 만드는 과정이 까다로운 초밀란. 그렇다면 김은정 씨는 이 초밀란을 먹고 어떤 효과를 보았을까?

"우선 피곤하지 않았어요. 초밀란을 먹으니까 피곤하지 않고 식욕도 좀 돌고, 이거는 저한테 좋은 거였어요. 그 당시에는 식욕이 돋는 것은 소화가 잘 된다는 거였어요. 소화가 잘 안 됐거든요. 그리고 피부가 맑아진 느낌이었어요. 수술을 많이 했던 저는 칙칙한 피부 톤이 좀 밝아지는 효과는 확실히 느꼈던 것 같아요."

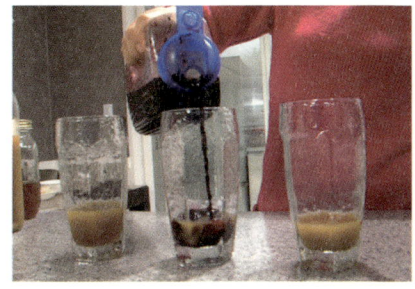
| 효소 넣는 주인공

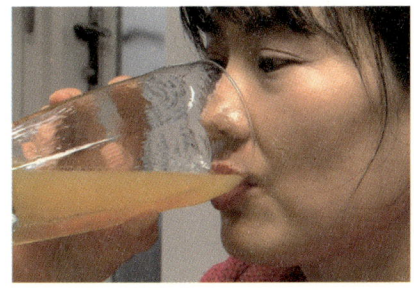
| 초밀란 마시는 주인공

김은정 씨는 하루 3번 식후에, 초밀란과 효소, 물을 같은 비율로 섞어서 섭취하고 있다.

"달걀 껍질에 있는 칼슘이 식초에 용해 되어서 그것을 먹는 것인데, 달걀 껍질에 있는 칼슘을 아주 효율적으로 섭취할 수 있는 방법이 아니었나 생각합니다. 무엇보다도 피로회복에 아주 효과가 있고 또 식초 자체가 맛은 시지만 알칼리성 식품이기 때문에 우리 몸이 산성화 되는 것을 방지해 줄 수 있습니다."

김영성 교수 / 신흥대학교 식품영양학과

난소암을 이겨내고 두 아이의 엄마로 살아가는 지금 김은정 씨에게 초밀란은 최고의 보약이다.

"항상 초밀란을 먹을 때 '이것은 내게 약이다! 이걸 먹으면 나을 거다' 항상 그렇게 생각했기 때문에 좋아지는 거 같더라고요."

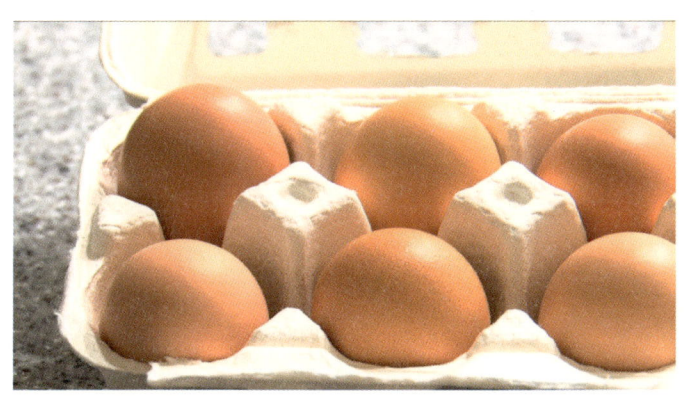

담반

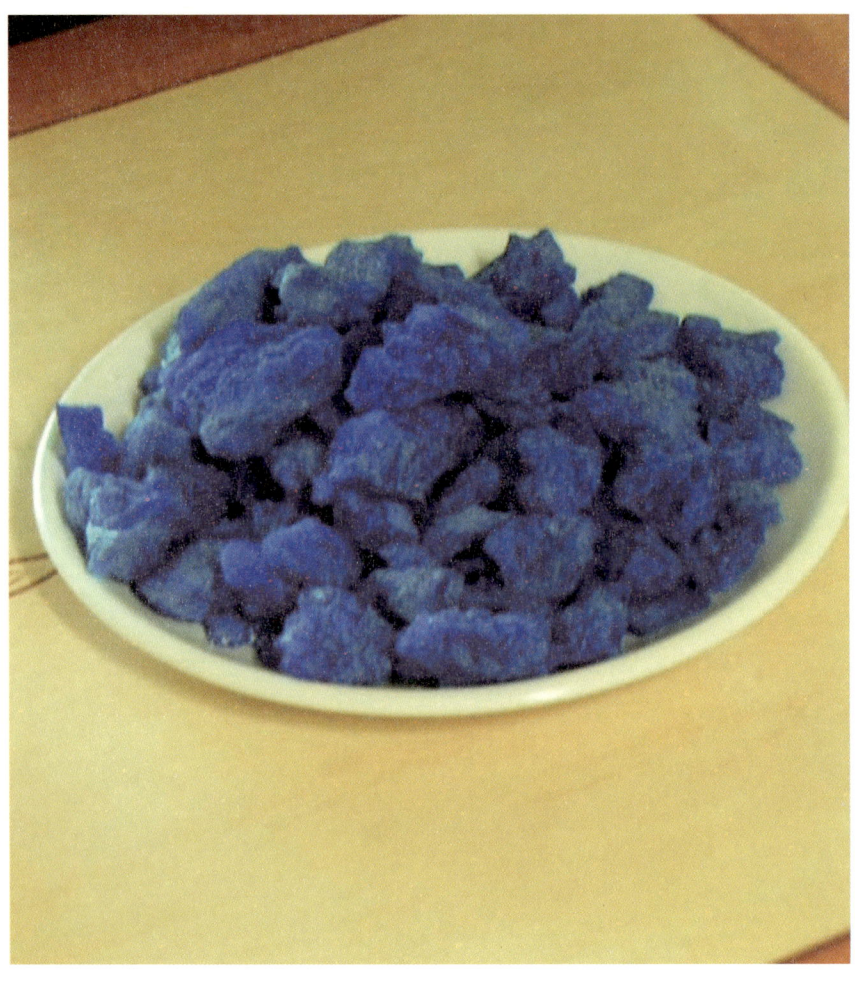

담반

돌로 제2의 인생을 산다

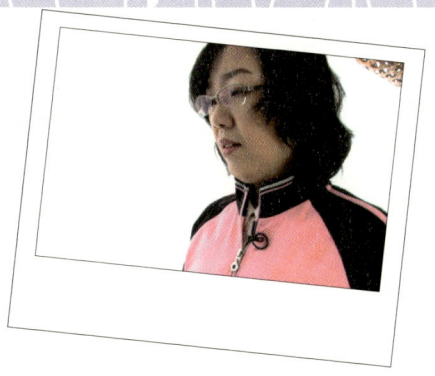

약이 되는 돌로 암을 이겨 냈다는 주인공, 김은덕 씨가 사는 곳, 충남 천안.

하루 일과를 항상 운동으로 시작한다는 김은덕 씨. 아픈 기색이라고는 찾아볼 수 없는 그녀가, 하루도 거르지 않고 운동을 하는 데에는 이유가 있다.

"제가 5년 전에 암 진단을 받고 병원치료를 하다가 수술 2번, 항암치료를 4번 했는데도 불구하고 다시 또 수술의 권유를 받아서, 이건 더 이상 아니겠다 싶어 그때부터 운동을 하게 됐죠."

남편에게는 현명한 아내, 두 아들에게는 자상한 엄마, 남부럽지 않게

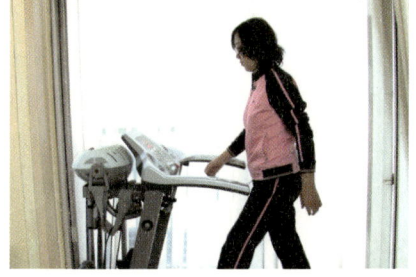

| 운동하는 주인공

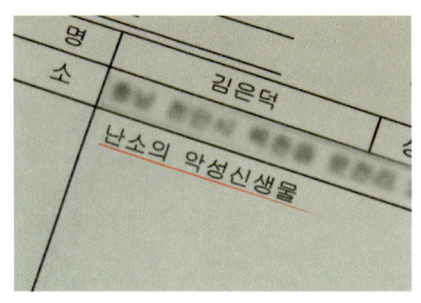
| 암 선고 진단서

다복한 가정을 꾸렸던 그녀에게 어느 날 갑자기 찾아온 통증. 그때부터 그녀의 인생은 달라지기 시작했다.

"갑자기 배가 뭔가 꼬이면서 넘어가는 느낌이 들더라고요. 그러면서 약간 이상하다 느꼈는데, 원래 난소의 물혹이 있었는데, 다시 검사를 하니 4cm가 넘는 걸로 나오더라고요. 갑자기 커졌을 때는 뭔가 이상이 있는 거다 하면서……."

몸의 이상을 느끼고 찾아간 병원에서 난소암이라는 진단을 받았다. 하지만 이미 다른 장기에도 암이 전이된 심각한 상태였다.

"항암을 4번 받기까지도 그런 얘기를 저희 남편한테만 했나 봐요. 사모님이 살아야 길게는 5년 밖에 못 살 거다. 그렇게 얘길 했다고 그러더라고요."

당시의 기억은 남편에게도 생생한 고통이다.

"항암 치료를 4차까지 받고 했는데 머리털이 빠지고 백혈구 수치가 0을 찍고 그러니까 도저히 무서워서 항암치료를 못 하겠더라고요. 어차피 병원에서 진단을 내렸지 않습니까? 5년이라고…… 지금 몇 달 지나면 만 5년입니다!"

의사의 말대로라면 그녀의 삶이 얼마 남지 않았다는 것.

"갑작스럽게 패혈증으로 죽을 수 있겠구나 싶었죠. 그래서 제가 자료를 이것 저것 찾아봤죠. 아! 이게 맞는 치료법이겠구나, 해서 저희 부부가 그곳을 찾아가게 된 거죠."

고통과 힘든 시간을 보내고 갖은 노력 끝에 자신에게 맞는 약을 찾았다는 김은덕 씨. 그녀에게 새 인생을 찾아 준 약의 정체는 무엇일까?

"이게 저의 몸을 치료하는 데 도움이 된 약입니다. 보면 일반 양약처럼 보이지만 양약이 아닙니다."

평범해 보이는 캡슐 약. 이 약 속에 어떤 비밀이 숨겨져 있는 것일까?

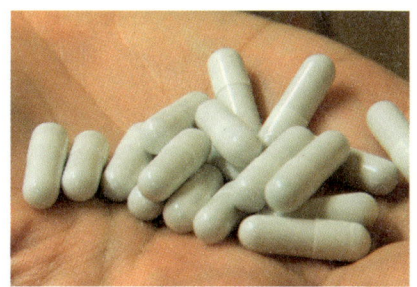
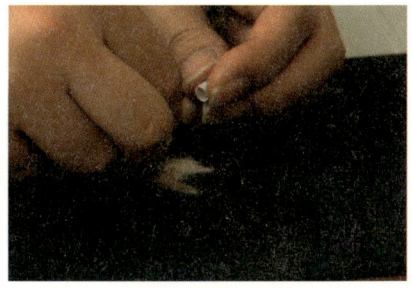

| 캡슐약을 열어 보여주는 주인공

"이 속에 보면 광물이 들어있다고 그러더라고요. 흰색 돌이라고 그렇게 생각하시면 되요."

약 안에 들어 있는 특별한 돌이 그녀의 난소암을 치료했다는 이야기였다.

"이거를 먹으면 항암효과가 있다고 그래서 그냥 먹었습니다. 살려고 많이 먹었던 것 같아요."

두 번의 수술로도 없어지지 않았던 그녀의 암을 사라지게 한 신비의 돌! 먹는 방법도 남달랐는데, 물 없이 침으로 삼켜야만 약효가 제대로 난다는 것이다.

"약간의 가슴통증이 있고 메스꺼움이 있고, 구역감도 약간 있는데, 그것은 10분 안이면 없어지는 것 같아요."

그녀에게 제2의 인생을 되찾게 해준 돌! 과연 그 돌의 정체는 무엇일까?

돌의 정체를 확인하기 위하여 광물성 약재에 대해 잘 알고 있다는 전문가를 찾아갔다. 그곳에서 우리는 파란 빛깔의 신비로운 느낌을 주는 돌을 만날 수 있었다.

담반이라고 불리는 이 돌은 우리 나라에서 찾아 볼 수 없는 광물. 인도네시아와 같은 화산지역에서 주로 산출된다고 한다.

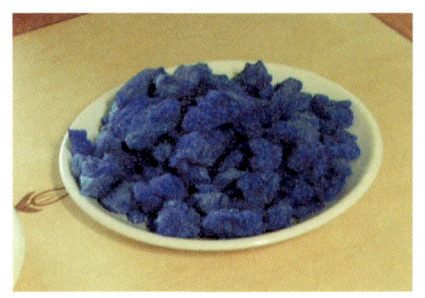
| 담반

오랜 옛날부터 질병을 치유하기 위한 목적으로 사용됐다는데 과연 가능한 것일까?

"돌이 약이 된다고 하니까 뭔가 이상하게 여기시는데요. 미네랄이라고 단어를 바꾸면 미네랄에 대해서는 현대에서 굉장히 많은 연구를 하고 있습니다. 약이 되는 돌, 약이 되는 미네랄! 미네랄로 모든 우리 몸의 기능들, 오장의 기능을 원활이 해줄 수 있다! 이러면 좀 이해가 가십니까?"

최은아 / 한의학 박사

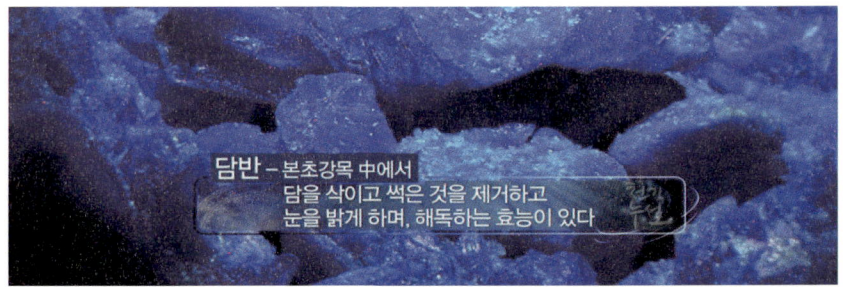
| 〈본초강목〉에 나온 담반 관련 내용

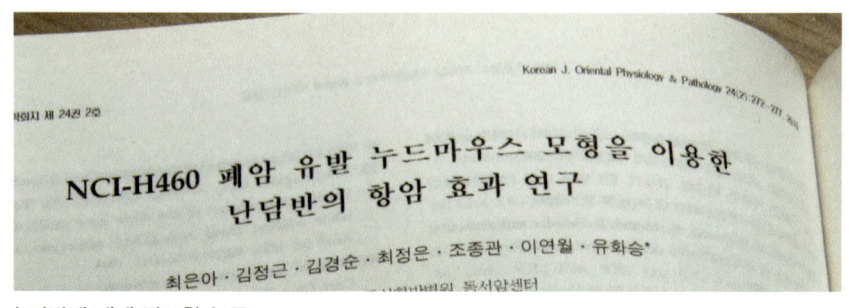
| 담반에 대해 발표한 논문

몸에 좋은 미네랄로 이뤄진 광물들은 약으로서의 효능이 있다는 주장이다. 최은아 박사는 오랜 연구 끝에 담반이 항암효과가 있다는 논문까지 발표했다.

돌이 약이 되기까지

천연 광물인 담반을 약으로 만들기 위해서는 까다로운 과정을 거쳐야만 한다. 그 이유는 무엇일까?

"이게 독성이 강해요! 그래서 굽는 이유는, 법제하는 이유는 구워서 독성을 없앴다는 이야기입니다."

최은아 / 한의학 박사

독성이 강한 광물 약재들은 특별한 과정을 거쳐야만 약으로서 효능을 갖게 된다는 것이다. 그녀의 말대로 열을 가하자 청록색으로 변해버린 담

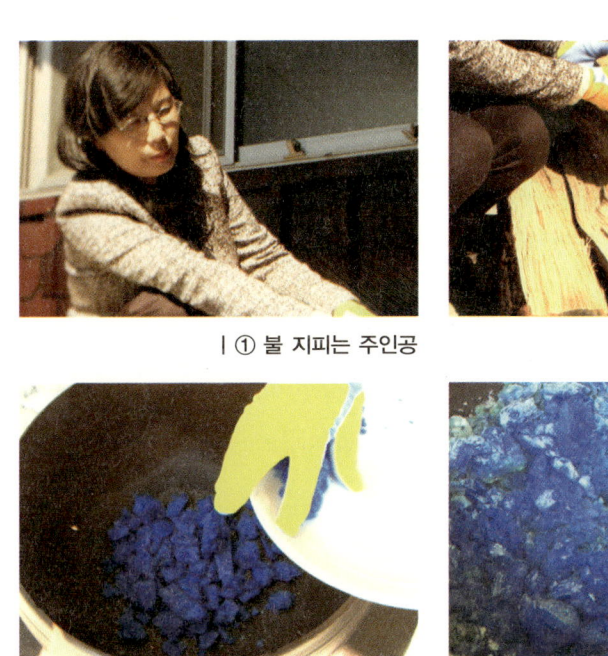
| ① 불 지피는 주인공

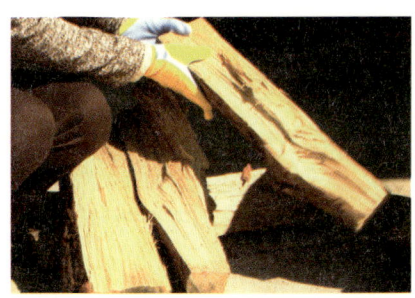
| ② 소나무 장작

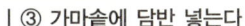
| ③ 가마솥에 담반 넣는다

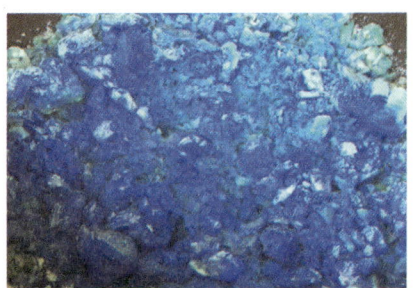
| ④ 담반 색이

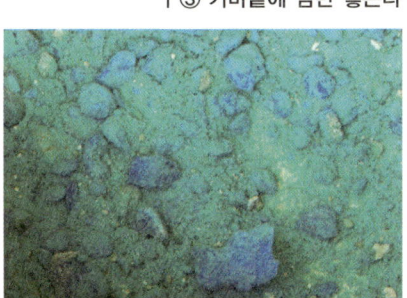
| ⑤ 청록색으로 변한다

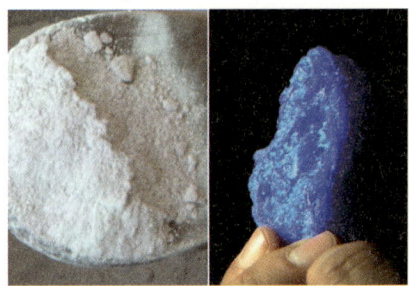
| ⑥ 흰가루가 된 담반

반. 이렇게 꼬박 하루를 정성껏 굽자 청록색에서 다시 흰색 가루가 되는 신비로운 현상을 볼 수 있었다. 이는 담반 속 수분이 날아가면서 생기는 변화라고 한다.

"이대로 그냥 먹으면 안됩니다. 24시간 구워서 일부 독성이 감소가 됐지만, 그래도 아직 독이 남아 있거든요. 그래서 다시 법제 과정을 거쳐야 합니다."

최은아 / 한의학 박사

아무리 좋은 약이라도 정성이 들어가지 않으면 효험이 없듯, 여기에 또 다른 과정이 남아있다고 한다. 또 다른 법제 과정의 포인트는 바로 달걀의 흰자에 있다! 그런데 가루가 된 담반에 달걀흰자를 섞는 이유는 뭘까?

"돌의 독성은 감소가 되고, 유기물이 합쳐져서 약성은 강화가 됩니다. 이게 보통 한의학적으로 항상 법제하는 방법입니다."

최은아 / 한의학 박사

약성 강화를 위해 넣는다는 달걀흰자를 섞어주자마자 다시 색이 청록색으로 변했다. 그리고 시간이 얼마 지나지 않아 열이 나면서 연기가 피어 오르기 시작했다. 그 온도는 무려 67도이다. 이는 약성으로 효과를 제대로 갖춰가고 있는 상태라는데!

"계란 속에는 백금성분이 들어있거든요. 약성을 다시 보태준다고 생각하시면 됩니다."

최은아 / 한의학 박사

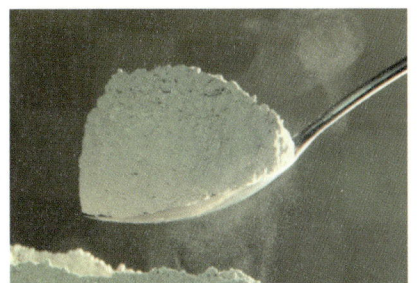

| ① 흰가루를 그릇에 담는다

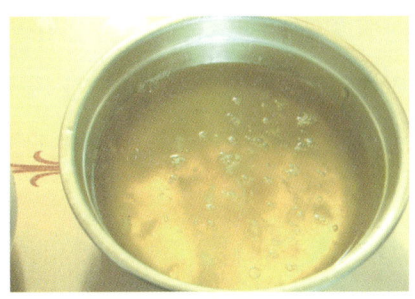

| ② 달걀 깨뜨려 노른자 걸러낸다

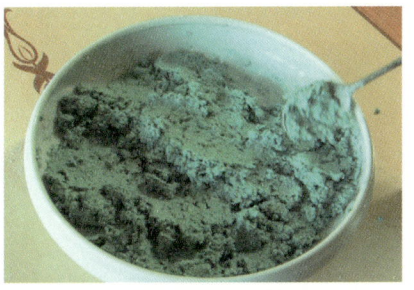

| ③ 가루와 흰자 섞어 청록색으로 변하고

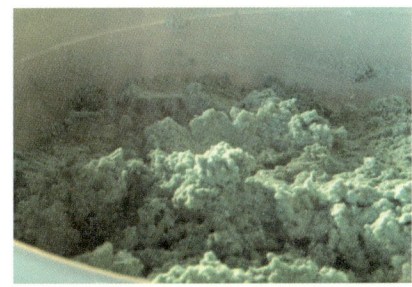

| ④ 반죽에서 연기가 난다

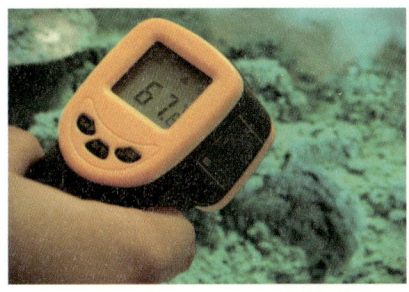

| ⑤ 온도 체크

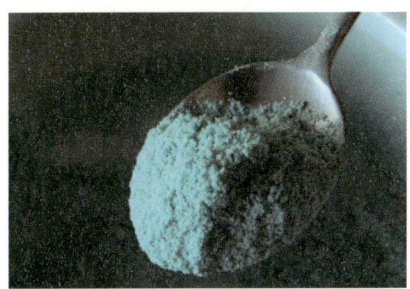

| ⑥ 청록색 가루 완성

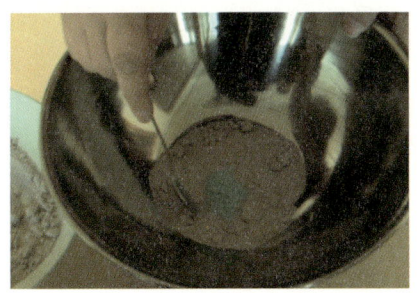

| ⑦ 죽염과 담반을 담고 섞어준다

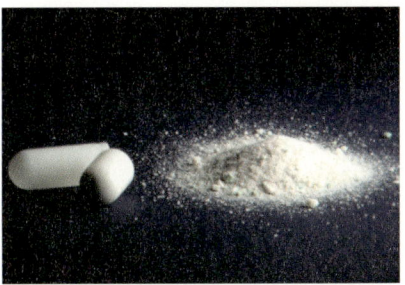

| ⑧ 캡슐에 가루를 넣는다

이렇게 오랜 시간과 여러 번의 과정을 거쳐야만 비로소 청록색의 담반 가루가 완성된다. 그런데 이게 또 다가 아니라고 한다. 죽염 가루와 담반 가루를 8대 2의 비율로 섞어야 한다는데.

"죽염이 더 많이 들어가요. 강력한 약은 조금씩 섞는 겁니다. 비타민C가 적지만 딸기에 작용하듯이, 비타민C만 먹으면 부작용이 있듯이 이것도 마찬가지예요. 약이 되는 돌을 안전하게 먹기 위해서, 부작용을 줄이기 위해서 죽염이라는 미네랄로 감싸는 겁니다!"

법제 과정을 통해 약이 된다는 담반 가루, 과연 그렇다면 다른 의학계에서는 담반을 어떻게 해석할까?

"과거에는 민간약으로 사용되어 왔는데, 주요 용도로는 우리 몸에 독극물이 유입 되었을 때 이를 빨리 토해내기 위한 최토제로 사용이 되어 왔고 상처가 났을 때 피부에 바르면 지혈효과, 또는 살균효과가 뛰어납니다. 하지만 과다 복용 시 중금속 중독으로 인한 간염, 간 경변과 같은 부작용이 우려되므로 복용 시 상당한 주의를 요합니다."

이용섭 교수 / 경희대학교 약학과

이렇게 돌로 만든 약으로 인해 새 인생을 살게 됐다는 김은덕 씨. 암 투병 생활 동안 가족과의 평범한 생활조차 버거웠다는 그녀. 하지만 지금은 예전처럼 너무나도 행복한 시간을 보내고 있다. 그렇다면 담반으로 암을 치료했다고 믿는 김은덕 씨의 현재 상태는 괜찮을까?

"병원에서 5년을 받으셨어도 그것은 평균 생존율에 해당하는 이야기고요. 지금 현재 5년 째 건강하시더라도 완치됐다는 이야기는 아닙니다. 일단 병원에 가셔서 전이는 없는지, 전체적인 상태가 어떤지 종합검진을 다시 한 번 받아 보시는 것이 꼭 필요하다고 생각합니다. 아직 담반만으로 난소암의 치료를 대체할 만큼의 과학적인 근거는 없는 상태입니다. 꾸준한 운동, 생활습관의 변화를 가져온 것이 건강해지신 이유 중의 하나가 아닐까 생각됩니다."

고상현 의사 / 산부인과 전문의

Chapter 03
산후풍

알로에

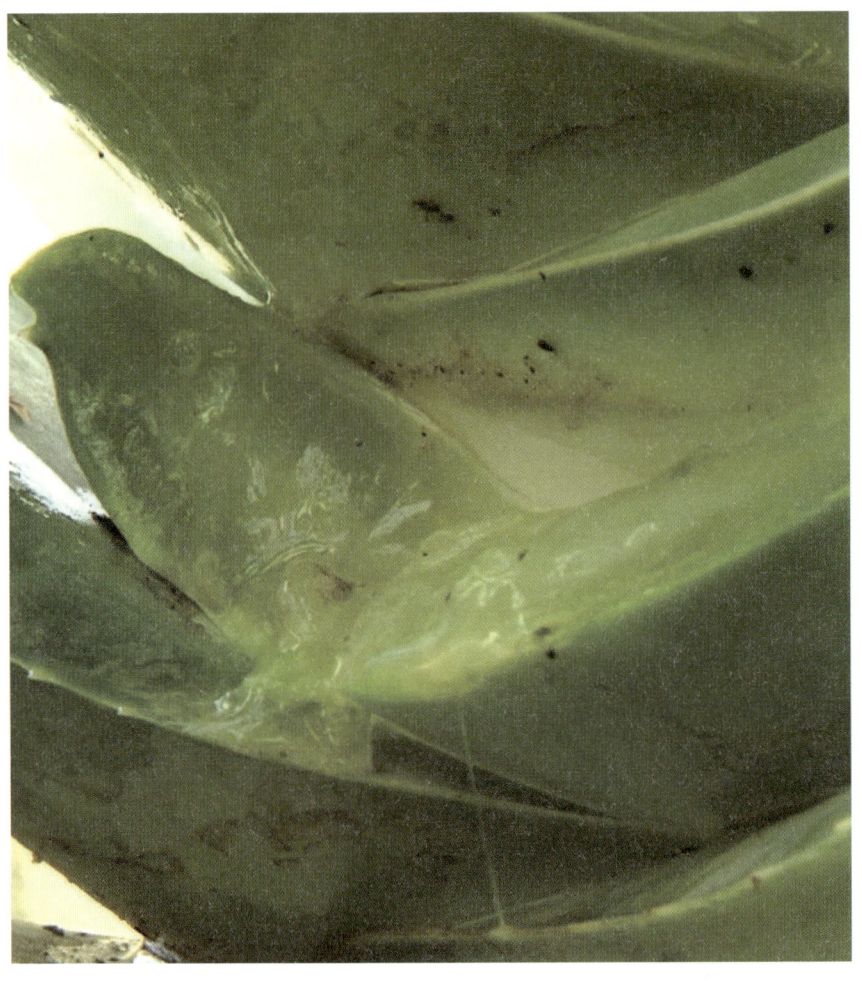

알로에

알로에로 산후풍과 피부문제를 해결하다

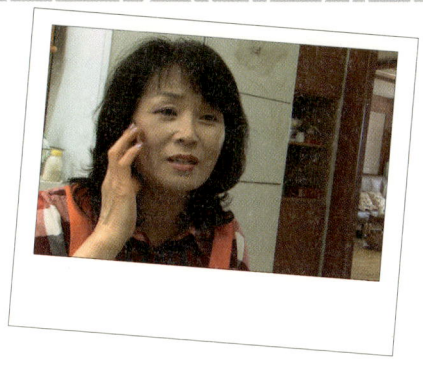

서울시 노원구. 자신만의 방법으로 산후풍을 극복하고 피부 노화에 대한 해결책까지 찾아낸 주인공이 있다. 나이에 비해 탄력 있는 피부를 가지고 있는 쉰여섯의 손점숙 씨. 실제 피부과 정밀 검사에서도 손점숙 씨의 피부 상태는 거의 모든 부분에서 50대 평균보다 젊게 측정되었다.

"피부 탄력도라든지 수분, 거칠기, 색소침착 그 면에서 조금 더 월등한 결과가 나온 게 사실입니다."

송원근 피부과 전문의

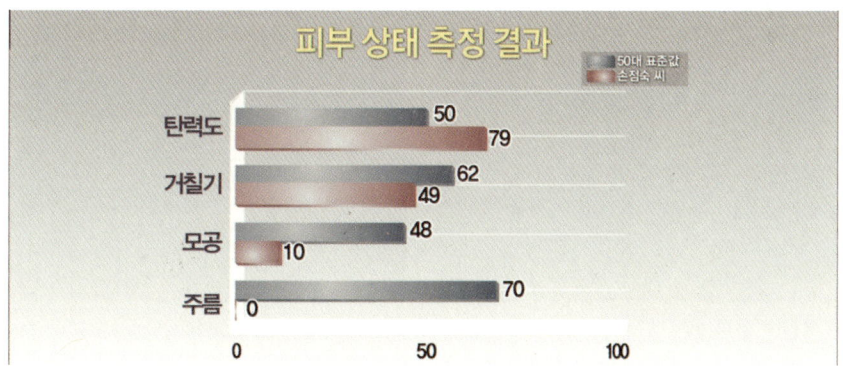

| 피부 상태 측정 결과

그런데 그녀의 피부 건강 비결은 옥상에 있다고 한다.

"이게 제가 25년 동안 길러온 거거든요. 제 나이를 거꾸로 먹게 해준 보물단지입니다."

그것은 바로 알로에.

알로에의 생육 기간과 종류를 한눈에 볼 수 있게 꾸며진 화원. 전문 농원이 부럽지 않다.

"알로에 종류가 한 5백 종이 넘는데 관상용이 있고 식용이 있는데 알로에 베라하고 아보레센스하고 이게 5년 됐고, 이게 7년 된 것. 올 겨울이 추운데도 불구하고 꽃이 잘 피어 오르고 있거든요."

수분이 많은 베라와 변비를 개선하는 아보레센스가 가장 보편적인 품종이라고 한다.

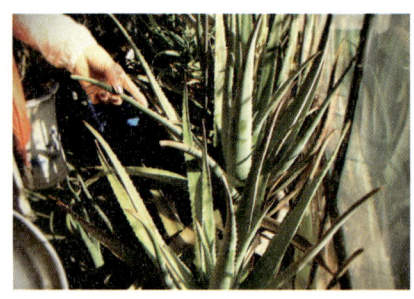
| 옥상에 알로에들

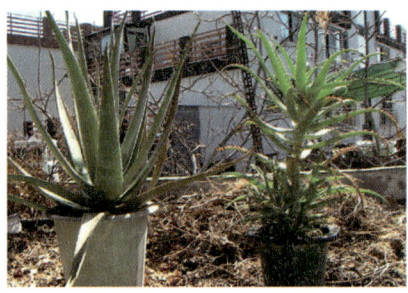
| 두 가지 종류의 알로에

그런데 사실 손점숙 씨가 알로에에 애착을 가지고 키우기 시작한 데에는 남다른 사연이 있다.

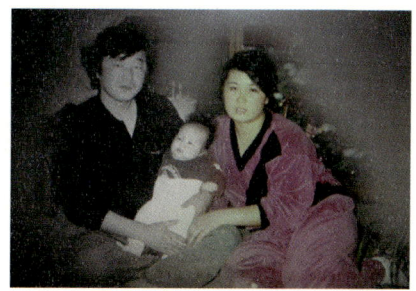

| 옛날사진

"둘째를 낳고 산후풍을 굉장히 심하게 겪었거든요. 마비가 와서 쓰러져서 병원 응급실에 가서 7시간 만에 깨어나는 것을 3번 겪었어요."

25년 전 산후질환으로 인한 부종 때문에 30kg 가까이 체중이 불어났던 그녀. 그런데 알로에를 먹은 후부터 붓기가 빠지고, 피부에도 큰 변화가 생겼다는 것이다.

"피부가 진짜 얼굴부터 몸까지 저는 하얀 부분이 없을 정도로 굉장히 거칠고 검었어요. 한 달 정도 먹으면서 피부가 매끄럽기 시작하면서 맑아지더라고요. 진짜 알로에가 나한테 너무 잘 맞는구나……."

본격적으로 알로에를 키우기 시작한 이후에는 알로에 음식과 피부 관리법에 더 빠져들게 되었다고 한다. 알로에 중, 수분이 99% 이상을 차

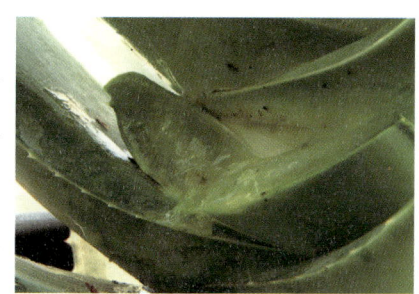

| 알로에 베라

지하는 베라는 그녀가 애용하는 미용 재료다.

손점숙 씨는 5년 이상 된 베라를 이용해서 피부를 관리하고 있었다.

"노란 게 알로인인데 자극이 올 수 있어요. 피부에 닿았을 경우에는. 그래서 이것을 물에 5분 정도 담가놓으면 알로인이 빠지거든요."

물에 담가 독성을 제거한 알로에는 분쇄기에 갈아서 알칼리성 화장수와 1대 1로 섞은 후, 30분 간 중탕해 준다. 완성된 화장수는 일주일 동안 냉장 보관하면 사용할 수 있다.

시간만 나면 자신은 물론 자녀들에게도 알로에 팩을 해 주는 손점숙 씨. 알로에는 물보다 흡수가 4배 빨라, 건조한 피부에 좋다고 한다. 팩은 20분 후 물로 씻어내면 되는데, 과연 피부가 달라지는 것을 느낄 수 있을까?

"그럼요. 피부가 건조했었는데 많이 촉촉해졌고요. 특히 겨울에 따갑고 붉었던 기운이 많이 가라앉은 것 같아요."

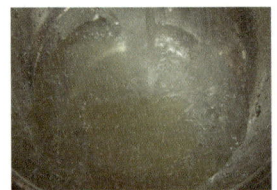
| 물에 담근 알로에

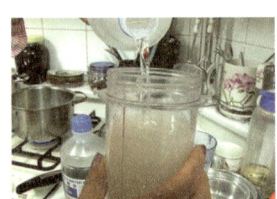
| 화장수 붓기

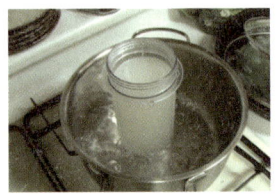
| 중탕

팩을 씻어 낸 후, 직접 만든 알로에 화장수를 피부 결에 따라 꼼꼼히 바르기만 하면 손점숙 씨만의 알로에 피부 관리법이 끝난다.

"저녁에는 거의 이걸로만 아이들도 그렇고 제가 만든 화장수만 발라주거든요. 다른 건 안 발라요. 이거 하나만 발라요."

꾸준히 바르기만 해도
피부에 젊음을 돌려준다는 알로에

"알로에는 폴리페놀, 플라보노이드, 비타민C, 비타민E, 베타카로틴을 함유하는 것으로 알려져 있습니다. 이러한 성분들을 통해 항산화 작용, 항염 작용, 항균 작용, 상처 재생 촉진작용, 그리고 자외선 조사 후에 나타나는 피부의 면역학적 변화를 줄여주는 그런 작용을 하는

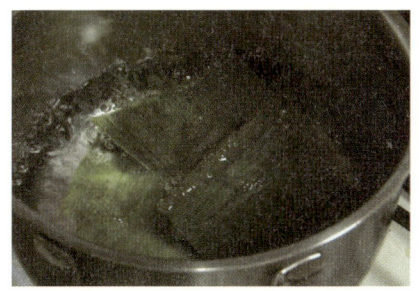
| 껍질을 끓인다

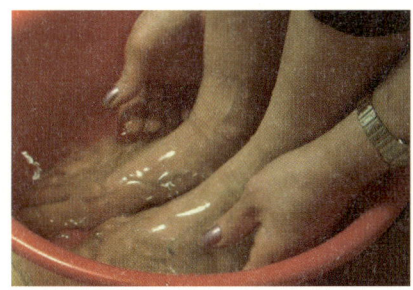
| 족욕 하는 모습

것으로 알려져 있습니다."

송원근 피부과 전문의

손점숙 씨는 알로에 껍질을 삶은 물로 목욕을 하거나, 머리를 감기도 하는데 가장 큰 효과는 족욕을 하면서 느꼈다고 했다.

"발뒤꿈치가 너무 갈라져서 실로 꿰매고 다니라고 할 정도로 발뒤꿈치가 너무 벌어져서 고생을 많이 했는데 그것도 어느 날 없어졌더라고요."

남들에게 선뜻 보이지 못했던 발. 이제는 많이 나아진 상태다. 그렇기에 손점숙 씨는 앞으로도 쭉 알로에로 피부를 지킬 거라고 한다.

Chapter 04
갱년기

식초콩

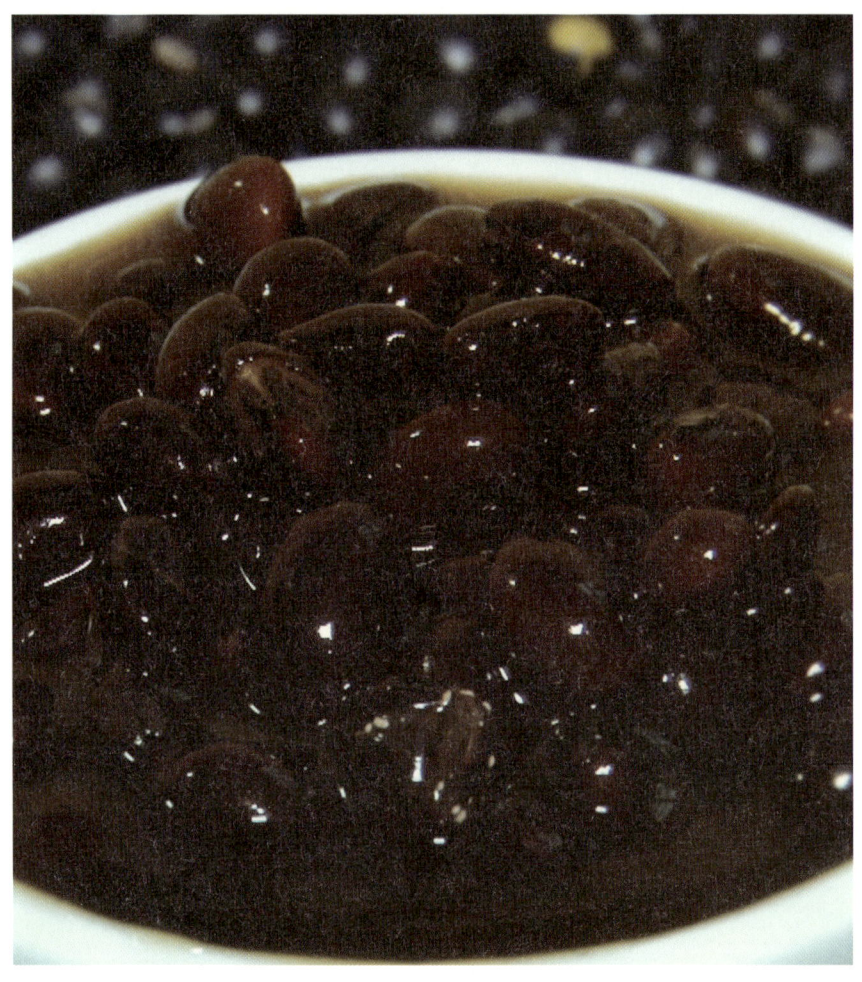

식초콩으로
되찾은 건강

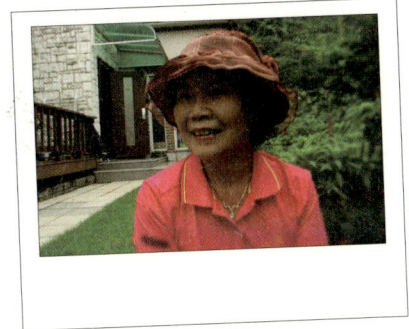

콩을 통해 중년 건강을 되찾았다는 주인공이 있다. 올해로 예순 넷이 된 김난순 씨. 지금은 거뜬히 일도 하지만 한 때는 일상생활이 불가능할 정도의 고통스러운 날들을 보냈다고 한다.

"나이가 들어가면서 50대 중반 정도 되고 나니까 그런 증세들이 나오더라고요. 그래서 나는 몸에 왜 이런 변화가 오지? 그러면서 약국에 가서 약만 사먹고 병원에 가서 치료하고 진찰하고 그랬죠."

평범한 주부로서의 삶을 살던 그녀. 그런데 어느 날부터인가 몸에 이상 증세가 나타나기 시작했다.

"얼굴이 계속 열이 나면서 붉어지고 그런 고통이 계속됐죠. 또 열이 났다가도 금세 또 몸이 식었다가 춥다가 또 열이 났다가."

시도 때도 없이 얼굴이 붉어지는 것은 물론 얼굴에서 열이 나기 시작하

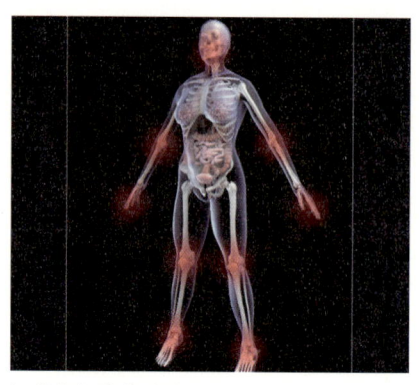
| 갱년기 설명 인체 CG

면서 땀이 마를 날이 없었다고 한다. 하루에도 수 차례씩 열이 오르고 내리기가 반복됐다는 일상생활. 거기에 심지어 가벼운 집안일에도 손발이 저리는 증상까지 겪었다는 김난순 씨. 그녀가 보여준 현상들은 모두 대표적인 갱년기 증상들이었다.

40~55세에 찾아오는 갱년기는 난소 기능이 노년기로 접어드는 시기로 생리불순, 안면홍조, 발한 등의 증상을 동반하는 것이 특징이다.

"좋다는 한의원은 다 찾아가보고 침도 맞아보고 별 짓을 다했는데 그게 낫지 않더라고요. 그래서 엄청 몸이 괴로웠어요. 하여튼 살고 싶지 않은 그런 느낌까지 받아서 힘들었고 죽을 고통을 많이 겪었어요. 근데 제가 콩을 먹고 덕을 많이 봤어요."

콩으로 갱년기를 극복했다는 김난순 씨. 도대체 콩을 어떻게 먹은 걸까?

"이게 바로 제 건강을 지켜준 장본인 식초콩입니다."

그녀의 건강 비결은 바로 식초콩이었다. 그녀는 식초에 콩을 담가 먹기

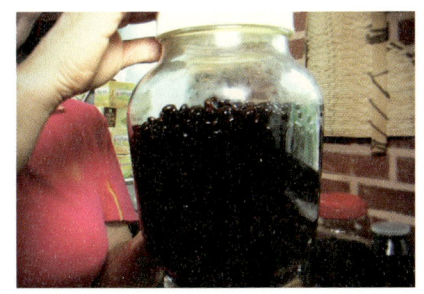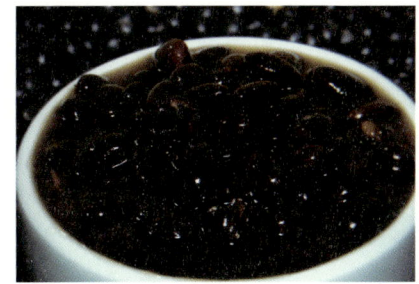

| 식초콩

시작하면서부터 갱년기 증상을 잊을 수 있었다고 한다. 그렇다면 과연 그녀가 사용한 콩은 어떤 콩일까?

"쥐눈이콩으로 식초에 담가서 이렇게 발효를 시켜서 제가 먹고 있거든요."

검은콩 중에서도 쥐눈이콩을 발효해야 효과가 좋다고 말하는 그녀. 그렇다면 정말 식초콩이 갱년기에 도움을 준걸까?

"콩에는 여성호르몬인 에스트로겐과 유사한 이소플라본 성분이 아주 많이 들어 있기 때문에 갱년기에 많이 나타나는 안면홍조 증세나 안면에 땀이 나는 발한, 손발 저림이나 골다공증에 도움이 많이 됩니다."

이광연 한의사

김난순 씨는 이 식초콩을 어떻게 먹고 있을까?

"저는 오전에 한 스푼, 오후에 한 스푼 이렇게 복용하고 있어요. 맛은 그냥 신 열매 먹는 그런 기분이에요."

지나치게 발효되는 것을 막기 위해 냉장고에 넣어 두고 수시로 챙겨 먹고 있다는 김난순 씨.

이렇게 식초콩을 먹은 지 3개월 만에 찾아온 몸의 변화.

"식초콩을 먹으면서 제가 갱년기도 극복했지만 꾸준히 먹는 이유는 체중이 꾸준히 유지되고 있어요. 그래서 콩을 먹은 덕분인가 생각을 하고. 또 식초콩이 비타민과 같은 영양제 역할을 해주고 있으니까 꾸준히 먹을 생각을 하고 있어요."

대한폐경학회지 제7권 제1호 2001
Vol. 7 No. 1 March, 2001

이소플라본 섭취수준이 폐경기 여성의 갱년기 증상
및 혈청내 호르몬 변화에 미치는 영향

연세대학교 의과대학 영동세브란스병원 산부인과[1]
연세대학교 대학원 식품영양학과[2]

원형재[1] · 이병석[1] · 이수경[2] · 최 윤[2] · 윤 선[2] · 박기현[1] · 조동제[1] · 송찬호[1]

=Abstract=

The Effect Of Isoflavone on Postmenopausal Symptoms
and Hormonal Changes in Postmenopausal Women

Hyung Jae Won, M.D.[1], Byung Seok Lee, M.D.[1], Soo Kyung Lee[2],

| 이소플라본 섭취한 결과를 발표한 논문

그렇다면 쥐눈이콩은 갱년기 여성에게 구체적으로 어떤 영향을 주는 걸까? 우리는 국내 연구진을 통해 밝혀진 흥미로운 연구결과를 확인할 수 있었다.

"이소플라본이 확실하게 갱년기 증상을 경감 시키고 심혈관 질환에 문제가 되는 콜레스테롤이나 이런 것들을 낮추는 효과를 볼 수 있었습니다."

윤선 교수 / 연세대학교 식품영양학과

30명의 폐경기 여성이 쥐눈이콩에 함유된 이소플라본을 섭취한 결과 안면홍조, 관절염 등의 증상이 현격히 감소되는 결과가 입증된 것이다. 그런데 이 쥐눈이콩을 왜 식초에 넣어 먹는 것일까?

"식초콩을 드시게 되면 콩 만으로 소화가 잘 안 될 것을 식초와 만나 소화 흡수가 좋아져서 순환도 좋아지고요. 우리 몸에 신진대사가 좋아지면서 몸의 독소나 노폐물 배출이 잘 되어 갱년기 증상을 완화 시키는 데도 좋고요. 혈액이 정화되면서 성인병 예방에도 좋습니다."

정지행 한의사

콩과 식초가 만나 서로의 단점을 보완해 최고의 궁합을 이룬다는 이야기다.

콩 덕분에 건강을 되찾은 후, 다양한 종류의 콩을 직접 기르며 콩 건강법을 몸소 실천하고 있는 김난순 씨.

"제가 식초콩을 먹어서 이렇게 갱년기 증상도 치료가 됐고. 그래서 이 콩으로 여러 가지 음식을 주로 먹고 우리 가족들 건강도 지켜나갈 거예요. 콩 음식 많이 먹고."

식초콩 만들기

먼저 쥐눈이콩을 깨끗하게 씻은 후, 콩이 잠기도록 식초를 넣으면 된다. 이때 주의할 점은, 식초에 콩이 불어나는 것을 감안해 용기의 80%까지만 채워주는 것이다.

밀봉한 채로 냉장고에서 일주일에서 이주일 정도 보관 후, 식초에서 콩을 걸러 내어 콩만 한 번에 10알 정도, 하루에 30알 내로 복용한다.

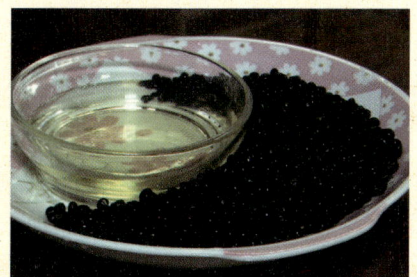
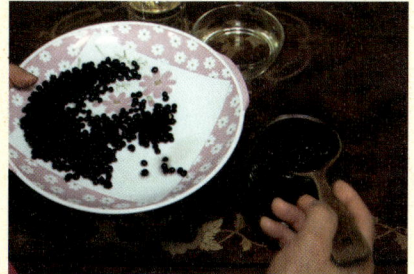
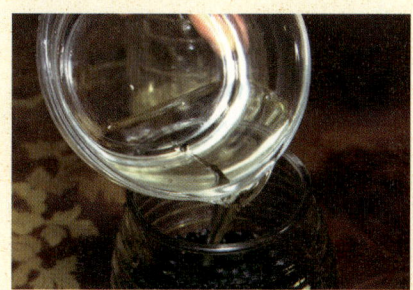
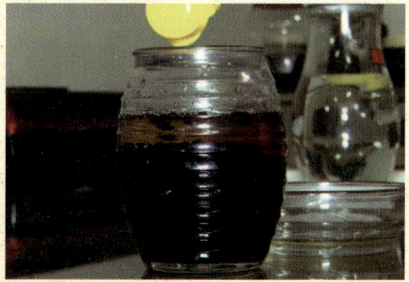

양심주

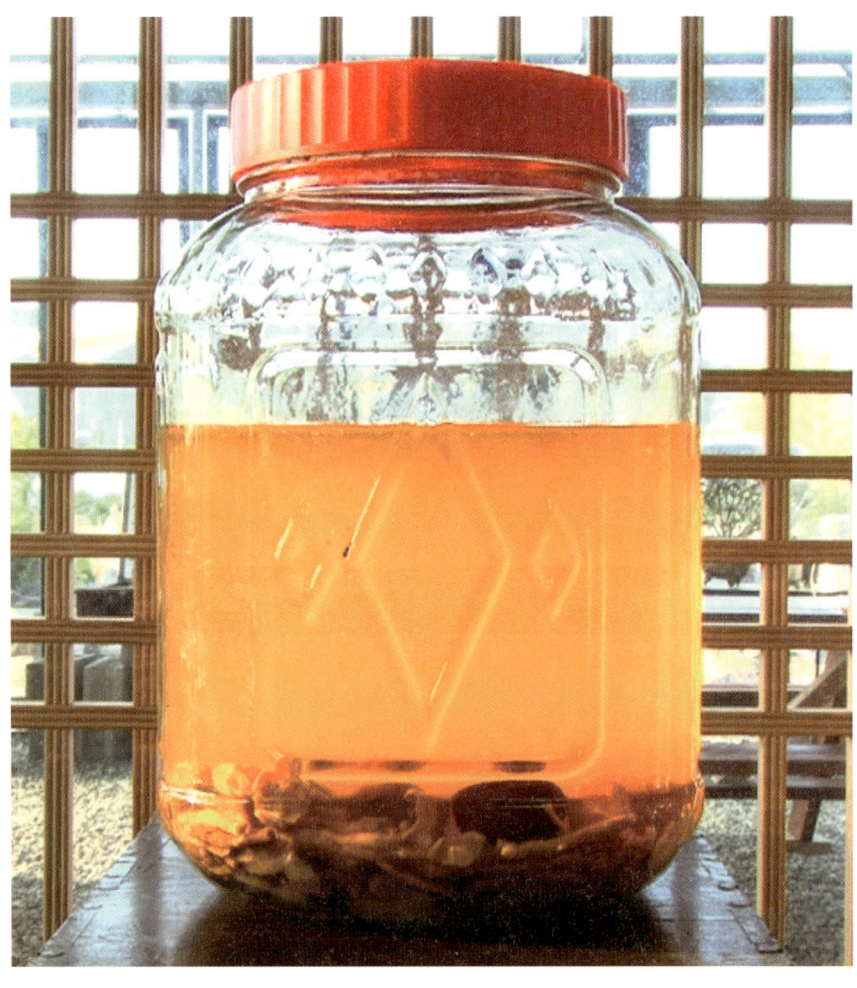

약술로
건강을 되찾다

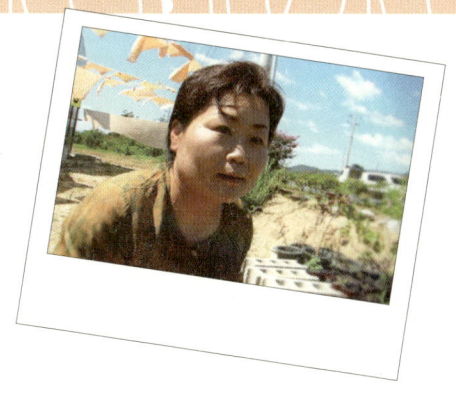

　한 첩의 보약보다 술로 마셨을 때 더 효과를 낼 수 있다는 약술! 산야초뿐 아니라 특이한 재료로 약술을 만든다는 주인공이 있다.

　"제가 약초로 술을 담는데요. 약초를 직접 채취해서 하거나 필요한 약초를 재배해서 술을 담그고 있습니다."

　약술로 가족의 건강을 책임진다는 권미송 씨. 그녀가 키우는 약초는 약 100여 가지. 모두 약술의 재료가 된다고 한다.

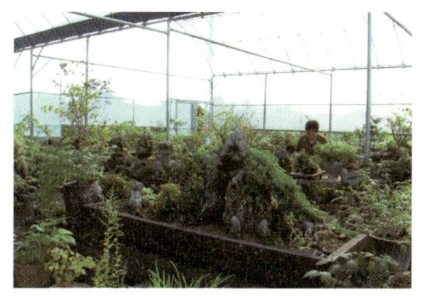
| 화원

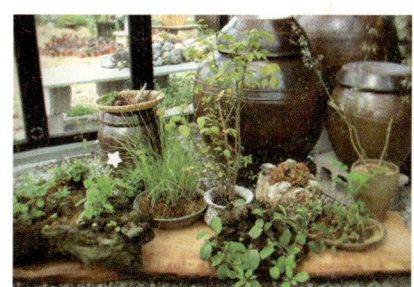
| 약초들

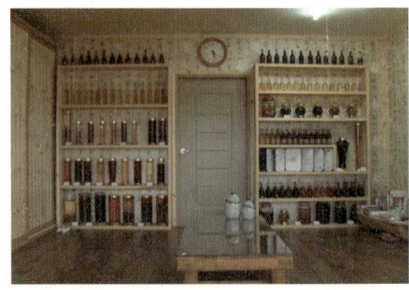
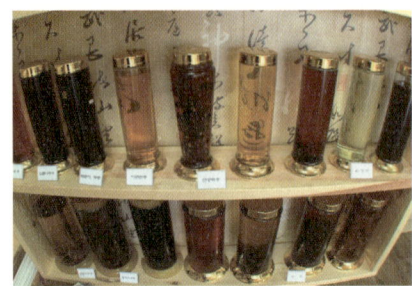
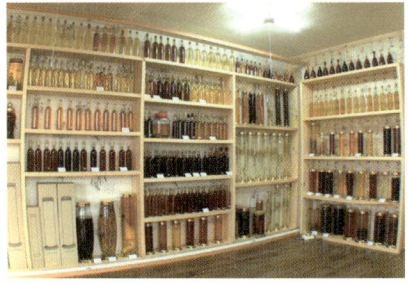
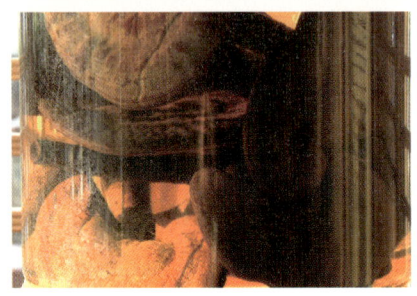

| 집 문을 열면 보이는 약술 병들

    그녀의 화원엔 직접 산에서 캐온 백도라지와 신장에 좋은 부처손까지, 몸에 좋은 약초들로 가득하다.

    그리고 집안 한쪽 벽면을 가득 채운 약술들. 모두 권미송 씨가 직접 채취한 약초들로 담은 술이다. 문을 떼어내자 그 안에 가득한 약술들! 그 양뿐 아니라 종류도 다양하다. 피로회복에 좋다는 황기주부터 간 기능에 좋다는 영지버섯주까지 무려 300개가 넘는 약술들! 그녀가 이렇게 약술에 정성을 들이는 이유는 무엇일까?

    "30대에 난소 수술을 했거든요. 그래서 다른 사람보다 갱년기가 일찍

왔다고 생각이 드는데, 그때는 그게 갱년기인줄 모르게 정말 힘이 들고 밤에 불면증도 좀 심했었고. 가슴이 답답하고 얼굴에 열도 오르고 하루가 보면, 지금하고는 완전히 달랐죠."

8년 전 외출조차 어려울 만큼 갱년기 증상이 심했다는 그녀. 그때부터 평소 좋아했던 약초에 관심을 갖게 되었다. 약초를 배우면서 약술까지 공부하게 되었고, 전문적인 자격증까지 따게 되었다고 한다.

"술을 공부하다 보니까 좀 더 체계적으로 하고 싶어서 이런 자격증도 갖추게 되었습니다."

그렇게 하나 둘 담기 시작한 약술이 이제 방 한 가득 채웠다. 그런데 이 많은 술 중에서 그녀의 갱년기를 극복하게 해준 술은 따로 있다고 한다.

"제가 특별히 정말 아끼는 술은 따로 있습니다. 여기에 있는 이것! 양심주입니다."

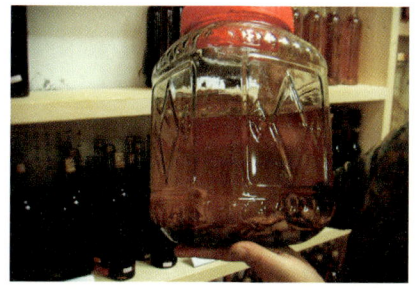 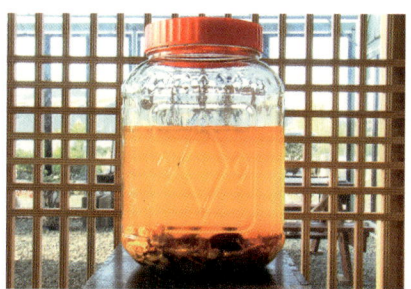

| 권미송 씨가 마시는 양심주

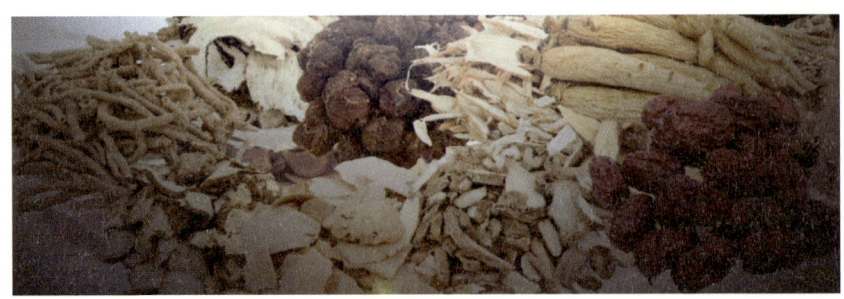
| 귀비탕 재료들

"신경을 안정시켜준다고 해서 양심주라고 하는데요. 몸이 아프고 힘들었었는데 이 양심주로 많은 도움을 받았습니다."

갱년기를 극복하는 데 큰 효험을 봤다는 양심주. 그 재료를 꼼꼼히 살펴보니 〈동의보감〉에 기록된 귀비탕의 기본 재료와 동일했다.

"양심주에 들어가는 약재들이 귀비탕 약재들이거든요. 귀비탕이라는 것은 우리 한방에서 마음을 가라 앉혀 주면서 불면증을 치료하고 또 짜증나고 불안한 증상에 대한 효과가 뛰어납니다. 특히 갱년기 중에 우리 몸의 원기가 떨어지면서 양의 기운이 떨어지는 갱년기, 그러니까 허증의 갱년기에 귀비탕이 도움이 많이 되는데요. 귀비탕에 들어가는 약재 중에 산조위는 한방 신경 안정제라고 불릴 만큼 우리의 마음을 안정 시켜주고, 편안하게 만들어 줍니다."

이광연 한의사

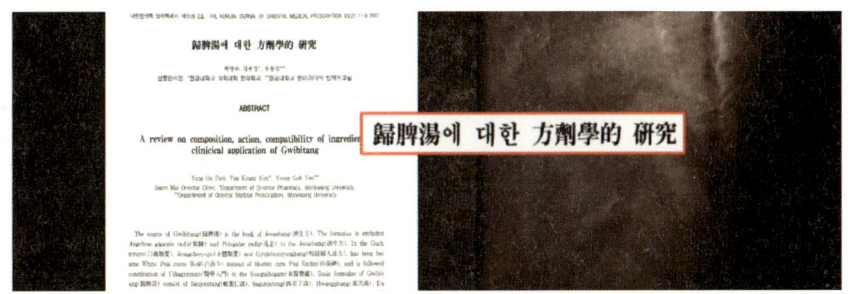

| 귀비탕에 관한 논문-대한한의학방제학회

실제 귀비탕의 효능 연구결과를 살펴보면 심장과 비장의 허약, 건망증에 처방했다는 사실을 확인할 수 있다.

탕약에 들어가는 약재들 그대로 약술을 담근다는 권미송 씨. 과연 그 효과 덕분이었을까? 양심주를 마시면서 그녀의 갱년기 증상은 호전되기 시작했다.

"탕약도 먹어 보고, 병원도 다녀보고, 정말 침도 맞아보고, 산에도 다녀보고 했지만, 저한테는 이 약술이 맞는 것 같았습니다. 지금은 밤에 잠도 잘자고 얼굴이 붉게 오르는 것도 괜찮아졌습니다."

권미송 씨의 양심주 담그기

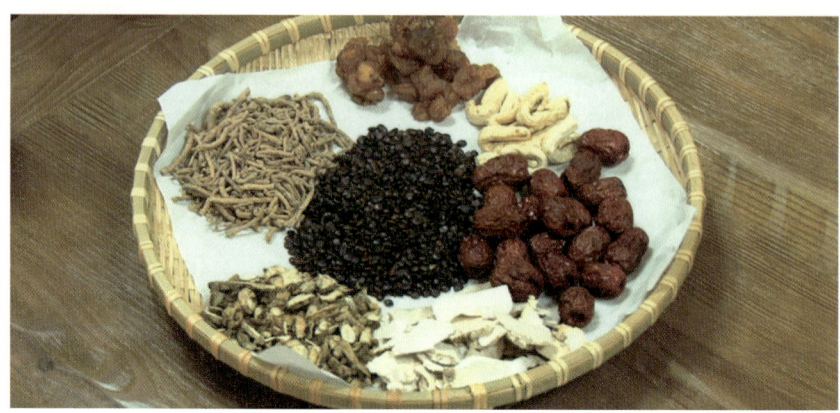

| 양심주 재료

"이게 양심주 담그는 재료입니다. 이거는 복령, 대추, 인삼, 용안육, 원지, 산조인, 백출 이렇게 총 일곱 가지 재료가 들어갑니다. 이렇게 말려서 사용할 때는 생으로 하는 것보다 약성이 더 많은 우러나기 때문에 더 좋은 걸로 알고 있습니다."

마음을 편안하게 진정시켜준다는 뜻의 양심주. 말린 약재를 사용할 경우 술은 25도를 맞추는데, 숙성이 다 되면 22도의 마시기 부드러운 술이 된다. 30%의 담금주와 시중에 파는 19% 희석식 소주를 1대 1 비율로 섞으면 대략 25도 정도에 맞춰진다.

"하루에 3~4번은 꼭 이렇게 흔들어 주시면 약재가 뒤섞이니 꼭 흔들어 주시고, 어둡고 서늘한 곳에 보관해주셔야 됩니다."

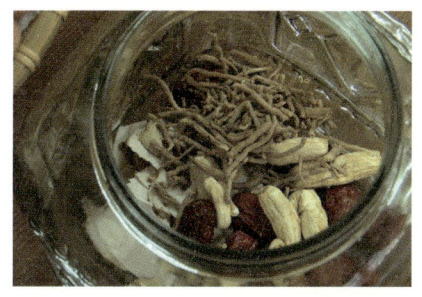

| ① 재료 담기

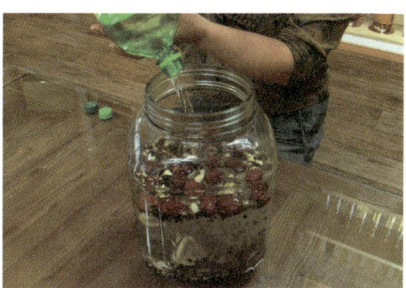

| ② 술 넣기

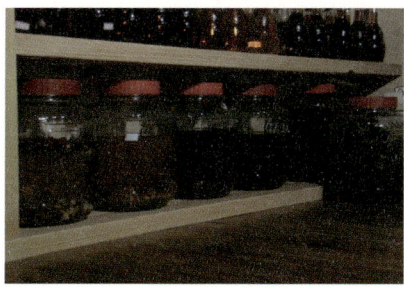

| ③ 어둡고 서늘한 곳에 보관한다

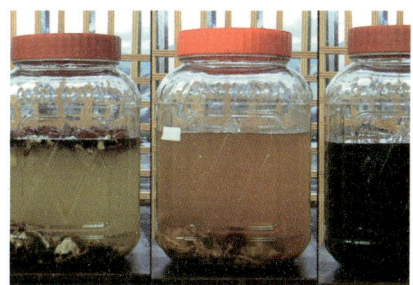

| ④ 술 색이 서서히 변한다

　어둡고 서늘한 곳에서 3개월을 숙성시키고 약재를 건져내어 3개월 동안 또다시 숙성에 들어가는데, 6개월이 지나 탕약과 같은 검은빛이 돌면 양심주가 완성된 것이다. 그런데 임산부의 경우 자궁을 자극할 수 있기 때문에 피하는 것이 좋다고 한다.

　평소에 술을 잘 못 마시지만 양심주는 특별히 약이라고 생각하고 먹는다는 권미송 씨. 그녀의 철칙은 하루에 딱 한 잔이라고 했다.

　"아무래도 약초다 보니까 쓴맛과 달콤한 맛이 있어서 부드럽게 잘 넘어가네요."

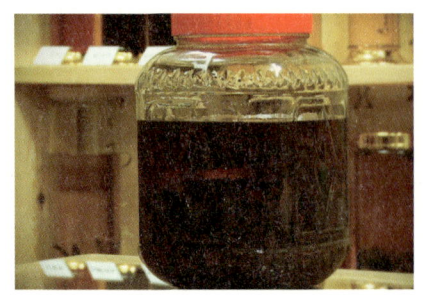 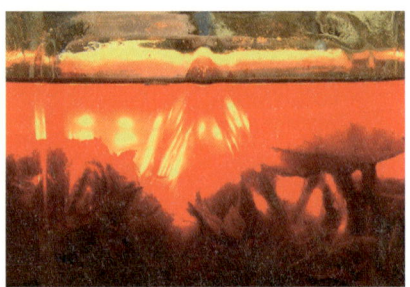

| 남편이 마시는 독계주

약주의 효험을 본건 그녀뿐만이 아니었다. 그녀의 남편도 집에 오자마자 꼭 한잔씩 찾는 술이 있다고 한다.

아내는 양심주, 남편은 독계주로 부부간의 사랑을 이어가다!

"저는 독계주를 먹어요."

이름도 어려운 독계주는 독계산주로도 불리는데 닭의 대머리로 만든다는 뜻으로, 독계주에 들어간 약재를 먹은 수탉이 암탉의 등에 올라 머리 깃털을 다 빠지게 할 만큼 남성에게 좋은 술이라 알려져 있다. 독계주를 꾸준히 먹은 뒤, 남편 역시 병원을 찾지 않아도 될 만큼 건강을 회복했다고 한다.

"건축업을 하다 보니까 힘을 쓰는 일이 많아서요. 관절이라든가 어깨 통증이 심해서, 병원에 통증 치료를 받아보고 그게 또 심한 것 같아서 관두고. 집 사람이 약술을 줬는데, '이게 무슨 술이냐'고 물었더니 약술인데 한 번 먹어보라고 해서 6개월 정도 먹으니까 활동하는데 통증이 사라지는 느낌이 들었어요. 그래서 아직까지도 복용하고 있습니다."

이제는 어깨와 무릎 통증도 말끔히 사라졌다는 남편. 양심주로 효과를 보고 남편에게도 술을 권하기 시작했다는 권미송 씨. 약재를 탕약이 아닌 술로 만들어 건강을 지키는 이들 부부는 약재마다 효능이 다르기 때문에 각자의 건강에 맞는 약재로 다양한 술을 빚고 있다.

"독계주는 음양각, 오미자, 사상자, 토사자, 원지, 육종용 이렇게 여섯 가지 재료가 들어갑니다."

독계주 역시 약재를 모두 넣고 25도의 술을 사용하는데 양심주와 똑같은 숙성기간을 거친다고 한다.

남편 역시 약술의 효능을 몸소 체험하면서 이제는 아내를 도와 약술을 빚는다. 이 약술을 먹고 난 뒤 병원을 가는 일이 없어졌기 때문이다.

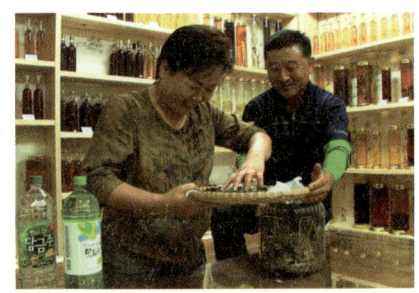

| 술 담는 부부의 모습

약재의 효능을 술을 통해 효과를 봤다고 믿고 있는 권미송 씨 부부. 그렇다면 그 술들이 실제로 건강에 도움이 되었을까?

"이 독계주에 들어있는 오미자나 토사자, 사상자, 육종, 용원지…… 특히 오미자 같은 경우에는 우리 몸의 피로를 풀어주면서 강장시켜주는 작용이 아주 뛰어나고 근골격을 튼튼하게 해주는 효과가 뛰어나기 때문에 남성들의 정력뿐만 아니라 관절까지 튼튼하게 해 주는 좋은 약주입니다."

이광연 한의사

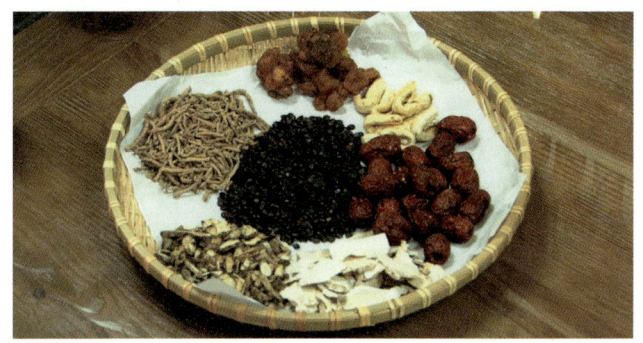

석류

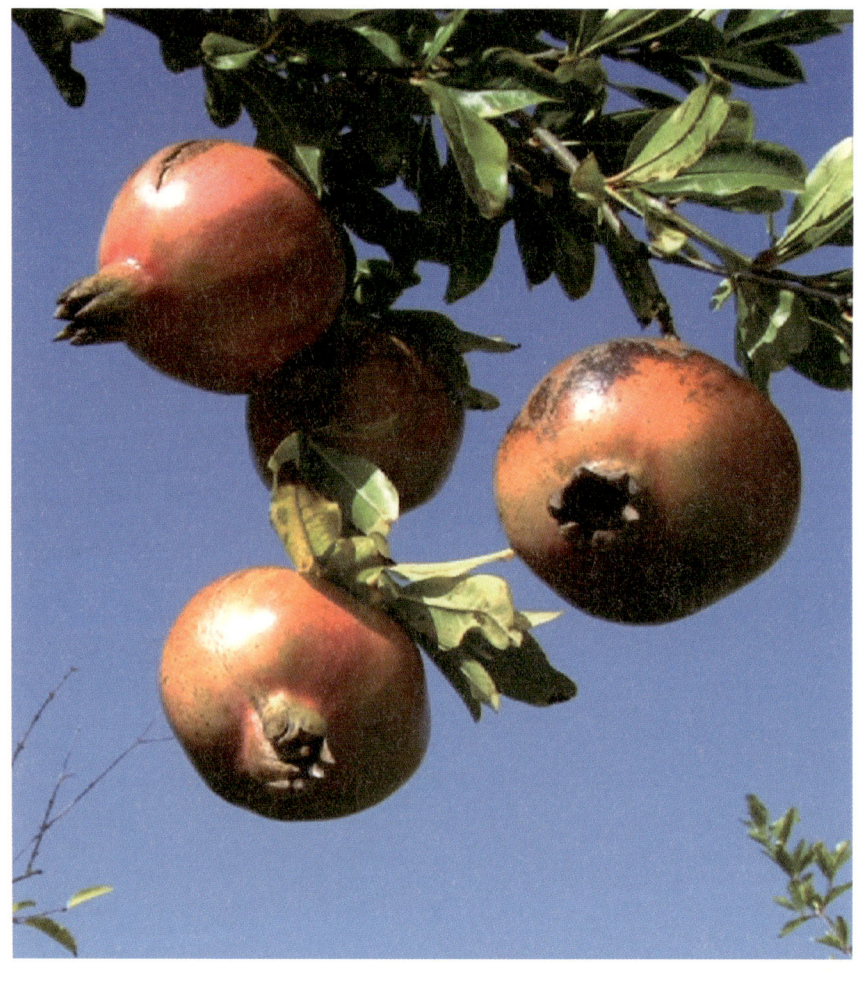

석류로 갱년기 장애를 이겨내다

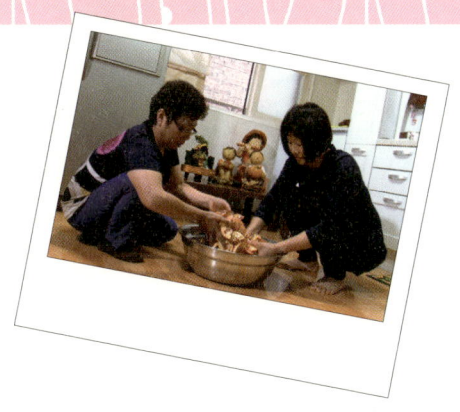

서울의 한 음식점. 이국적인 인테리어가 돋보이는 이 곳엔 늘 많은 손님으로 북적인다. 이 곳에서만 맛 볼 수 있는 특별한 메뉴 때문이라고 하는데.

"이란 전통 카레 음식점이라고 해서 와 봤어요. 카레가 맛있다고 해서 카레 먹으러 왔어요."

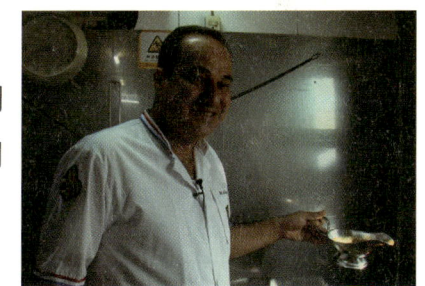

| 샤플 씨

이란 전통 카레를 즐기기 위해 이 식당을 찾는다는 사람들. 이곳에 11년째 이란 전통 음식점을 운영하고 있는 샤플 씨. 그는 이란 전통 음식의 맛을 살리고, 건강까지 지킬 수 있는 이란의 특별한 식재료가 있다고 한다.

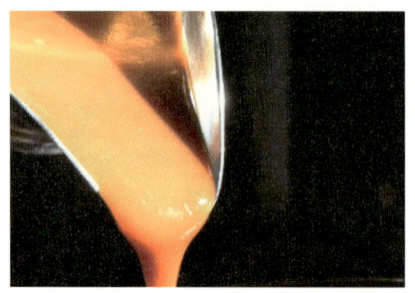 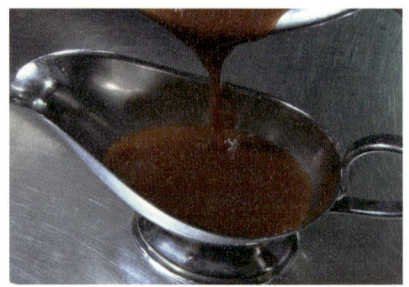

| 붉은 빛깔의 소스

"페르시안 카레인데요. 24가지 향신료가 들어가야 완성돼요. 그런데 마지막에 제일 중요한 것이 있어요."

수많은 향신료 중 가장 중요하다는 이것. 그가 꺼내 든 것은 붉은 빛깔의 소스였는데……. 대체 이것의 정체는 무엇일까?

"한국에서 간장, 마늘 빠지면 안 되잖아요. 페르시아에서는 이것이 빠지면 안 되는 거예요. 건강에도 좋고 맛도 맛있게 낼 수 있는 것입니다."

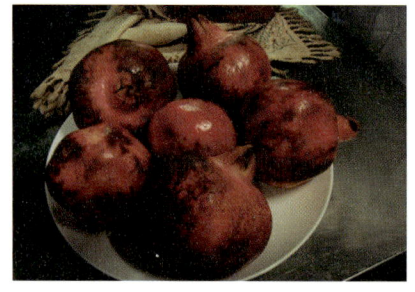

| 석류

이란의 기본양념에 빠지지 않는 이 중요한 식재료를 공개하겠다는 샤플 씨.

"페르시아에서 슈퍼음식, 슈퍼과일로 불리는 석류입니다."

이란인들이 가장 사랑하는 과일, 석류. 석류는 11세기 이란의 의학자였던 이븐 시나가 집필한 의학서에도 그 기록이 남아 있다.

"이 분이 허준 같은 사람이었거든요. 비슷한 사람이었는데, 한국의 허준, 페르시아의 무 알리. 이 분이 석류에 대한 여러 가지 글을 썼어요."

천년 전에 쓰여 졌다는 이란의 전통 의학서에는 석류의 다양한 효능이 기록돼 있었다.

"첫 번째는 피를 맑게 한다. 두 번째는 설사 치료에 도움을 준다."

또한 기생충을 제거하며 눈을 맑게 하고, 피부 질환에 효과가 있어 화장품이나 천연 염색제로도 사용할 수 있다고 기록돼 있다. 그리하여 이란

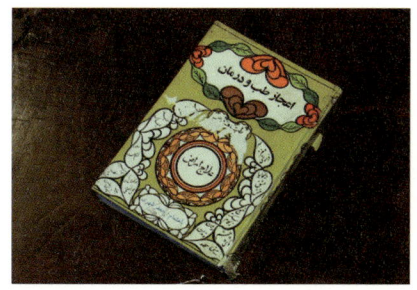 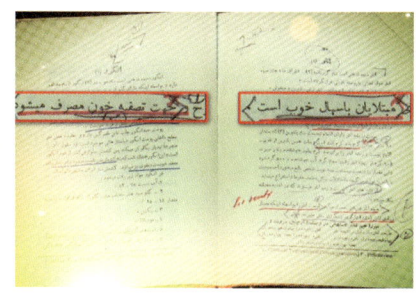

| 이란 전통 의학서에 기록된 석류의 효능

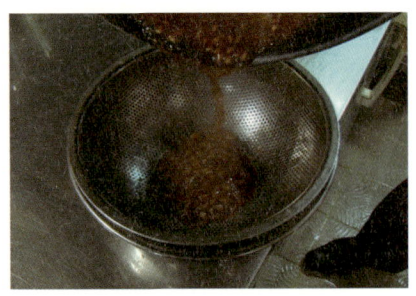
| 즙을 내고 체에 걸러서 소스를 만든다

에서는 천국의 과일로 칭송되고 있다는 석류. 그래서 이란인들의 음식에는 석류가 빠지지 않는다고 한다.

샤플 씨는 이 석류로 소스를 만든다. 석류 알맹이를 떼어내 6시간 동안 졸이면 새콤한 맛과 향을 더하는 석류 소스가 완성 되는데, 즙을 걸러내고 남은 씨 조차 이란인들은 그냥 버리지 않고 상비약으로 사용한다고 한다.

"한국에서 소는 버리는 것 없어요. 페르시아에서는 석류는 버릴 것이 없어요. 석류 씨는 약으로 많이 써요. 설사 약으로 써요."

이란 사람들의 석류 활용법은 다양했는데, 열매 자체를 그대로 샐러드나 음식에 뿌려 먹기도 하고, 모든 음식에 마늘이나 우리의 장처럼 조미료로 쓰기도 한다.

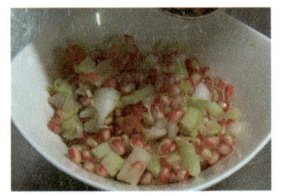 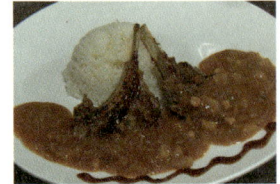 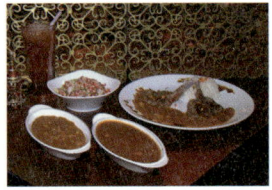
| 음식에 다양하게 사용되는 석류

"이란인들에게 석류는 단순히 조미료의 역할 뿐 아니라 약으로써의 의미도 강해요. 피부미용, 눈이 간지러울 때, 비염이 있을 때도 많이 먹고요, 알레르기에도. 석류는 페르시안 사람들은 천국의 음식으로 생각하거든요."

오랫동안 이란인들에게 만병을 치유하는 식품이자, 상비약으로 여겨졌던 석류.

이제는 우리나라에서도 손쉽게 볼 수 있다. 국내 수확량의 90%가 재배되고 있는 전라남도 고흥. 가을 햇볕을 받으며 가지마다 빨갛게 매달린 석류 열매들. 따뜻한 날씨가 석류가 자라기에 최적의 조건이라고 한다.

"기온이 따뜻하고 해풍이 불어서 석류 재배에 최적지로 알려져 있습니다. 석류수확시기는 10월 초부터 10월 중순까지 약 2주간이 석류 수확시기이고 지금이 석류 수확의 아주 절정기입니다." (이공섭 / 농장주인)

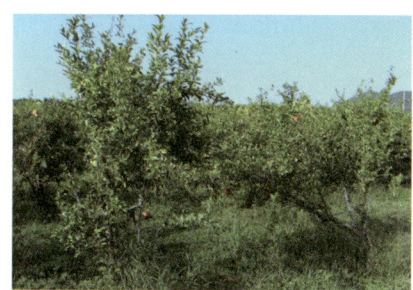 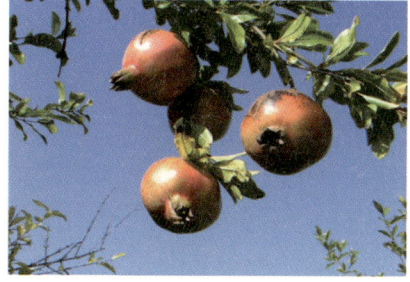

| 석류농장

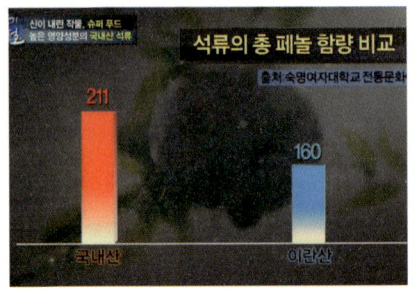 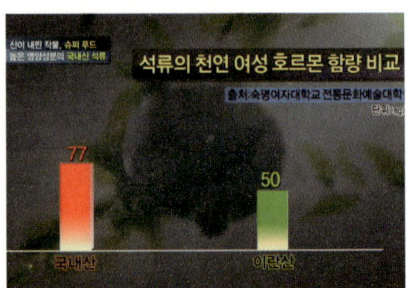

| 이란산과 국내산의 석류 영양 비교

그런데 최근 우리나라에서 키워진 석류가 원산지인 이란산에 비해 영양 면에서 더 우수하다는 연구결과가 나왔다.

국내산 석류가 이란산 석류에 비해 폴리페놀과 식물성 에스트로겐의 함량이 더 많이 들어있는 것으로 나타난 것이다.

"현재 재배하고 있는 국내산 석류의 경우에는 신석류라고 해서 단맛보다는 신맛이 강한 품종인데요. 신맛이 강한 품종에는 탄닌이나, 플라보노이드, 폴리페놀 같은 성분들이 많이 들어있습니다. 이란산은 단석류라고 해서 단 맛이 강하고 색깔이 더 붉은 것이 특징인데요. 품종의 차이 때문에 유효성분에 차이가 있지 않을까 생각됩니다."

진소연 교수 / 숙명여대 전통문화예술대학원

석류로 갱년기를 이겨낸 김영임 씨

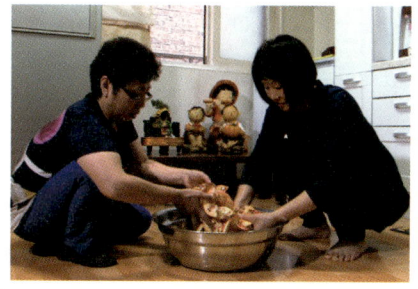

| 발효액 담그는 김영임씨

이 놀라운 석류로 건강을 지키고 있다는 주인공을 찾아간 곳. 알맹이를 주로 먹는 석류를 껍질째 자르고 있는 김영임 씨를 만날 수 있었다. 그녀는 석류를 껍질째 먹는 것일까?

"석류 농축액 담으려고 하고 있어요. 이걸 먹고 몸이 좋아졌어요."

깨끗이 씻은 석류를 껍질째 썰어 설탕과 1대 1 비율로 숙성해 만드는 석류 농축액. 발효가 다 되면 다시 즙을 내려 주스처럼 마시는 것이 그녀가 석류를 섭취하는 방법이다.

"100일 정도 숙성시켰다가 1대 0.7로 물을 타서 먹으면 돼요."

꽤 오랜 시간과 정성이 필요한 과정인데 그녀는 왜 석류를 먹기 시작한 것일까?

"이것이 천연 호르몬제라고 해요. 우리가 이걸로 갱년기 증상을 극복했거든요. 처음에는 저도 몰랐어요. 초기에 증상이 올 때는 가슴이 벌렁벌렁 하면서 얼굴이 화끈화끈 했었어요. 그런데 계속 시일이 지나니까 가슴이 콩닥콩닥 뛰면서 얼굴이 빨개지고 눈도 빨갛고 그랬었어요."

5년 전 찾아온 폐경. 심장이 두근거리는 갱년기 증상에 불면증까지 이어져, 결국 병원까지 찾게 되었다는 김영임 씨.

"병원에 가서 약을 처방 받아서 먹었어요. 1년 동안 먹었는데 먹어봐도 효력이 없고 먹어도 더 심하고……그러니까 안 먹었죠."

호르몬 약으로도 갱년기 증상이 나아지지 않자 그녀가 찾은 것이 바로 석류였다. 지인을 통해 소개 받은 후 하루 2잔씩 석류 농축액을 꾸준히 마셨다. 그러나 약으로도 해결할 수 없었던 갱년기 증상인 만큼, 큰 기대를 하지 않았다는 김영임 씨. 그런데 스스로 체험한 석류의 효능은 놀라웠다고 한다.

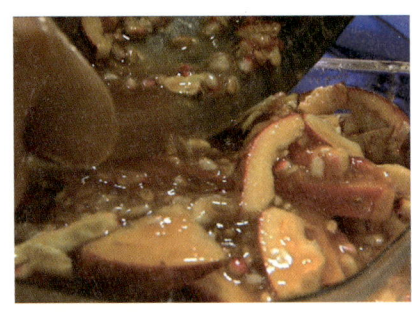
| 석류 농축액

"석류를 한 3개월 정도 먹다 보니까 가슴이 벌렁벌렁 뛰는 증상도 사라지고 화끈거리는 얼굴도 가라앉으면서 저한테는 너무 좋은 것 같더라고요. 제가 1년 이상을 먹었는데 그 다음에는 생리가 다시 나왔어요."

폐경 후 생리가 다시 시작됐다? 그렇게 다시 시작된 생리는 규칙적으로 1년 8개월 간 계속 되었다고 한다.

"두 번째 폐경이 왔을 때는 가슴이 두근거리고 얼굴이 화끈거리고 그런 기미가 전혀 없었거든요. 완전히 사라진 거죠."

그렇다면 꾸준히 마셨다는 석류 농축액이 그녀의 갱년기 증상 극복에 도움이 된 것일까?

"석류에 들어있는 여성호르몬은 콩류의 여성호르몬과 달리 체내의 여성호르몬과 구조가 아주 유사해서 훨씬 활성이 높은 특징이 있습니다."

진소연 교수 / 숙명여대 전통문화예술대학원

흔히 석류에는 천연 여성호르몬이 풍부한 것으로 잘 알려져 있다. 콩이나 아마씨 등에도 풍부하다고 알려진 천연 여성호르몬. 그런데 석류의 여성호르몬은 다른 식물과 조금 다르다는 것이다.

흔히 딱딱한 껍질 속의 알맹이를 주로 먹는 석류. 김영임 씨가 석류를 과육뿐 아니라 농축액으로도 챙겨 먹는 데는 특별한 이유가 있다. 석류의

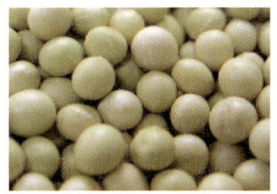
| 콩 | 아마씨

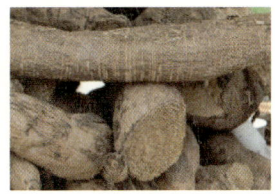
| 칡

과육뿐 아니라 껍질과 씨의 영양성분까지 함께 먹기 위해서다.

"농축액이 사람들도 더 좋다고 하고 먹어보니 저도 좋은 것 같아요. 왜냐하면 껍질에 영양이 많이 들고 좋다고 하더라고요. 한약방에서도 껍질을 말려서 약재에 들어간대요."

실제로 석류의 부위별 항산화 활성을 비교한 결과, 오히려 과육보다 껍질과 씨의 항산화 활성도가 더 높은 것으로 나타났다.

"흔히들 과육을 많이 드시는데, 과육보다는 씨와 껍질에서 유효성분이 많은 것으로 나타났습니다. 석류를 드시더라도 과육만 드시지 말고 씨까지 함께 씹어서 드시거나 착즙해서 먹는 것이 건강에 도움이 되는 섭취 방법입니다."

진소연 교수 / 숙명여대 전통문화예술 대학원

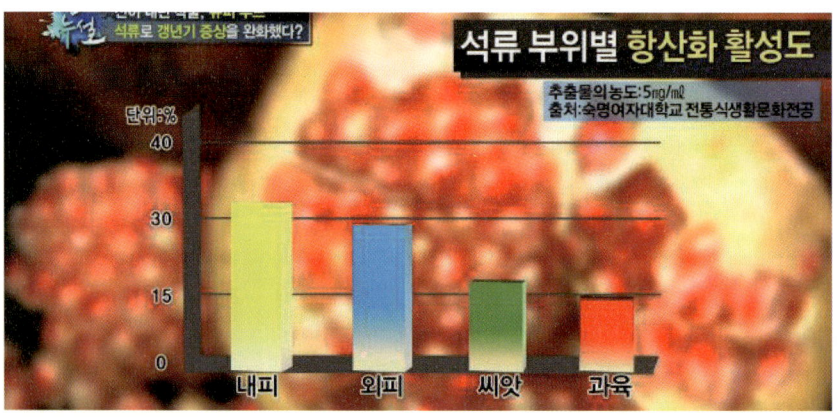

| 석류 외피 등 성분

석류를 꾸준히 먹으며 갱년기 증상 극복은 물론, 다시 생리까지 시작되었다는 김영임 씨. 그렇다면 현재 그녀의 건강상태는 어떨까? 호르몬 검사와 자궁 초음파를 통해 폐경 이후 몸의 변화를 살펴볼 수 있었다.

"보통은 자궁위축이 올 때 혹이 많이 생긴다든지, 호르몬 밸런스가 바뀔 때 자궁근종이 생긴다든지, 난소에 물혹이 생긴다든지, 내막이 두꺼워진다거나 하는 증상이 있습니다. 하지만 그런 증상은 전혀 없었습니다."

최차혜 산부인과 전문의

김영임 씨뿐 아니라 폐경 여성 112명을 상대로 한 임상실험에서도 석류의 갱년기 증상 극복 효과가 나타났다.

"10가지 증상 모두에서 개선효과는 있었고요. 가슴이 두근거리고 얼굴이 붉어지고 땀이 나거나 하는 증상들은 굉장히 개선이 많이 되어서 갱년기 증상에서 올 수 있는 불편함 들이 해소됐다는 것을 확인했습니다."

정세영 교수 / 경희대학교 약학의학

이란인들에게 천국의 과일로 불리는 슈퍼 푸드, 석류는 갱년기 증상을 개선시키는 효능이 있어, 중년 여성 건강에 도움이 됨이 확인되었다.

구절초

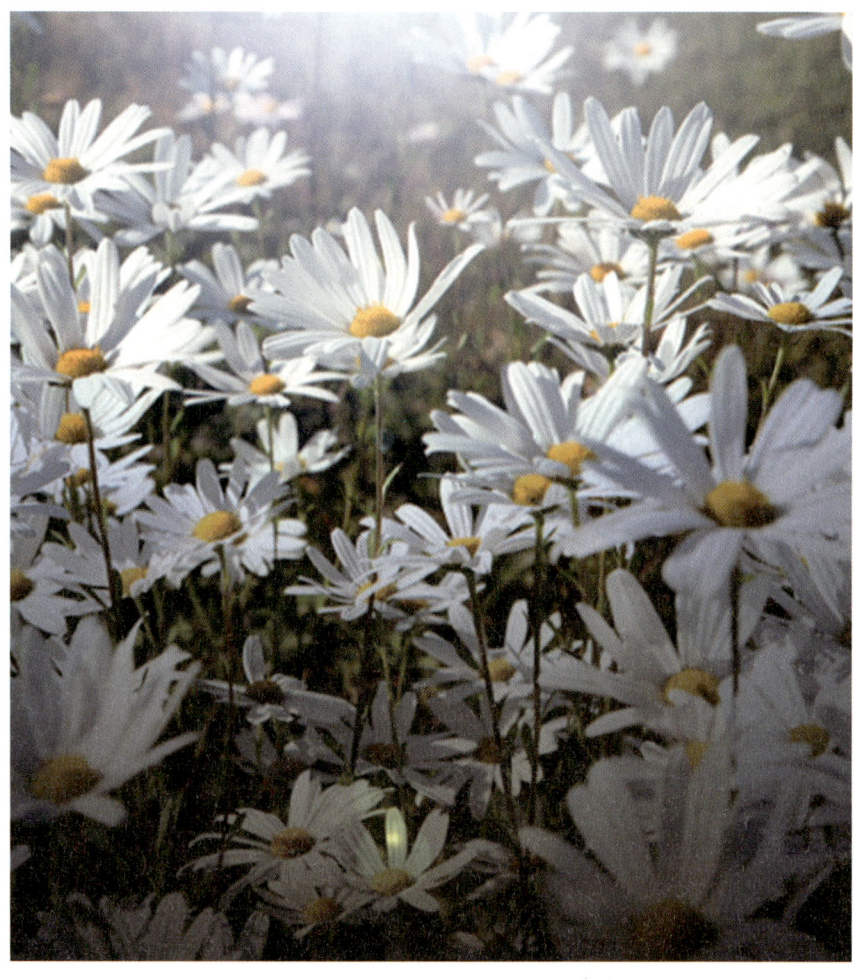

꽃으로
건강을 되찾다

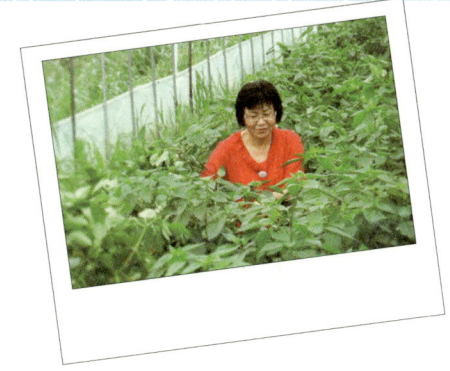

충청남도 서산시. 이곳에 꽃 건강법으로 생활의 활력을 찾았다는 박재하 씨가 있다. 보통 주부들처럼 평범해 보이는 그녀에게 어떤 사연이 있는 것일까?

"제가 수족냉증으로 손발이 너무 차서 고생했어요. 당해본 사람만 알아요, 안 당해본 사람 전혀 몰라요."

박재하 씨의 상태는 단순히 손발이 찬 정도가 아니었다고 주변 사람들은 입을 모아 말한다.

"옛날엔 얼음이었어요. 아이스 맨 같았어요. 시체를 만져보지는 않았지만 이 정도가 아닐까 하는 생각을 했으니까요."

지금은 웃으며 말할 정도가 됐지만, 당시엔 수족냉증 때문에 대인기피증까지 생길 정도였다고 한다.

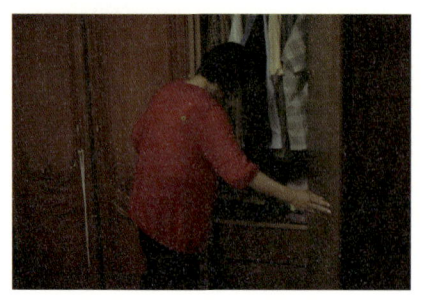 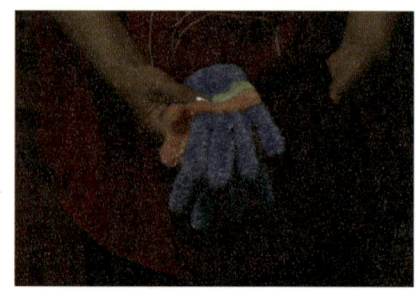

| 장롱에서 장갑을 꺼내는 주인공

"남들 있는데 가면 손을 내밀 수가 없었어요. 악수 하자고 하면 미안해서 손을 못 내밀었어요. 집에서도 같이 자다가 발이라도 닿으면 옆에 있는 사람이 깜짝 놀랄 정도로 차가웠어요."

겨울에는 물론이고 한여름에도 손발이 차서 잠을 잘 때면 장갑을 착용해야 수면을 취할 수 있었다고 한다. 그 증상은 날이 갈수록 심해져 갔다.

"손발도 차고 냉도 많고요. 그래서 다 여자들은 그런가 보다 했더니 그게 아니었나 봐요. 2000년도에 병원 가니 자궁에 혹이 났다고, 배 위에 잡힐 정도로 커서, 수술해서 자궁을 떼 냈죠."

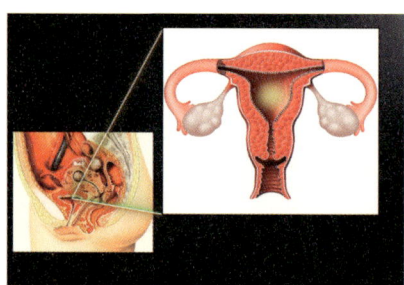

대수롭지 않게 넘겨왔던 증상들, 결국 그녀는 자궁적출 수술을 받아야만 했다.

| 자궁근종

자궁적출의 원인은 바로 자궁근종으로, 제 시기에 맞는 빠른 치료가 이뤄지지 않은 것이 원인이었다. 그런데 자궁 수술 후에도 계속 되었던 수족냉증. 손발이 찬 것은 물론, 열이 오르내리는 탓에 밤에 잠도 제대로 이루지 못했다고 한다.

　실제로 40대 이상의 중년여성 대부분이 겪고 있다는 수족냉증! 겪어보지 않고서는 그 고통을 알기 힘들다는데! 그렇다면 손, 발, 배 등이 얼음장처럼 차가워지는 증상이 자궁 건강에 어떤 영향을 미치는 걸까?

　"수족냉증이라는 건 혈류순환장애라고 볼 수 있어요. 그래서 충분히 혈액이 도달하지 못해서 차가움 발생하는 건데 여자의 몸은 혈로 움직이는 것이고, 그 혈을 나타내는 장기가 바로 자궁입니다. 혈류 순환이 안 좋은 상황, 수족냉증이 발생 하는 상황에선 자궁의 문제점을 찾아낼 수 있는데 생리통, 생리불순 그런 증상이 수족냉증과 연관 지어 나타날 때가 많은 이유가 바로 그것입니다."

오철 한의사

　박재하 씨의 증상은 손발이 차가울 뿐만 아니라, 몸이 자주 뭉치고, 아랫배도 늘 차고 아팠다고 한다. 그런데 이 증상은 아이를 출산 후 얼마 되지 않아 생긴 것이라고 한다. 자궁적출 수술 이후 가족의 세심한 배려에도 불구하고 계속되는 수족냉증에 점점 더 불안해지고 기력이 떨어졌다는 박재하 씨.

"자궁을 드러내고 여자로서의 생명이 끝났다고 생각하니 우울증도 오고 기운도 없고 그래서 별로 밖으로 잘 나가질 않았어요."

그런 박재하 씨가 이렇게 활력을 되찾게 된 비결은 무엇일까?

오전 일과를 마친 후에 식사를 준비하는 박재하 씨. 간단하게 식빵으로 끼니를 해결하려는 것 같은데!

"이게 제 수족냉증을 잡은 비법이에요."

잼 바른 식빵으로 수족냉증을 잡았다? 그렇다면 식빵 한 면에 골고루 펴 바른 잼에 비밀이 숨어 있는 건 아닐까?

"이거 잼 아니에요. 빵에 발라 먹고 아침저녁 수저로 한 숟가락씩 떠서 먹는 꽃이에요. 가을에 피는 꽃입니다."

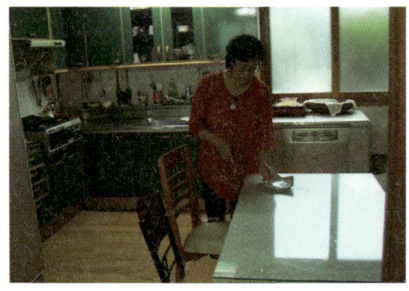 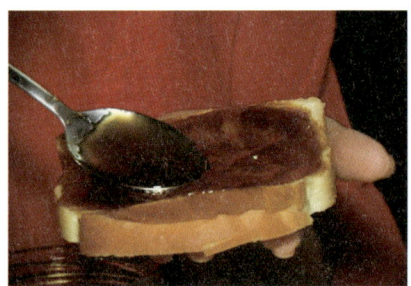

| 식사준비하는 주인공

수족냉증을 고치는 가을꽃이라는
얘긴데. 그런데 박재하 씨는 증명이
라도 하듯, 바구니에 바짝 말린 듯한
꽃을 한 가득 담아 들고 나왔다.

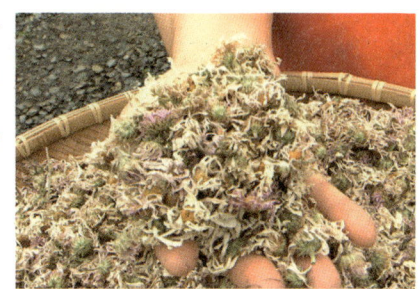

| 말린 구절초

"이게 9월 9일에 채취해 말려놓은 구절초 꽃이에요."

들국화의 일종으로 일반적인 국화에 비해 꽃잎이 작고 향이 강한 것이 특징인 구절초. 음력 9월 9일이면 아홉 개의 마디가 생기고, 이때 채취해야 가장 약효가 좋다고 해서 붙여진 이름으로, 〈동의보감〉에 의하면 구절초는 속을 따뜻하게 해서 기 순환을 돕는다고 한다.

"어릴 때 친정어머니가 언니랑 저랑 생리통 심할 때, 약이 없었을 때니까. 그때 구절초 넣어서 조청으로 만들어줘서 먹고 생리통을 멈추던 기억

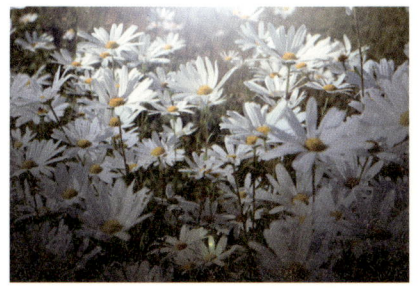
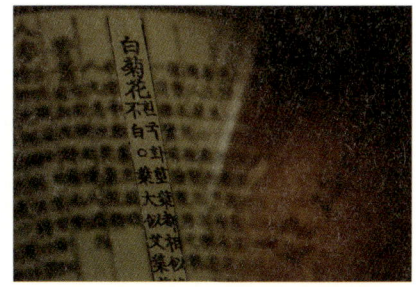

| 〈동의보감〉에 설명된 구절초의 효능

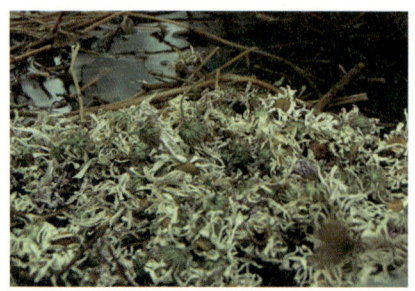
| ① 건초, 꽃을 솥에 넣고 끓인다

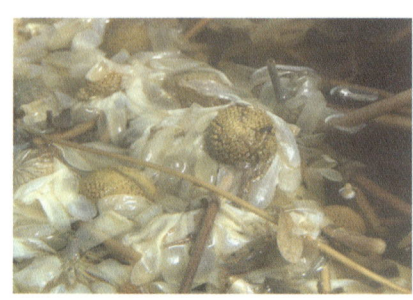
| ② 까만 구절초 물

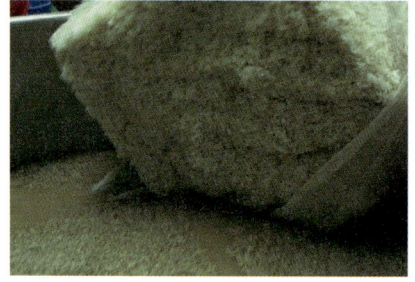
| ③ 엿기름에 고두밥 넣고

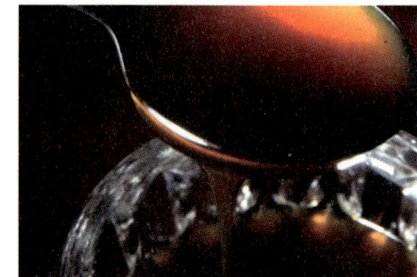
| ④ 완성된 구절초 조청

이 나서 먹게 됐어요."

어린 시절 어머니가 만들어 주셨던 맛의 기억을 더듬어 직접 구절초 조청을 만들고 있다는 박재하 씨. 우선 지난 가을 채취해 말려 뒀던 건초를 1시간 가량 푹 삶아준다.

"구절초랑 꽃하고 흐물흐물 해질 때까지 푹 삶으면 까만 구절초 물이 우러나요."

하룻밤을 꼬박 불려 만든 고두밥을 엿기름과 섞고, 여기에 구절초 삶은 물을 넣어 8시간을 푹 졸여주면 된다. 구절초 삶은 물과, 삭히는 기능을 하는 엿기름이 만나 드디어 완성된 구절초 조청. 구절초로 만든 조청은 옛날부터 민간에서 부인병 치료에 사용돼 왔다고 한다.

그렇다면, 박재하 씨는 구절초 조청을 먹고 어떤 변화를 체감한 것일까?

"먹고 나서 6개월 후부터 몸이 쏴하니 훈훈해지는 느낌이 나더라고요. 이게 구절초의 효능인가보다, 그래서 계속 먹은 거예요."

혈액 순환이 잘 이뤄지면 자연스럽게 수족냉증이 완화될 수 있다. 그렇다면 구절초가 정말, 그녀의 수족냉증 치유에 도움이 된 것일까?

구절초엔 일반 채소와 비슷하게 무기질과 비타민이 들어있고, 특히 칼슘이 풍부하다. 실제로 한 연구에서 구절초 추출물이 혈관질환에 도움을 줄 수 있다는 결과를 발표한 바 있다. 산화 스트레스로 손상을 시킨 혈관

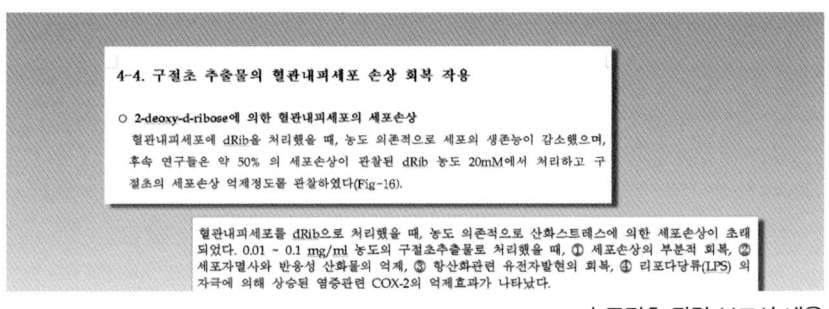

| 구절초 관련 보고서 내용

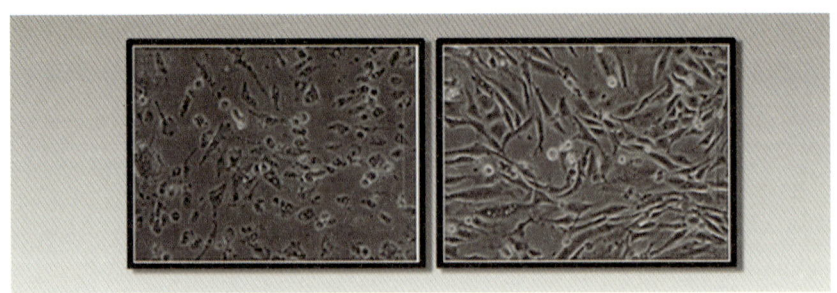
| 구절초 투여한 전(좌)과 후(우) 비교

에 구절초를 투여한 결과, 세포가 활성화되는 것을 확인할 수 있었다.

꽃으로 꽃처럼
건강해진 그녀

그렇다면 박재하 씨는 구절초 조청을 어떻게 활용하고 있을까? 그녀는 각종 음식에 구절초 조청을 넣어 조리하고 있었다.

"쓰지도 않고 달지도 않고 달달 해서 채소 무침이나 볶음에도 설탕을 안 넣고 엿으로 사용하고 있어요."

구절초는 쓴맛이 매우 강한데 조청이 그 쓴 맛을 줄여 감미료로도 적당하다는 것이다. 늘 손발이 차서 고생이 많았던 아내 곁에서 걱정이 많았던 남편도 이제는 한시름을 놓았다. 여유 있는 시간이면 부부가 즐겨 마신다는 구절초 꽃 차. 은은한 꽃 향기와 맛에 마음까지 평온해진다고 한다.

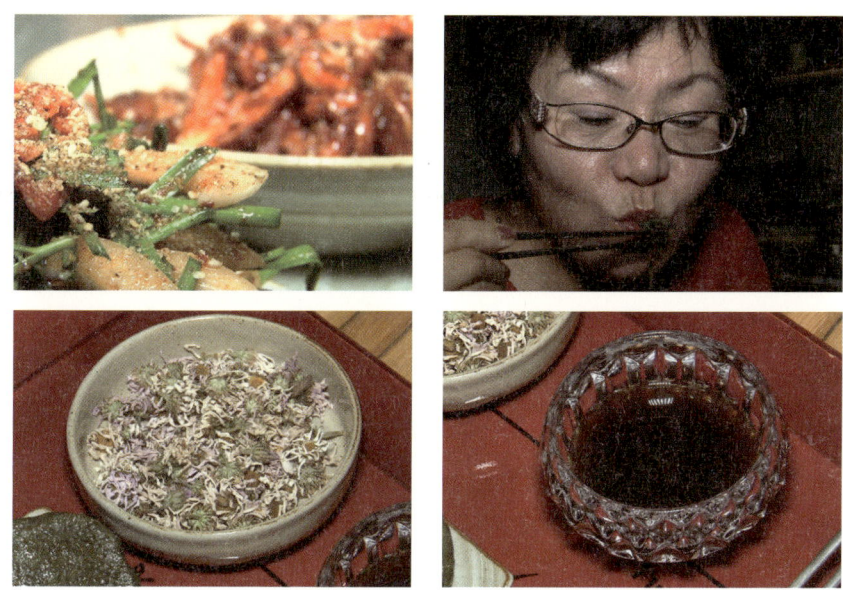

| 구절초를 다양하게 활용하는 주인공

"구절초는 생명 같은 꽃이에요. 향기도 너무 좋아요. 제 몸이 얼음장 같았는데, 손발이 뜨거워지고 마음도 뜨거워졌잖아요, 젊어진 것 같아요."

구절초로 지금의 건강을 되찾았다고 말하는 박재하 씨. 그렇다면 현재 그녀의 건강은 어떤 상태일까?

몸 전체적인 흐름과 혈액의 속도, 말초혈관이 느끼는 저항감의 정도 등을 측정해 보았다. 과연 그녀의 현재 혈액 순환은 어떤 상태일까?

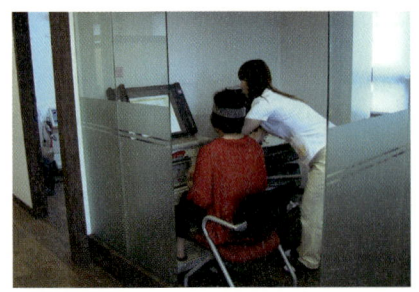
| 검사받는 주인공

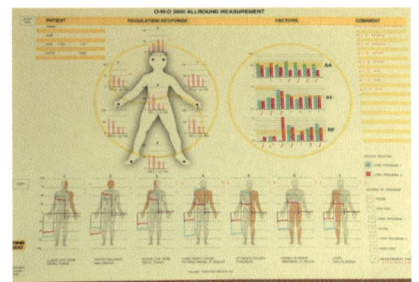
| 검사표

"이 분은 오래 전부터 수족이 냉하고, 혈액순환이 안 되던 사람이었는데, 검사 결과는 뇌, 수족, 심장, 간장, 위장, 신장에 이르기까지 에너지가 골고루 분포되어 있는 것으로 보여집니다."

심양수 한의사

이제 박재하 씨는 꽃으로 인해 꽃처럼 건강하고 아름다운 사람으로 살고 있다.

Chapter 05
불임

복분자

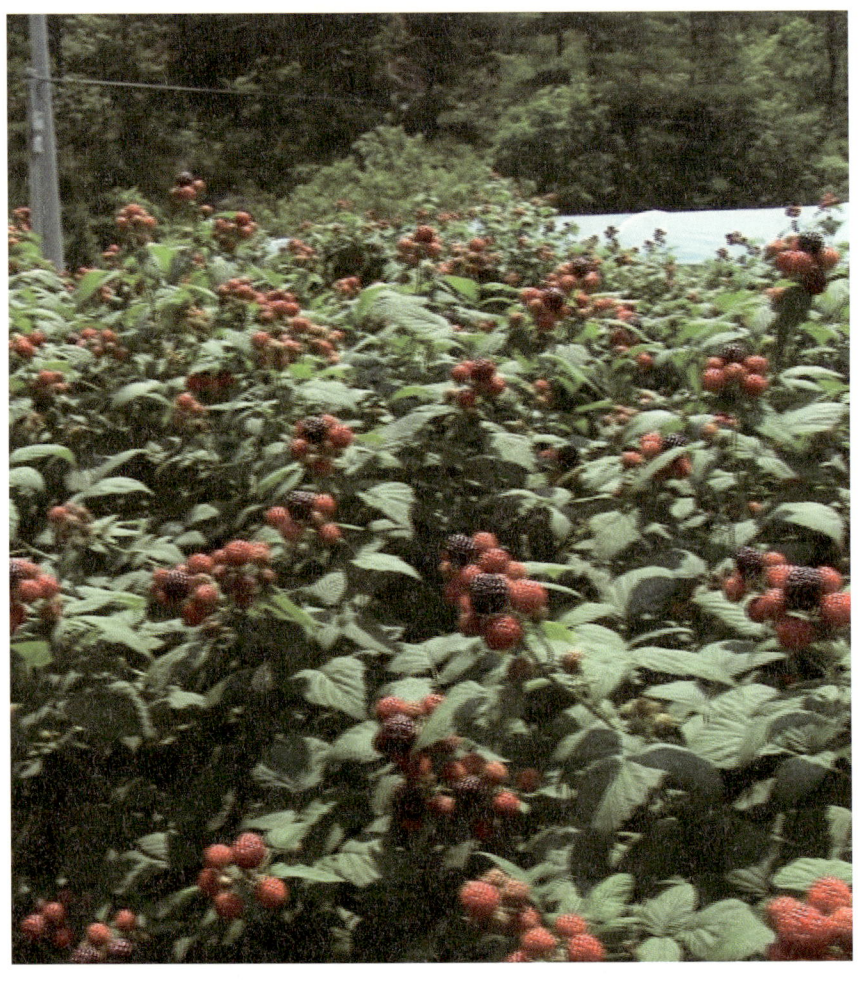

복분자로
새로운 생명을 얻다

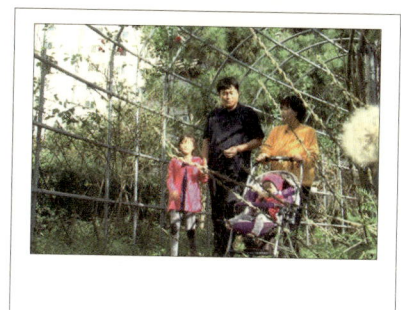

한약재로도 쓰이는 특별한 다섯 가지 열매. 구기자, 복분자, 오미자, 사장자, 토사자, 이를 오자라고 하는데, 오자 중 하나인 복분자로 행복한 가정을 꾸릴 수 있었다는 이경은 씨 가족. 지금의 행복을 갖기까지는 우여곡절이 많았다고 한다.

"애가 지금 13개월인데 제가 6년 만에 아기를 낳다 보니까 더 예쁘고 그래요. 첫 애는 결혼하자마자 바로 생겼고요. 첫 애가 바로 생겨서 그렇게 걱정을 안 했었는데 그 다음부터는 임신이 잘 안되더라고요. 애가 일 학년 들어가는데 내가 그때 되면 50되는 거 아닌가, 60되는 거 아닌가, 계속 그냥 그 생각이 드니까 그것도 조바심이 나고……. 나이라도 30대 중후반이면 크게 생각도 안 했겠죠."

쉽게 찾아왔던 첫째 아이와는 달리 6년 간 소식이 없던 둘째 아이. 그녀는 자신의 질병 때문이라고 여겼다고 한다.

"제가 갑상선 질환이 있으니까. 원래 갑상선 질환이 있으면 호르몬 작용이 저하되어 임신이 잘 안 된다고 하더라고요."

"조절이 되지 않는 갑상선 질환이 있게 되면 호르몬에 불균형이 생겨 임신이 어려울 수 있고, 습관성 유산이 생길 위험이 증가할 수 있습니다. 만약 임신이 유지되어도 조산이나 태아발육부진, 태아지능발달 장애를 초래할 위험이 생길 수 있습니다."

변정수 가정의학과 전문의

"그래서 선생님이 주사를 맞아 보자고 해서 맞았는데 저한테는 안 맞더라고요. 몸이 너무 쳐지고 안 움직이니까 몸도 자꾸 붓고 너무 힘들더라고요."

혹시 호르몬의 이상은 아닐까, 임신을 촉진하는 주사까지 맞았다는 이경은 씨. 그러나 임신 촉진제를 맞으며 오히려 온 몸에 기운이 빠지는 부작용을 겪어 중단할 수밖에 없었다.

"병원에 가서 배란일 잡아 주는 걸 했는데요. 그래도 안 되니까 한약을 먹으면 또 임신이 잘된다고 해서 한약도 한번 먹어보고 그랬어요. 그래서 정말로 시험관 아기까지 가야 되지 않냐, 더 가다가는 차라리 그냥 입양을 할까 하는 생각까지도 갔었어요."

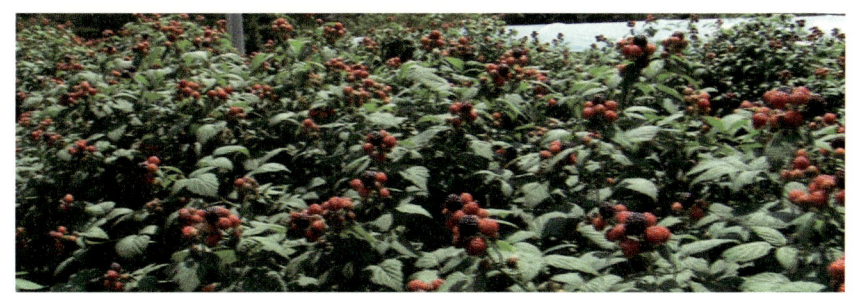

| 복분자 밭

그러던 어느 날 기적 같이 찾아왔다는 둘째 아이. 임신 테스터기를 아직까지 보관하고 있을 정도로 큰 기쁨이었다. 이경은 씨 부부는 복분자 덕분에 6년 만에 둘째 아이를 품에 안을 수 있었다고 한다.

"이게 지금은 겨울철이라 제철이 아니라서 지금은 냉장보관하고 아니면 냉동 보관을 하거든요. 이게 저의 둘째를 있게끔 만들어준 복분자입니다."

흔히 이것을 먹으면 소변줄기가 강해져 요강이 뒤집어진다 하여 붙여졌다는 이름 복분자. 특히 남성의 강장제로 알려져 있다. 이경은 씨 부부는 복분자 발효액을 하루 두 번 이상 빠지지 않고 마신지 6개월 만에 둘째를 임신했다고 한다. 그 효능을 체험한 후 꾸준히 마신지 현재 2년 째 접어들고 있다.

"여섯 시가 되면 보는 프로가 있거든요. 그거 보니까 거기서 복분자의 효능에 대해서 얘기를 많이 하더라고요. 그래서 '저거 괜찮네, 저거 한번 먹어 볼까 이 생각을 했어요. 그런데 저거 먹고 임신할 것 같으면 세상천지에서 사람들 다 임신 하지 이런 생각이 있었지만, 그래도 뭐 안 먹는 것보다 나으니까 인터넷 들어가서 주문을 해서 먹어 봤죠. 그런데 6년 동안 노력을 해도 안 생기던 아기가 6개월 동안 노력 끝에 생긴 게 놀랍고, 우리 집에 고마운 열매라고 생각해요."

임신에 좋다는 건 다 해보았지만 깜깜 무소식이었던 아이. 그토록 기다렸던 아이였기에 기쁨은 이루 말할 수 없었다. 그런데 복분자를 먹고 난 후 아이가 생긴 것은 물론 몸에도 변화가 생겼다.

"아침에 일어나거나 뭐 생활하는 거나 이런 거는 좀 덜 피곤한 편이고, 제가 좀 많이 붓는 편이라서 화장실에 자주 다니는데 그것도 그렇고 괜찮더라고요."

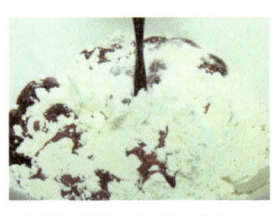
| 복분자즙을 밀가루에 붓고

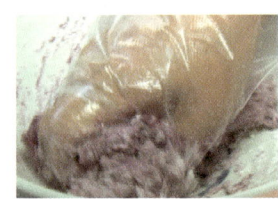
| 복분자 넣고 반죽하는

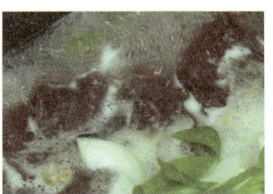
| 보글 보글 끓는 수제비

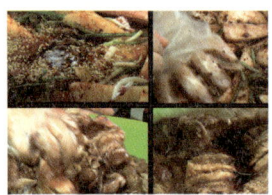
| 복분자 요리

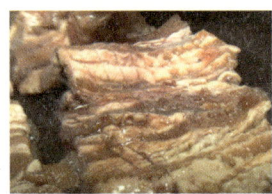
| 복분자 갈비

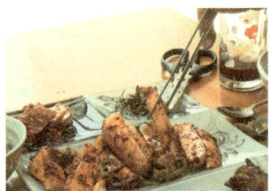
| 복분자 김치

복분자 발효액을 먹게 된 이후부터 피곤함을 덜 느끼게 됐다는 부부. 이후 복분자는 가족의 빠질 수 없는 식재료가 되었고, 두 아이도 함께 즐기게 되었다.

음식에 색깔을 낼 때 활용하는 것은 물론, 늘 밥상 위에 오르는 김치에도, 그리고 설탕을 넣는 음식에는 모두 이 복분자 발효액을 활용한다.

"김치 담글 때, 고기 요리할 때도 원액 발효액 그런 걸 쓰게 되면 고기도 더 부드럽고, 잡 냄새도 잡아주고 하니까 깔끔한 맛이 나서 괜찮아요. 많이 먹을 때는 여름 같은 경우에 물 대신, 음료수 대신 마시거든요. 그럴 때는 하루에 한 통 정도 먹어요."

요리 강사였던 경은 씨는 가족의 건강을 위해 복분자 발효액으로 만들 수 있는 다양한 레시피까지 개발해 왔다. 복분자에는 칼슘이 풍부해 우유를 잘 먹지 않는 아이들의 성장 발육에도 도움이 된다고 한다.

부부는 지금의 행복한 가정을 선물한 일등공신이 복분자라고 믿고 있었다.

그렇다면 복분자가 정말 임신에 도움이 되는 것일까?

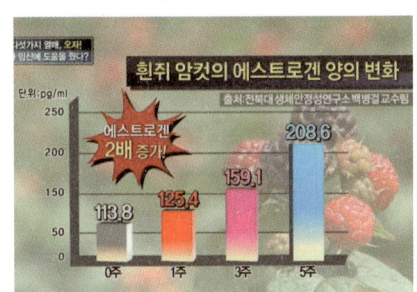

| 흰쥐의 복분자 투여 결과

한 대학의 연구에서 흰쥐에 복분자를 5주간 먹였더니 임신에 영향을 미치는 에스트로겐 양이 2배 증가한 사실이 밝혀졌다.

"복분자는 남자의 신기가 부족해지거나 신정이 고갈된 것을 치료한다고 되어 있는데요. 여자의 경우에도 임신이 되지 않는 걸 치료한다고 되어 있습니다. 복분자와 관련된 논문을 찾아보면 여성호르몬인 에스트로겐 양을 증가시킨다고 되어 있어서, 결과적으로 남자나 여자 모두 난임에 도움이 되는 걸로 생각합니다."

한동하 한의사

그렇다면 복분자를 먹을 때 주의할 점은 없는 것일까?

"복분자는 주로 몸에 열이 많으면서 깊은 잠을 못 자거나 소변이 적은 사람에게 좋습니다. 하지만 평소에 맥이 약하거나 손발이 차거나 대변을 묽게 보시는 분들께서 복분자를 많이 드시면 기운이 많이 가라앉고 체력이 약해질 수 있기 때문에 많이 드시지 않는 것이 좋겠습니다."

김달래 한의사

Chapter 06
유방암

전복

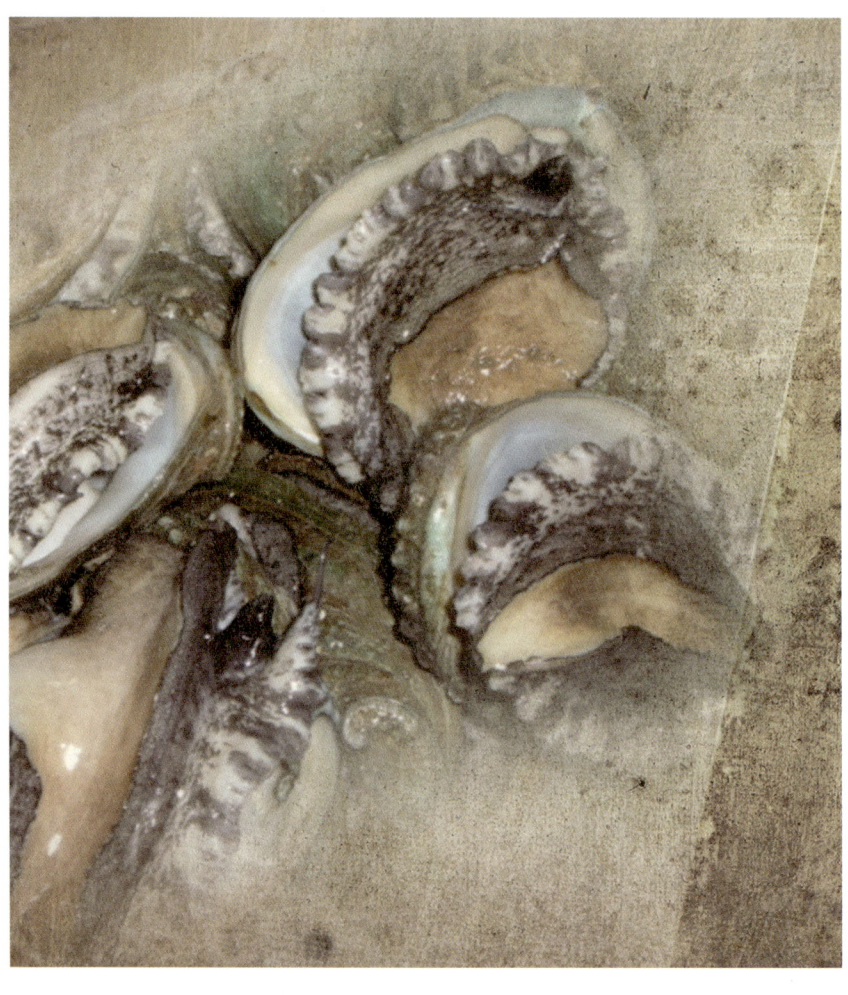

자연이 준 선물로 건강을 되찾다

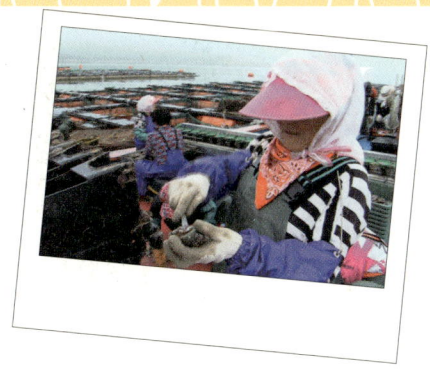

다도해 해상국립공원 중심에 자리한 완도. 완도에는 유독 많은 섬들이 존재하는데, 그 중에서도 완도 본섬에서 배를 타고 가야만 닿는 곳에 노화도가 있다. 주민 대부분이 바다를 삶의 터전 삼아 살아가는 섬마을 노화도. 바다가 잔잔하고 깨끗해서 양식업을 하기에 최적의 장소로 손꼽혀 온 곳이다.

그런데 이곳 노화도가 내주는 특별한 재료로 병을 고쳤다는 주인공이 있다.

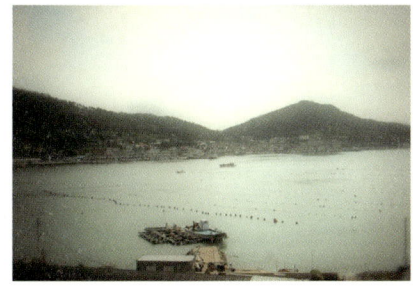

| 노화도

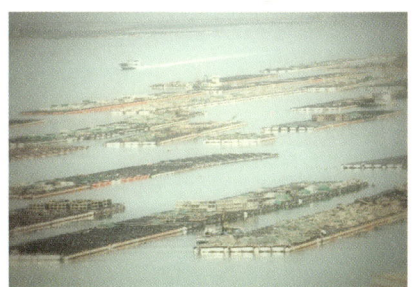

| 양식장들

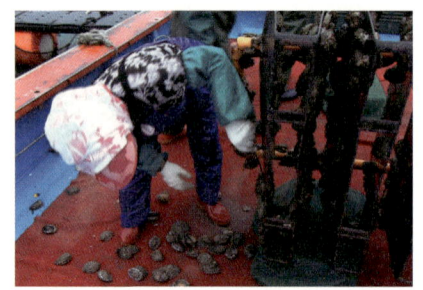
| 가사리 뜯는 김임순 씨

바닷가만 나오면 해초류를 뜯느라 시간가는 줄도 모른다는 쉰여덟의 김임순 씨다.

"내 몸을 완전히 낫게 만들어주고 지켜주는 바다 약초에요. 우리가 몰라서 그렇지 바다 바위에 있는 거는 거의 다 약초에요."

노화도 앞바다의 모든 자연이 자신의 약방이라 말하는 그녀. 김임순 씨는 이 해초류 때문에 귀향까지 했다.

"아프니까는 여기 내려와서 살아야 되겠다는 생각이 들어서 고향으로 내려온 거예요. 저는 유방암으로 큰 수술을 했어요. 제가 수술하고 나서 여길 절제했기 때문에 한쪽에 가슴이 없어요."

오래 전 일이지만 당시의 충격은 이루 말할 수 없었다.

평탄한 삶을 살던 그녀가 인생의 기로에 서게 된 건 16년 전이었다. 어느 날부터 청소를 할 때마다 왼쪽 가슴에 통증이 느껴졌다. 병원을 찾았을 때는 유방암이 꽤 진행된 상태로 한쪽 가슴을 잘라내야만 했다고 한다.

"수술하고 밥도 잘 못 먹고, 항암제 맞으니까 엄청 아프고, 살고 싶은 생각도 없고, 또 뭐 먹으면 다 토하고 힘들었어요. 그까짓 10년, 5년 뭐하러 살아요. 그냥 죽어버리는 게 낫다고 생각했어요."

여자로서의 인생이 끝났다는 상실감에 자살까지 생각했다는 그녀. 그렇게 마지막이다 생각하고 고향, 노화도를 찾았다. 고향으로 돌아온 그녀가 그때부터 먹기 시작한 것이 바다가 내어주는 다양한 해산물! 그 중에서도 그녀의 목숨을 살려준 가장 중요한 것이 바로 바다의 보양식, 전복이었다.

"이 물이야말로 바다의 맛. 전라도 섬 바다의 맛이 쫙 나는 거예요."

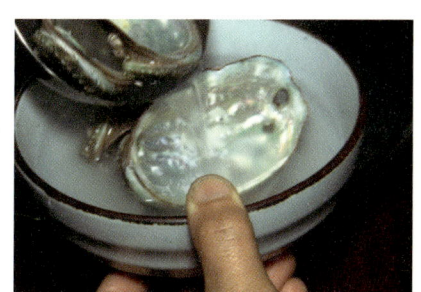

| 껍데기에 있는 물

그저 보기엔 하얀 쌀 뜬 물 같기만 한데 그것은 그녀의 약인 전복으로 만든 물이었다. 김임순 씨는 이 물을 하루에도 몇 번씩 수시로 마시며 건강을 회복했다.

노화도의 자랑, 전복

김임순 씨의 보약인 전복은 대부분 양식장에서 길러진다.

"양식장이지만 자연적으로 크면서 미역, 다시마만 먹고 사는 것이니까 진짜 좋은 거죠."

청정 해역에서 자란 해조류들만 먹고 자라는 노화도 전복. 조개류 중에서도 가장 귀하다고 해 '패류의 황제'라고도 불린다. 전국 생산량의 약 70%가 완도에서 길러지고 있는데 그 중에서도 노화도의 전복은 최고의 상품으로 손꼽힌다.

"씻어서 먹어도 좋지만 바로 이렇게 일 하다가 먹어도 아무 문제가 없어요. 진짜 무공해라서 이렇게 막 먹어요."

하지만 진짜 전복의 맛은 따로 있다고 한다.

"이것이 전복 내장입니다. 진짜 정력에도 좋고 피부에도 좋고, 몸에도

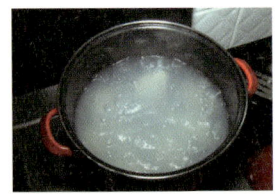
| 전복 달인 물

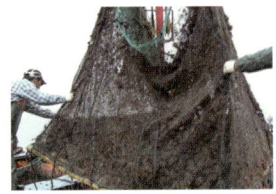
| 전복을 끌어 올리고

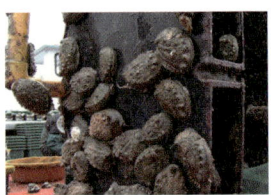
| 전복을 떼어 내는 모습

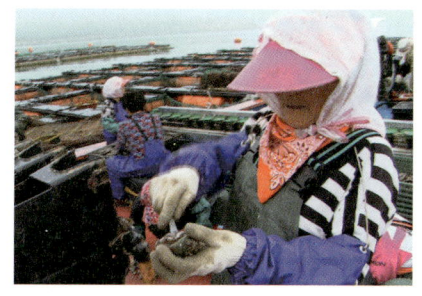
| 전복 까고

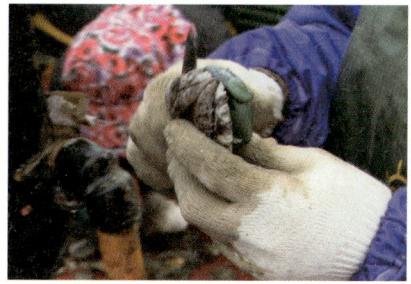
| 내장과 분리한다

좋고, 아주 좋은 음식이 전복이야. 내가 한번 먹어볼까요? 아이고, 맛있다!"

전복은 〈동의보감〉에서도 전복 껍데기인 '석결명'의 고기(肉)라는 뜻으로 '석결명 육'이라 칭하며 효험을 인정해왔다.

> "전복에는 지방이 적은 데 비해서 단백질이 풍부합니다. 때문에 암 환자에 있어서 원기회복에 도움이 되고, 특히 타우린 성분이 많이 있어 세포 독성을 막아주는 효과와 암 치료에 도움이 됩니다."
>
> **백태선 고려대학교 통합의학과 교수**

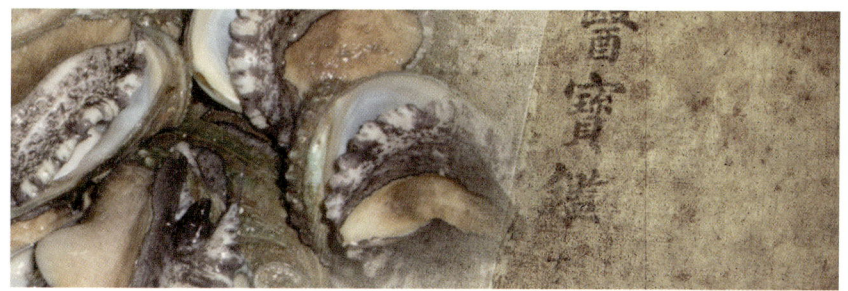
| 〈동의보감〉에 기록된 전복

김임순 씨는 남편이 사랑으로 잡아온 싱싱한 전복을 하루도 빼놓지 않고 꾸준히 복용해오고 있었다.

"우리 남편이 바다만 가면, 내가 이걸 워낙 좋아하니까 이 중요한 걸 항상 가져다가 저 김치냉장고에 넣어놔요."

전복을 주식처럼 먹다 보니 어느새 손질도 수준급이다.

"이건 이렇게 따면 내장이 나와요."

살과 내장을 분리한 후, 살에 붙어있는 이빨을 반드시 제거해 줘야 한다고 한다.

"전복은 입이 있어요. 먹이를 먹는 입이. 이게 입이에요."

그런데 손질하고 남은 껍데기를 차곡차곡 모아놓는다.

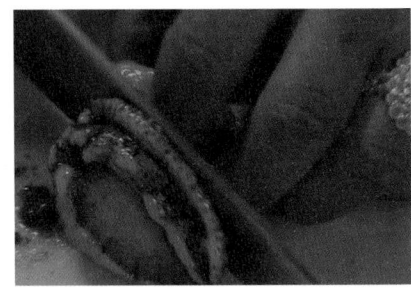

"이거 버리면 큰일나요. 이게 그냥 내 약인데 어떻게 이걸 버려요."

| 내장과 살 분리하기

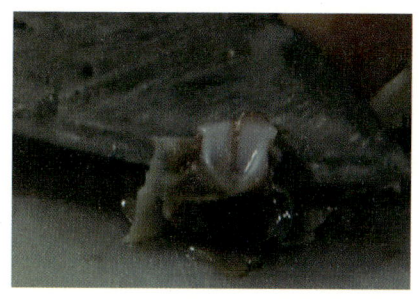
| 전복 입은 반드시 제거한다

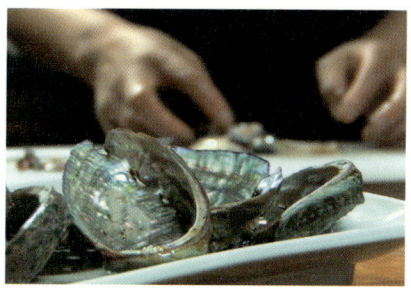
| 모아둔 전복 껍데기

전복 껍데기로 마음까지 치유하다!

대부분 손질 후 버려지는 전복껍데기를 그녀는 물과 함께 끓여낸다. 마치 하얀 쌀뜨물처럼 뽀얗게 우러난 전복 껍데기 물. 그녀가 마신 물의 정체가 바로 전복 껍데기 물이었던 것이다.

"전복의 껍질을 한방에서는 석결명이라 부르는데 주로 탄산칼슘이나 마그네슘, 철, 그 다음에 염화물, 요오드 같은 성분을 많이 갖고 있습니다. 그러니까 두통이나 어지러움 증, 그리고 고혈압을 낮추는 데도 도움이 되는 것이 석결명입니다."

이광연 한의사

껍데기에 영양분이 많다는 이야기를 듣고, 김임순 씨는 차로 끓여 매일 물처럼 마셔왔던 것이다.

"본인이 알잖아요. 본인이 건강하다고 느끼고 그러니까 제가 어디 가면 누가 거짓말이라고 그래요. 안 아픈 사람이라고 그래요. 제가 그 말 하면은 에이, 거짓말 하지 말라고요. 진짜 안 아픈 사람보다 내가 건강하게 보인데요. 그래서 전복이 진짜로 제일 특효약이에요."

전복 덕분에 건강을 되찾았다는 그녀는 먹는 방법도 다양했다. 전복 껍데기 물과 함께 그녀의 기력회복을 도운 일등공신. 전복 오리탕은 전복을 손질하지 않고 통째로 넣고 약 3시간 정도를 고아내 만든다. 내장이 항암작용을 돕는다고 하여, 살은 물론 내장과 껍데기까지 함께 먹었다고 한다. 또 껍질을 끓인 후 남은 전복 살은, 바다에서 갓 따온 다양한 해초류와 함께 먹는다. 이것이야말로 노화도의 별미이자 그녀의 건강을 되찾아준 특식이라고 했다.

고향 노화도에 들어온 뒤론 흔한 잔병치레 한번 한 적이 없다는 그녀. 그녀가 건강을 되찾은 것을 누구보다 기뻐한 이는 바로 남편 중배 씨.

"여기 와서는 보시다시피 안 아플 때 보다 더 건강해요. 우리가 도시 살 때 보다. 다른 건 없어도 쌀은 떨어져도 전복은 안 떨어지죠."

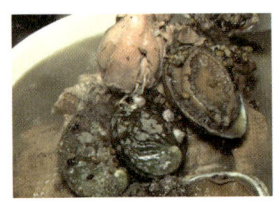
| 전복 오리 탕

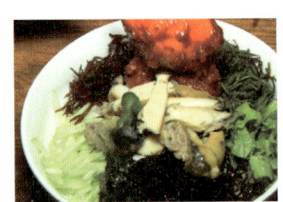
| 전복을 이용한 요리들

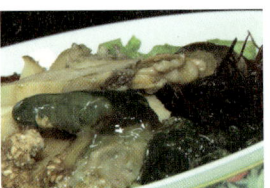

노화도가 그녀에게 내준 자연의 재료들이 그녀에겐 더없이 좋은 치유제가 되고 있었던 것이다. 그래서일까? 지난 2011년, 김임순 씨는 수술 이후 별다른 이상이 없다는 진단 결과를 받았다.

"저는 만일 진짜로 전복과 해조류가 없었으면 아마 하늘나라로 갔을 거예요. 그래서 저는 이 섬에서 태어난 것을 진짜로 저희 부모님께 감사드려요."

그렇다면 그녀의 주장대로 전복이 유방암을 이겨내는 데 도움이 된 걸까?

"전복의 내장 같은 경우는 전복이 먹고 사는 게 다시마와 미역이거든요. 일단 미역이나 다시마 같은 해조류에는 피를 맑게 해주고 그 다음에 일정 부분의 항암 효과가 있기 때문에 전복의 내장을 먹게 되면 다시마나 미역을 먹은 효과를 낼 수 있다고 할 수 있습니다. 때문에 이분 같은 경우에는 그런 부분들로 인해서 암을 이겨내는 데 도움이 됐을 겁니다."

이광연 한의사

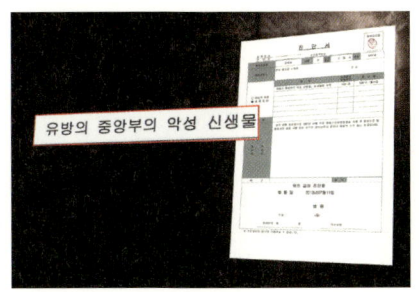 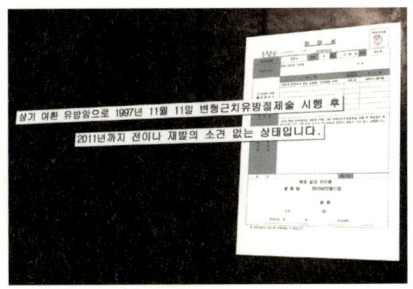

| 진단서

비타민 나무

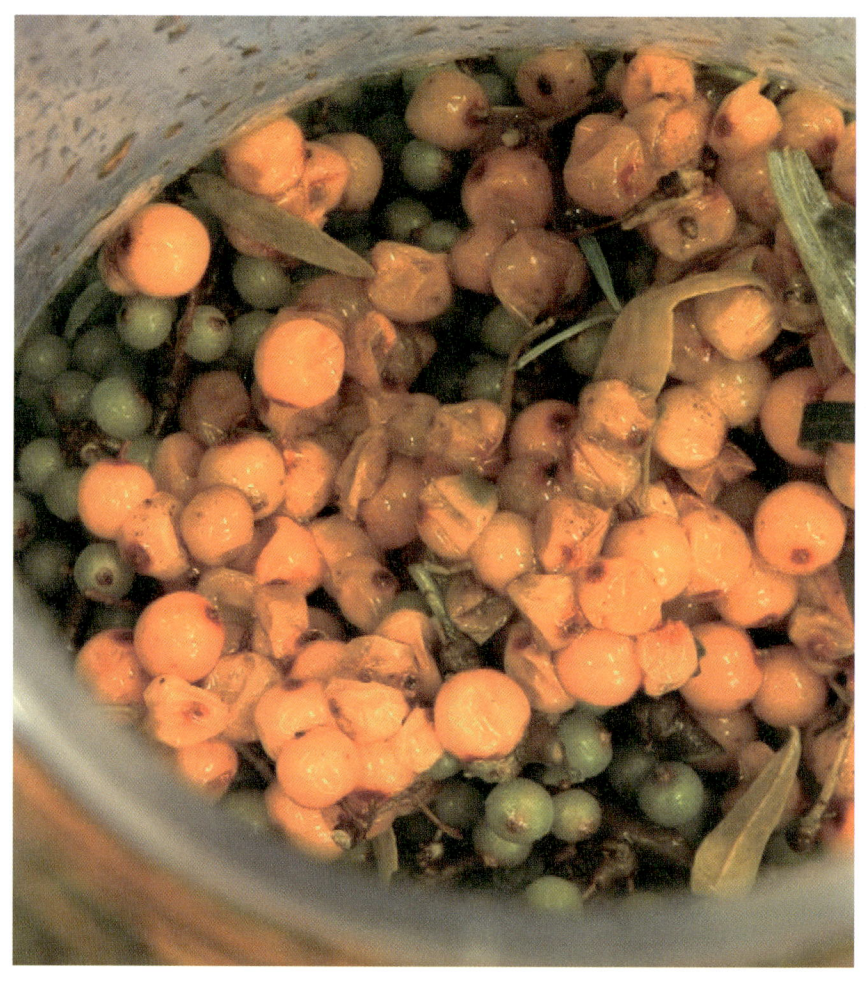

비타민 나무

비타민 나무로
죽음의 고통을 견뎌내다

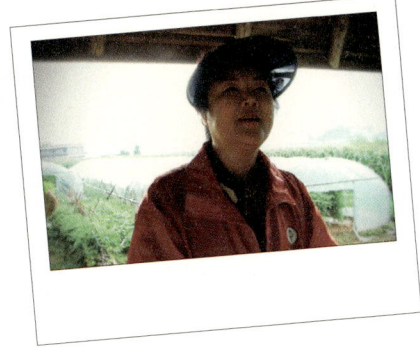

1억 3천년 전 지구상에 정착한 일류 최초의 과일이 최근 강원도에 나타났다! 그 특별한 귀화과일을 보기 위해 찾아간 한 시골 마을. 이곳은 비가 오는 와중에도 수확이 한창이었다.

"발효액 담그려고 따고 있어요. 이게 비타민 나무에요. 비타민 나무!"

이름부터 생소한 비타민 나무. 언뜻 보기에도 나무의 잎과 열매의 생김새가 그간 주변에서 흔히 보아왔던 과일은 아니다.

비타민 열매는 유럽 일부 지역과 티베트, 몽골, 그리고 중국의 극한 지역에서 자생하는 나무로 9월이면 붉은 열매가 열린다. 유럽과 일부 지역에서는 시벅썬이라고 불리며 국내

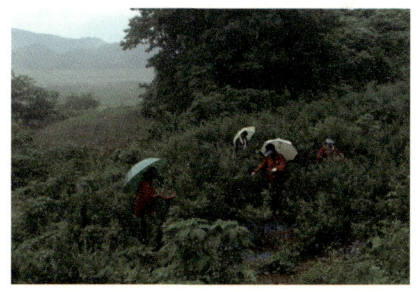

| 농장

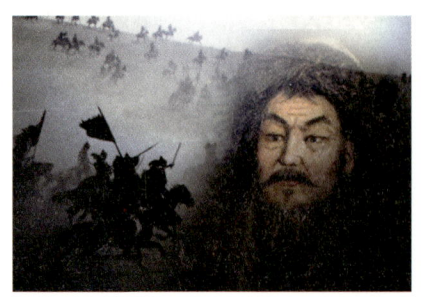
| 칭기즈 칸

에서는 산자 나무로 알려져 있다. 이 나무가 얼마나 귀한지, 중국에서는 국보로까지 취급되고 있다.

비타민 열매는 칭기즈 칸이 자양강장제로 먹었다고 전해지고 티베트 승려들은 오래 전부터 약용으로 사용했다.

"비타민 나무 열매에는 비타민C와 플라보노이드, 오메가3, 6, 7, 9 지방산이 들어 있고 필수 아미노산 등 다양한 영양성분이 들어 있습니다."

정인재 가천대학교 한의과대학 교수

특히 비타민C가 다른 과일에 비해 월등히 많은데, 사과에 비해 적게는 50배, 많게는 200배까지 많다고 한다.

그런데 이 나무가 어떻게 강원도에서 비타민 나무라는 이름으로 자라고 있을까?

"이 나무가 비타민 나무라고 된 것은, 70년대 초에 북한의 김일성이 인민들에게 비타민 보급을 위해서 비타민 나무 농장을 보급했대요. 그래서

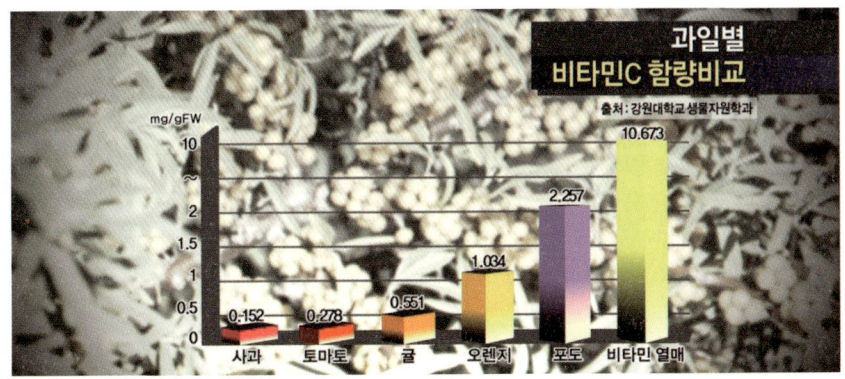

| 비타민 함량비교 그래프

인민들에게 비타민을 공급해주는 나무라고 해서 비타민 나무라는 이름이 붙여졌다고 합니다."

국내에서는 2006년부터 강원도 지역을 중심으로 조금씩 재배되기 시작했다. 열매는 주로 잘 익은 것을 즙을 내어 주스로 먹는다. 그 맛은 비타민C가 많아서인지 신 편이다.

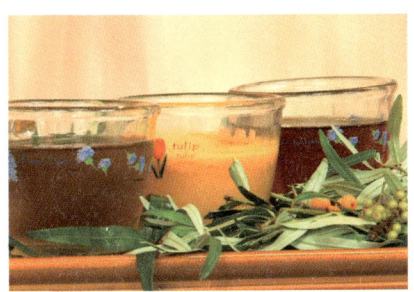

| 비타민 음료

비타민 나무로 견뎌낸 고통

그런데 이 비타민 나무로 건강을 찾았다는 사례자가 있었다. 고민경 씨!

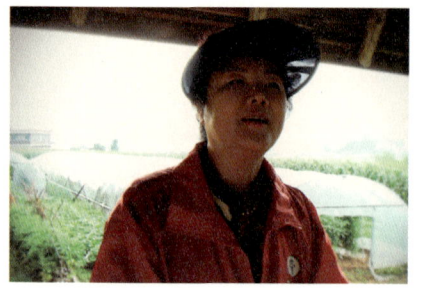

| 고민경 씨

"제가 2006년도에 유방암에 걸려서 2년 동안 항암제 후유증으로 간경화까지 왔어요."

그녀는 2006년 유방암 2기 판정을 받고 죽음의 기로에 섰다.

"항암제를 맞잖아요. 그때부터 제가 몸이 망가지기 시작하는 겁니다. 샴푸를 하면서 머리카락이 엉켜서 온 머리카락이 한꺼번에 빠지더라고요. 변기를 붙잡고 30분이고 가서 토하는 겁니다. 결국은 내가 살아서 뭐하겠나, 차라리 이렇게 살 바에는 죽는 게 낫겠다는 생각까지 들더라고요."

여성 사업가로 누구보다 당당했기에 암도 거뜬히 이겨내리라 믿었다는 고민경 씨! 그러나 암은 생각보다 무섭게 그녀를 괴롭혔다.

"1년 6개월 정도 지난 후에는 얼굴빛이 황달이 오면서 얼굴에 검푸른 빛이 돌기 시작하더라고요. 의사가 하는 이야기가 지금 간경화가 진행이 됐는데, 이 다음 단계는 간암입니다. 그러더라고요. '그런데 진행 속도가 너무 빨라 이 상태에서는 앞으로 6개월, 3개월을 버티기 힘들 겁니다. 그러면 손을 쓸 수 없습니다. 마음의 정리를 하셔야 합니다.' 이렇게 이야기를 하는 겁니다."

결국 시한부 판정까지 받고 모든 걸 포기한 채 철원으로 내려온 그녀는 우연히 이곳에서 비타민 열매를 접하게 됐다고 한다.

"몸에 좋다는 것은 다 먹어봤어요. 그런데 이상하게 남들이 좋다는 것을 다 먹어봐도 저는 효과를 못 보는 거예요. 그런데 철원에 토지를 연결해 준 할아버지께서 계셨어요. 정말 그 분이 저한테 구세주였어요. 그분이 하시는 말씀이 다른 걸 다 먹어봤겠지만 효과를 못 본 사람이라면 내가 추천하는 이걸 먹어 볼 수 있겠냐 하시더라고요."

죽음 앞에서 지푸라기라도 잡는 심정으로 먹기 시작했다는 비타민 열매. 생과는 부패가 빨라 반드시 냉동 보관하며 주로 주스로 많이 마셨다고 한다. 생과일 주스로 만들어 먹을 때는 그 신맛 때문에 물이나 음료로 희석해서 먹는 게 좋다고 한다. 특히 이온음료는 산성을 중화해 위에 부담을 줄일 수 있다고 한다.

"이온음료에 희석해서 먹어요. 신맛이 너무 강해서 이온 음료를 넣으면 훨씬 부드러워져요."

그녀는 매일 아침, 점심, 저녁 식전에 비타민 열매 주스를 마셨다고 하는데 그녀의 몸에 어떤 변화가 있었을까?

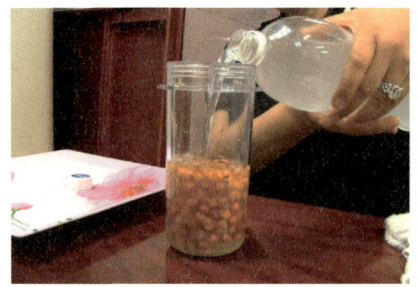
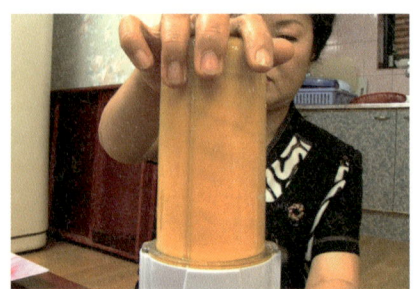

| 이온 음료 넣고　　　　　　　믹서기에 간다

"일주일 정도 지나서 사람들이 그러더라고요. 너 얼굴에 뭐 발랐니? 혈색이 갑자기 좋아졌다. 간경화가 왔기 때문에 얼굴이 검푸른 빛이 나왔어요. 그런데 푸른빛이 없어지고 그 다음에 검은 빛이 없어지고 그 다음에 혈색이 나오는 거예요. 피부색이!"

몸에 변화가 느껴지자 그녀는 비타민 열매를 보다 많이 섭취할 수 있는 방법을 찾았다.

"발효액으로 담그는 거예요. 설탕하고 비타민 열매하고. 설탕은 정확하게 눈금으로 재는 것보다는 이 내용물이 충분이 잠기기 전에 설탕을 덮어주면 되는 거예요."

덜 익은 열매와 익은 열매 모두 발효액으로 담그며 열매뿐 만이 아니라 잎도 함께 사용한다. 잎에 혈액 순환을 돕는 폴리페놀이 많기 때문이라고 한다. 설탕과 함께 1대 1로 켜켜이 쌓은 후 마지막으로 소주를 넣는다.

"술을 넣는 이유는 10% 정도 넣는데, 잎이 들떠 있기 때문에 공기 함량이 많아져요. 나쁜 미생물 증식을 억제하기 위해서 알콜을 넣어주는 거예요."

이렇게 그늘에 3개월 정도 숙성하면 발효액이 완성된다. 비타민 열매 발효액은 새콤하면서도 달콤한 맛이 더해져 원액 자체로 즐겨도 크게 부담이 없다.

정말 비타민 열매가 효과가 있었던 것인지, 그녀의 건강은 빠르게 회복되었다.

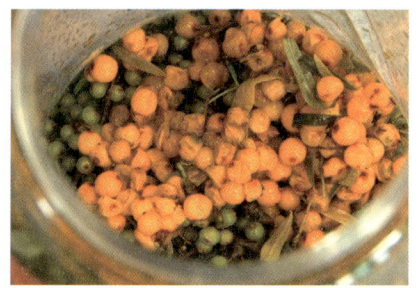
| 열매 넣고

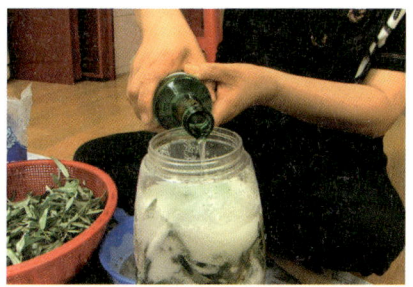
| 소주 넣고

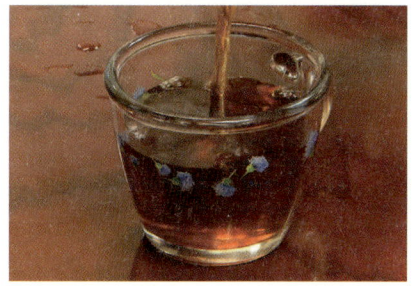
| 발효액 완성

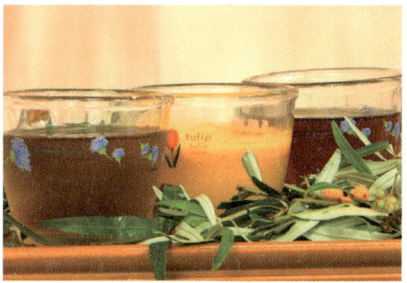
| 3종 비타민 음료

"2주일 정도 지나니까 소변 색이 맑아지고 3~4일 정도부터 몸이 가벼워지면서 생기를 얻는다고 할까요? 지금은 9~10시간 일해도 피로감을 모르고, 지칠 줄 모르고, 제가 에너지를 발산하는 겁니다."

정말 그녀의 믿음대로 비타민 열매는 약이 되는 과일일까?

실제로 해외에서는 항암효과를 비롯해 간질환, 피부염 등 다양한 질환에 대한 연구와 임상실험이 활발히 이뤄지고 있다. 최근 국내에서도 연구가 진행되어 열매는 물론 잎과 뿌리에서도 약효가 밝혀졌다.

그 효과를 누구보다 톡톡히 경험했다는 고민경 씨. 이제 비타민 열매는 그녀의 밥상에서 절대 빼놓을 수 없는 필수식품이 됐다.

"발효액을 첨가해서 먹게 되면 고기가 육질이 부드럽고 맛도 좋고 영양도 풍부해요."

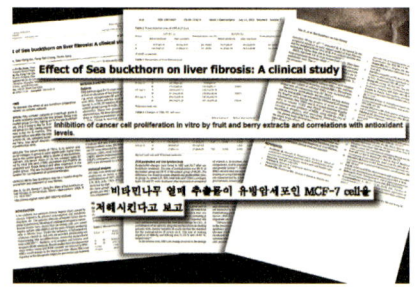
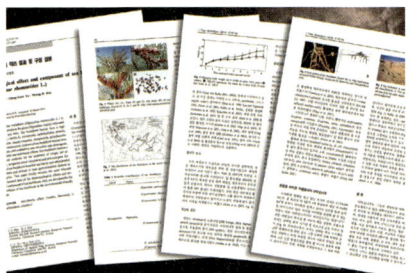

| 비타민 열매에 관한 논문

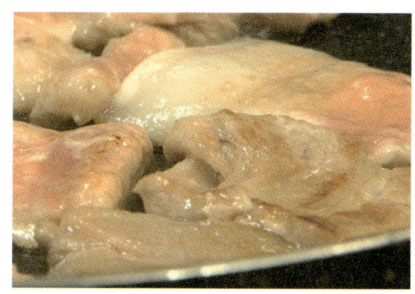 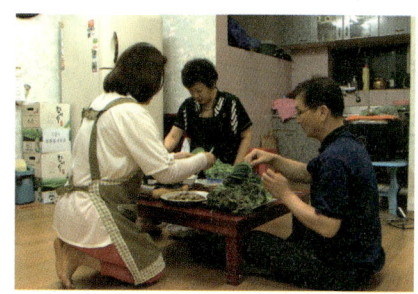

| 발효액을 넣은 고기 | 비타민 열매로 차린 밥상

모든 식생활을 비타민 열매 중심으로 바꾼 결과, 그녀는 3개월 시한부 판정을 받았다고는 믿기 어려울 만큼 건강한 모습으로 가족과 함께 행복한 삶을 누리고 있다.

"같이 운동하러 가면 정말 열심히 하면서 예전보다 체력이 많이 좋아졌어요. 처음에 아주 상태가 안 좋았을 때 좋아진 계기가 비타민 열매 주스를 먹으면서 좋아졌기 때문에 저는 그 덕분이 아닌가 믿고 있습니다."

그 남편의 믿음대로, 과연 그녀는 비타민 열매로 암과의 전쟁에서 승리했을까? 정말 놀랍게도 유방암 선고 후 7년 동안 재발 소견 없이 건강한 상태고, 간경화 역시 완치 됐다는 진단을 받았다.

비타민 열매는 그녀가 암과 간경화를 극복하는 데 어떤 도움이 된 것일까?

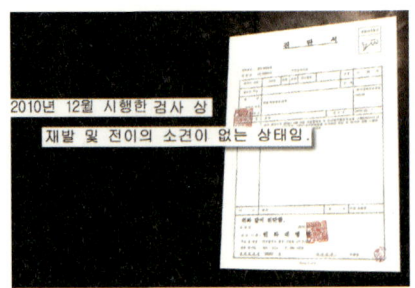 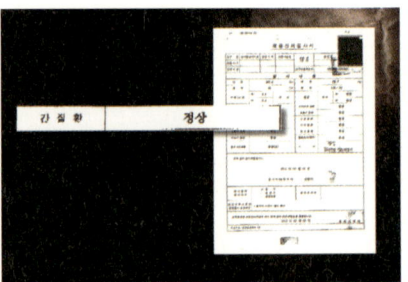

| 유방암 완치된 소견서 | 간질환 정상 판정 소견서

"비타민 나무 열매에 들어 있는 비타민C와 플라보노이드는 활성산소 억제를 하는 항산화 작용이 탁월합니다. 그러다 보니 암세포 전이나 악화를 어느 정도 억제하는 것으로 보이고요. 중국에서는 최근 간경화 환자를 대상으로 임상연구를 했는데 간세포가 정상화 됐고 담즙의 분비가 정상화된 것으로 연구결과가 나왔어요. 그걸로 봐서 간경화에 어느 정도 도움이 됐다고 볼 수 있습니다."

정인재 가천대학교 한의과대학 교수

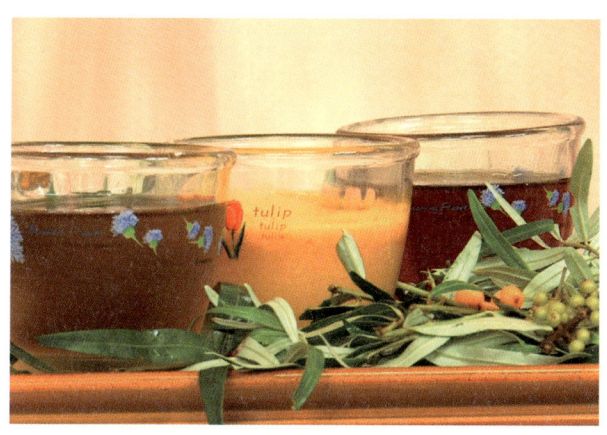

비트

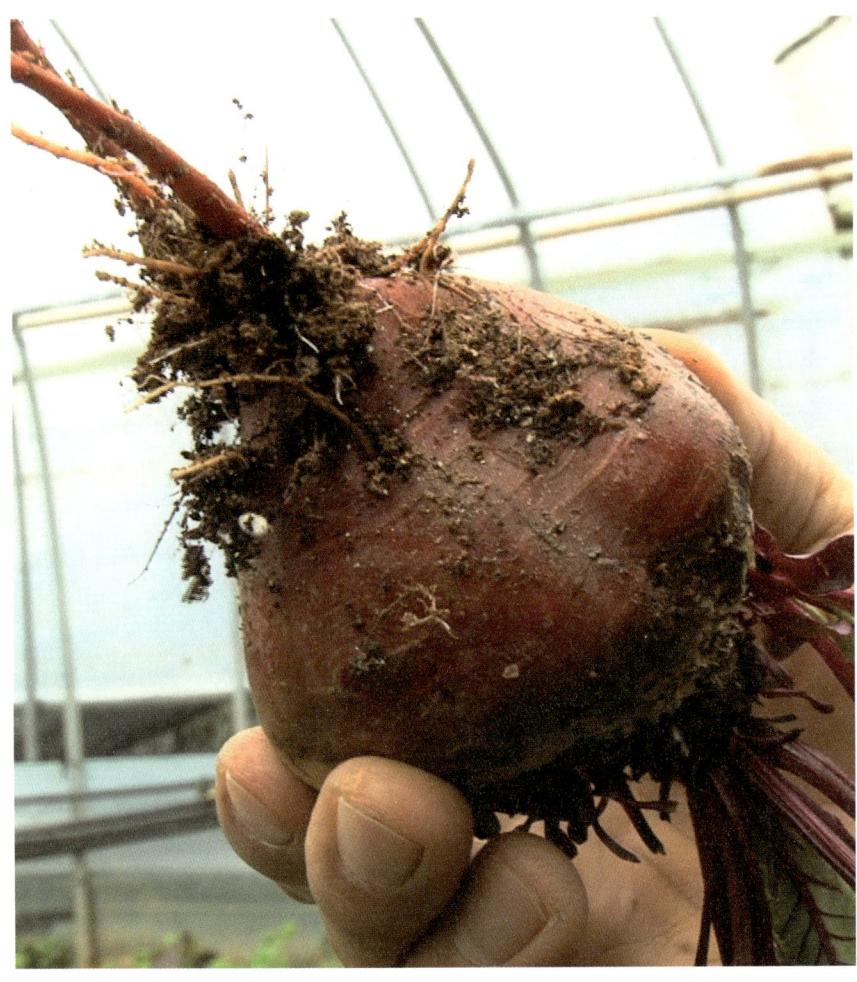

비트로 사는 제2의 삶

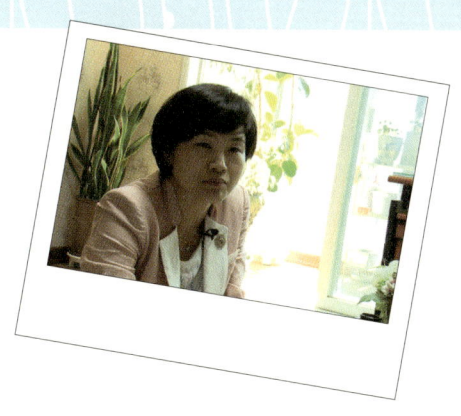

청주의 한 아파트에서 누군가를 상담 해주고 있는 주인공. 그녀는 누군가의 평소의 식습관을 꼼꼼히 따져 묻고 있다. 무엇을 하는 사람일까?

"저는 올바른 생활 습관을 갖게끔 지도하는 식이요법 지도사입니다. 이분이 질환이 있으셔서 질환에 맞게 식습관 개선할 수 있는 작업을 하고 있어요."

3년 째 식이요법 지도사로 활동하고 있는 신기윤 씨. 그녀의 직업은 암

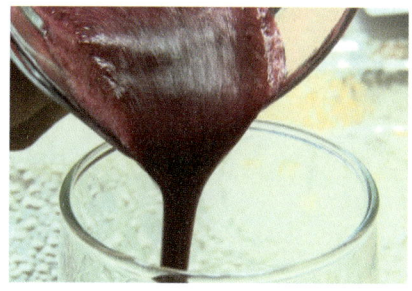
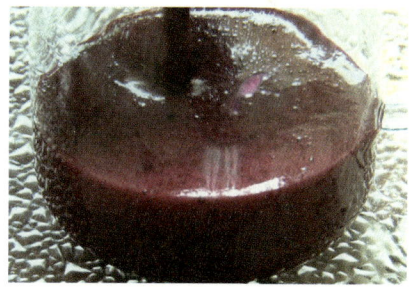

| 보라색 음료

환자나 만성질환 환자들의 식단을 관리하는 일이다. 그런데 매번 상담할 때마다 그녀가 빠지지 않고 추천하는 음식이 있다. 그 음식을 통해 그녀 자신이 건강을 되찾았다고 하는데 그것은 바로 보라색 음료였다.

"식이요법 진행하면서 환자들에게 많이 권해드리는 스무디인데, 슈퍼 푸드 중 하나인 채소로 만든 스무디예요. 그 채소는 제가 생각하는 최고의 슈퍼푸드, 바로 비트에요."

슈퍼푸드, 비트의 정체를 밝혀라

경기도의 한 농장, 파릇파릇한 쌈 채소들이 가득한 곳. 이 중에도 유독, 붉은 색깔을 뽐내는 잎이 있었다.

"이게 지중해 채소, 유럽의 슈퍼푸드라 불리는 비트입니다."

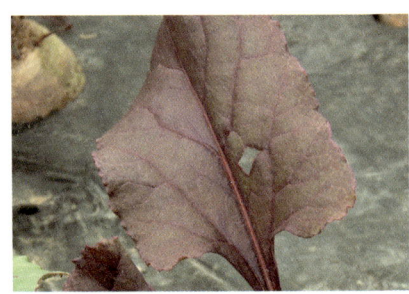

| 비트 잎

비트는 따뜻한 기후를 자랑하는 유럽의 지중해 일대에서 자라는 작물로 원산지는 그리스다. 우리나라의 순무와 비슷하여 '서양 빨간 순무'로 불리는데, 고대 유럽에서 쓰던

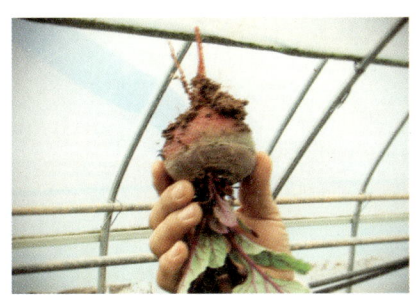 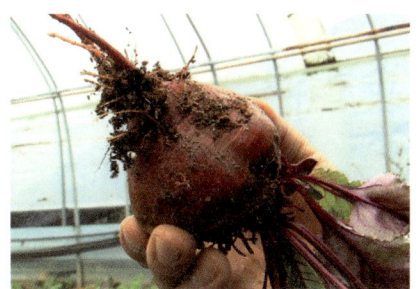

| 비트

켈트어로, 빨강을 의미하는 'beet(비트)'에서 그 이름이 유래됐다.

"비트는 유럽에서는 브로콜리, 파프리카, 샐러리와 더불어서 4대 채소로 가장 많이 이용되는 채소 중 하나고요. 우리나라 식탁에 파와 마늘이 빠지지 않는 것처럼 비트가 샐러드나 여러 가지 요리에 감초로 두루 쓰이는 식품입니다."

한귀정 농촌진흥청 박사

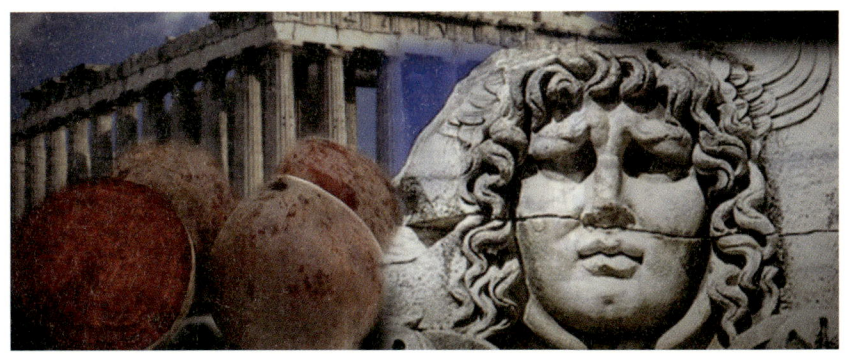

| 고대 그리스인들은 신전에 비트를 제물로 바쳤다

고대 그리스인들은 비트를 신성한 작물로 여겨 아폴론 신전에 제물로 바쳤고, 의학의 아버지 히포크라테스는 비트 잎으로 상처를 해독했다고 한다.

천오백 년 전부터 유럽인들에게 사랑 받아 온 비트

껍질을 벗기자 빨간 속살이 보기에도 식감을 자극한다. 비트는 주로 생으로 즐겨먹는 채소라고 하는데, 그 맛은 어떨까?

"이게 시원하면서 아삭하고 달짝지근해요. 맛있어요." (손보달 / 농장주)

손에 묻어날 정도로 진한 비트의 붉은 색소. 이 색소에는 우수한 영양성분이 풍부하다고 한다.

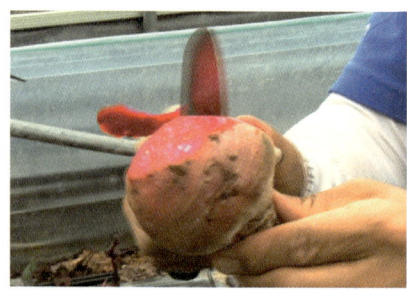
| 비트 껍질 까는 모습

"비트에 포함된 빨간 베타시아닌 색소는 강력한 항암작용 효과가 있고요 요즘에는 식이섬유도 많이 들어있어서 다이어트 식품으로도 인기가 있어요. 비트에는 무기질과

비타민뿐만 아니라 엽산이란 성분도 있기 때문에 임산부에게 중요한 성분이라 임산부에게도 적극 추천할 만한 채소입니다."

한귀정 농촌진흥청 박사

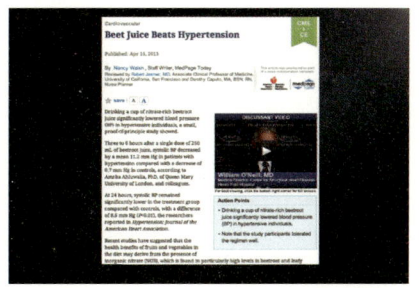

| 외국 고혈압 뉴스

뿐만 아니라 최근 미국의 고혈압 학회에서는 비트 주스가 혈압을 떨어트리는 데 도움을 준다는 연구 결과를 발표하기도 했다.

"고혈압 환자에게 비트 주스를 주었을 때, 그 천연물질로 혈압이 상당량 줄었다는 것을 입증하였습니다."

윌리엄 오닐 / 헨리포드 병원 심장질환센터 의학박사

비트주스로 건강하게 달라진 삶

신기윤 씨는 지난 7년 동안, 매일 비트로 주스를 만들어 마신다고 하는데 이렇게 오랜 시간 동안 비트를 먹게 된 데에는 남모를 사연이 있다고 한다.

"제가 지금은 식이요법 지도사 일을 하고 있는데, 예전에 암 진단을 받아서 오히려 식이요법을 받아야 할 처지였어요. 2007년에 유방암 진단을 받았었지요."

33살의 젊은 나이에 암 세포가 이미 유방 전체로 퍼져버린 침윤성 유방암을 진단 받았다는 신기윤 씨. 결혼을 하고 나서도 살림과 육아, 직장 생활까지 수년간 무리하고 피곤한 생활을 한 것이 원인이었다.

"쉬지를 못했어요. 늘 피곤하고 감기도 자주 앓고 감기 한 번 걸리면 일주일 넘게 앓고 그랬는데, 샤워 하는데 유방 근처에서 혹이 만져져서 검사했는데 근처 있는 유방조직이 좋지 않다고, 조직검사를 받아보라는 소견이 나왔어요."

암이었지만 초기라, 수술을 하고 나면 금방 건강을 되찾을 줄 알았다. 하지만 항호르몬 치료와 방사선 치료로 후유증이 컸다.

"여성호르몬에 의해서 생긴 유방암이다 보니까 수술이 끝나고 난 이후에는 에스트로겐을 차단시켜요. 그러다 보면 젊은 나이에 폐경이 오거든요. 폐경 증후군을 앓는데 갑자기 열이 올라와서 얼굴이 빨개지고 피부 탄력을 잃게 되고. 특히나 유방암을 예방하기 위해 약을 먹게 되면 자궁 내막 쪽에 자궁내막염이나 자궁내막암에 걸릴 확률이 높아지는데 그런 부분이 불안한 거죠."

하지만 가족들을 생각하며 악착같이 치료를 견뎌내던 중, 그녀는 또 한 번의 충격적인 소식을 듣게 됐다.

"관리를 안 하면 재발률이 80~90% 된다고 하더라고요. 살아온 날보다 살아갈 날이 많은데 그 살아갈 날을 어떻게 살아야 하나, 앞으로 쭉 환자로 살 것인가 아니면 건강한 일반인이 될 것인가는 내가 노력해야 할 부분이 있더라고요."

오랜 직장생활로 인해 요리도 잘 못하고 채소 작물도 잘 몰랐기에 더욱 열심히 공부했던 신기윤 씨. 그 결과 식이요법 치료사 자격증을 땄고 그 과정에서 비트에 대해 알게 되었다.

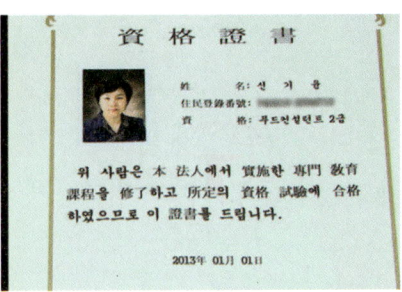

| 식이요법 치료사 자격증

"비트 같은 경우는 비트 안에 비테인 성분 말고도 엽산, 비타민 12와 같은 성분이 많아서 여성 건강에 좋고요. 면역력을 높여주는 그런 해독력이 있기 때문에 즐겨 먹게 됐어요."

처음에는 비트에 여러 과일과 견과류를 섞어 주스를 만들었다. 이는 유럽의 자연요법 의사, 루돌프 부르

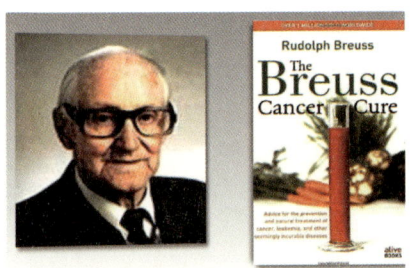

| 루돌프 부르스 박사

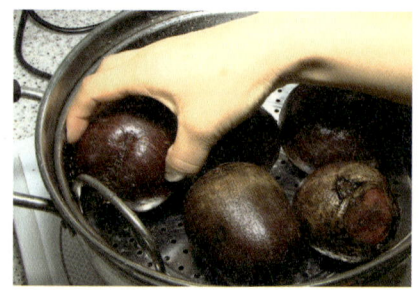
| 찜통에 넣어 찐다

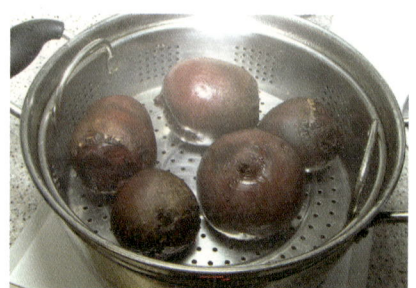
| 익은 비트

스 박사의 '주스 요법'을 응용한 것이다. 그는 비트를 이용한 '주스 요법'으로 오스트리아의 암 환자 10만여 명을 치료한 것으로 유명하다.

이렇게 수년 동안 비트를 먹다 보니, 이제는 그녀만의 비트를 먹는 다양한 방법까지 생겼다. 비트를 생으로 먹지 않고, 찜통에 쪄 먹는 것이다.

"비트는 생으로 먹으면 소화 흡수가 안 돼서 많이 먹을 땐 비트를 한 시간 정도 쪄서 먹어야 흡수율이 좋아져요."

비트로 주스를 만들 때도 반드시 약 한 시간 정도 찜통에 찐다는데, 혹시라도 영양소가 파괴 되지 않을까?

"비트를 생으로 먹는 것보다 찌거나 데쳤을 때 흡수율이 높아집니다. 예를 들면 토마토도 생으로 먹는 것보다 익혔을 때 라이코펜 흡수가 더 잘 되거든요. 베타카로틴이나 비타민 E와 같은 지용성 비타민

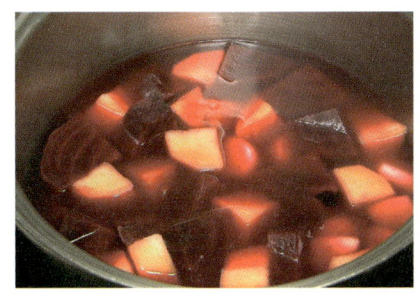
| 비트 끓이는 모습

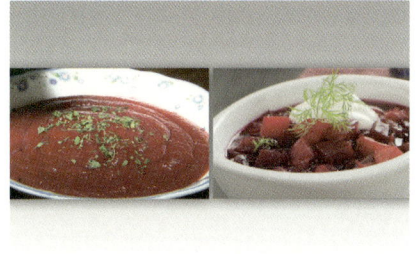
| 러시아식 비트 스프

이 많이 들어있는 그런 것들은 생으로 먹는 것보다 익혀 먹는 게 더 흡수율이 좋습니다."

이건순 한국 농수산대학 가정학박사

비트를 생으로 먹었을 때는 소화가 잘 안 됐지만, 익혀 먹으면서 소화도 잘 되고, 맛도 더 좋았다는 신기윤 씨. 최근 그녀가 자주 먹는 음식은 비트와 감자 등을 끓여 만든 비트 스프다. 러시아의 전통 음식으로 '브루쉬'라 불리며, 장수에 좋은 것으로 알려져 있다.

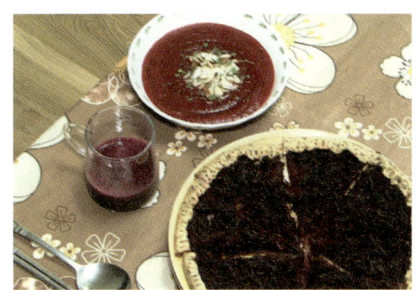

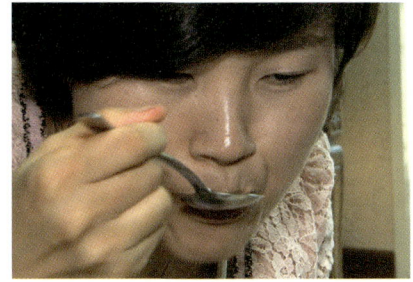
| 비트로 한상 차린 주인공

"처음에는 스무디 주스 형태로 먹다가 다양하게 먹는 다른 방법이 없을까 해서 스프로 만들고 잼이나 파이를 개발하게 됐어요."

요즘은 비트를 이용해 새로운 요리를 개발하고, 가족과 함께 나눠먹는 것이 신기윤 씨의 큰 행복이다.

가족들 또한 비트를 먹은 후, 신기윤 씨의 변화를 많이 느낄 수 있었다고 한다.

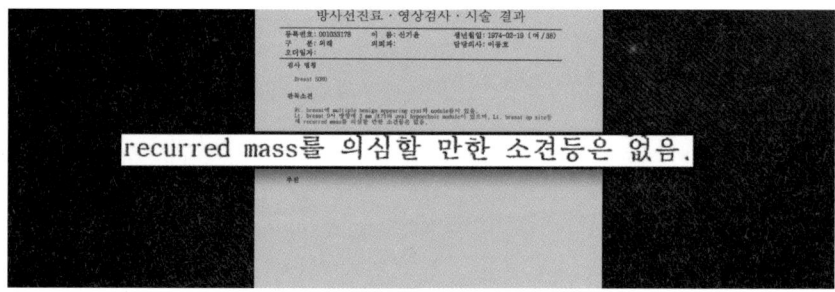

| 재발이 없다는 진단서

"어렸을 때, 초등학교 2학년 때 엄마가 암에 걸려서 전에는 우울증 있고 그랬는데 비트 먹고 나서 밝아진 것 같아요."

암 환자에서 다시 건강한 삶의 활력을 되찾은 신기윤 씨. 비트를 먹고 식이요법 치료사로 활동하면서 그의 삶은 180도 바뀌었다. 그렇다면 현재 그녀의 건강상태는 어떨까?

암 수술 후 6년이 지난 지금까지 재발이 없는 상태! 신기윤 씨는 지금의 건강을 회복하는 데, 비트의 도움이 컸다고 믿고 있다.

"한 달 정도 먹어보면서 눈에 띄게 좋아지는 게, 피부가 좀 건조한 게 없어지고 머리카락도 덜 빠지고 피곤도 없어지고 삶의 의욕도 생기게 됐어요. 정기검진 받을 때 혈액검사를 해보면 면역력이 올라가는 걸 백혈구 수치로 보잖아요. 백혈구 수치가 올라가는 걸 보고 내 몸이 좋아지고 있구나 생각하게 된 거죠."

비트 안에는 '베타시아닌'이라는 항산화 물질이 존재하는데, 그 효능은 놀라웠다. 미국 농무성에서 조사한 결과에 따르면, 비트의 항산화 성분은 브로콜리나 토마토와 같은 다른 슈퍼푸드에 비해 월등한 수치를 나타내고 있다.

"비트에 들어있는 붉은 색소가 베타시아닌인데 그 성분은 강력한 항산화 성분이라 그 덕분에 항암에도 도움이 되고 그 외에 간 조직을 생

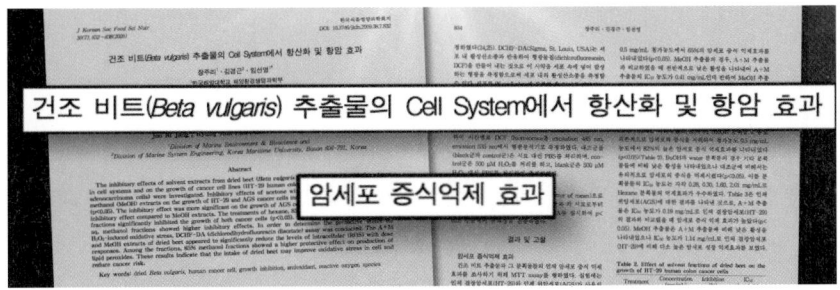

| 비트의 항산화 물질이 강한 항암 효과가 있다는 연구논문

성하거나 간 해독에 도움 돼서 간질환이나 심혈관 질환에 도움 되는 것으로 알고 있습니다."

이동환 가정의학과 전문의

한 대학의 연구 결과에서는 비트 추출물에는 암 세포 증식을 억제하는 강한 항암 효과가 있다는 것이 입증되기도 했다.

각기 다른 컬러 푸드와 비트를 비교했을 때, 비트가 몸에 염증을 일으키는 아질산염을 가장 많이 제거하고 암과 노화의 원인인 활성산소 또한 가장 많이 없애는 것으로 밝혀졌다. 붉고 강렬한 색깔만큼이나 큰 효능을 갖고 있는 비트. 하지만 만 6세 이하의 아이들이 먹을 땐 반드시 주의 할 점이 있다고 한다.

"비트에 들어있는 식이질산염 성분이 영유아 아이들에게는 헤모글로빈 변성을 일으켜서 성장을 지연시킬 수 있으니 어린 아이들은 비트를 많이 먹지 않는 것이 좋습니다."

이동환 가정의학과 전문의

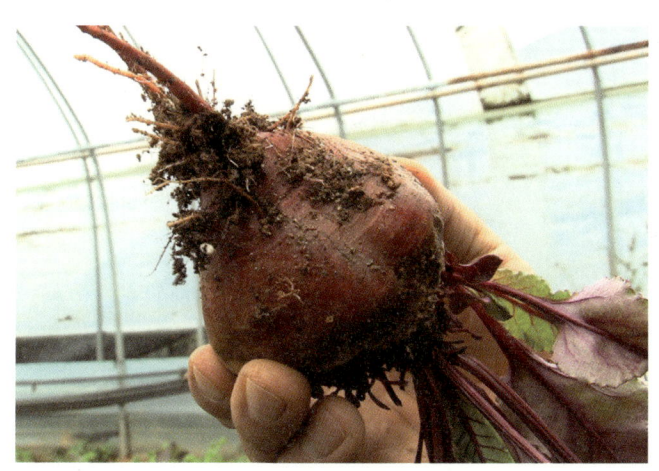

수세미

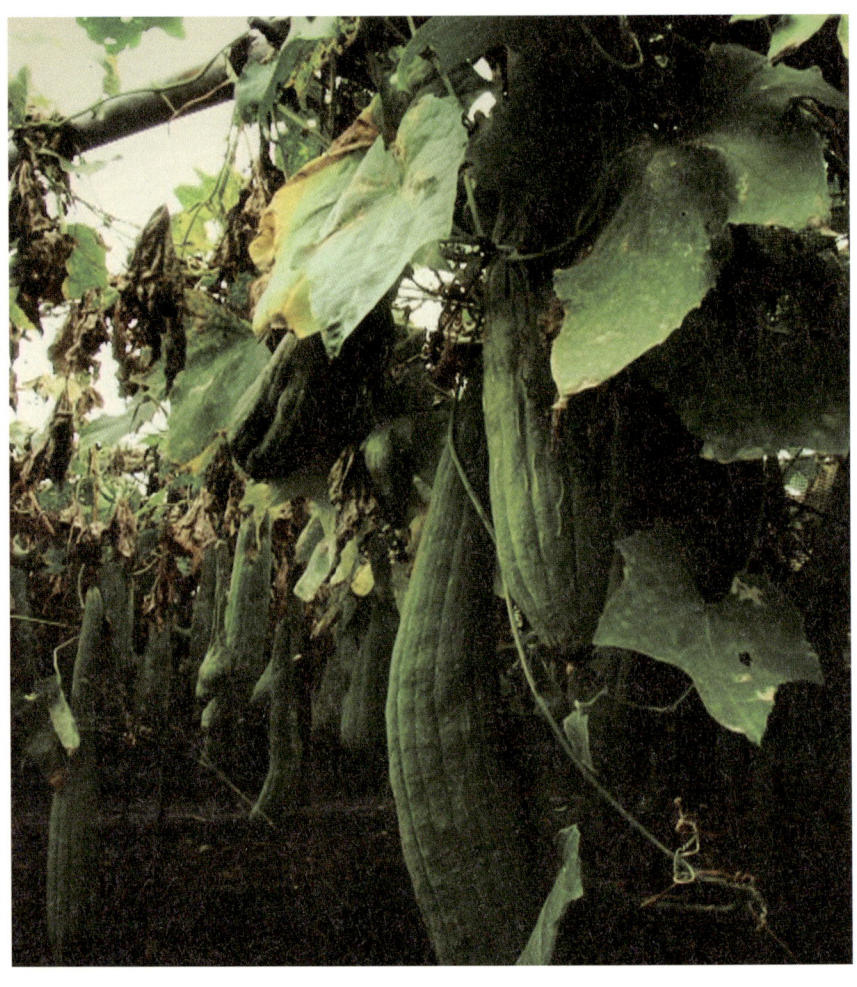

수세미

인도 전승 의학 건강법으로 건강을 되찾다

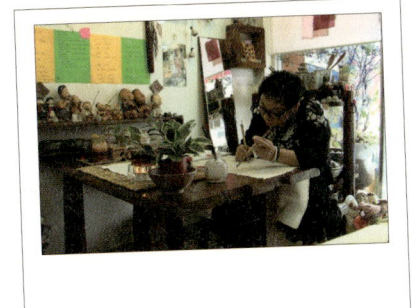

4대 문명의 발상지 중 하나, 인도. 그만큼 의학의 역사도 오래 되었는데, 그 중심에 '아유르베다'가 있다. 삶을 뜻하는 '아유르'와 지혜란 의미의 '베다'가 합쳐진 말로, 3천 년 전부터 전해 내려오는 인도 전승 의학을 일컫는다.

"서양에서도 아유르베다에 대해서 많은 관심을 갖고 있는데요. 그것은 이미 걸린 질병을 치료하는 것이 목적이 아니고 몸을 건강히 잘 유지시키고, 예방하고자 하는 지식이 아유르베다에는 아주 풍부하게 있

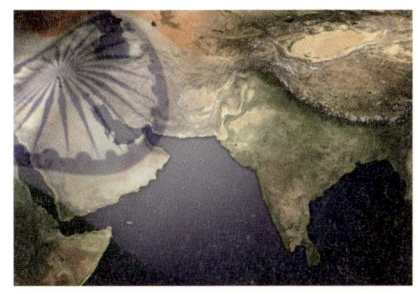

| 인도 지도

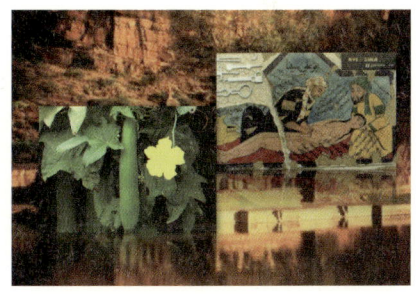

| 아유르베다

고, 또 그 이론체계 자체도 그런 예방의학적인 측면이 강하기 때문에 아유르베다를 많이 배우고 있죠."

박종운 한의사

최근에 건강에 대한 관심이 많아지면서 마음의 치유와 병의 예방을 강조하는 아유르베다가 세계적으로 주목 받고 있다.

경상북도 경주시. 이곳에 아유르베다 속 건강 비법으로 제2의 삶을 살고 있는 주인공, 황말순 씨. 그녀는 작은 찻집을 운영하며 취미생활을 즐기고 있었다.

"그림을 그리면서 마음의 수양이 많이 되었어요. 진정도 되고 기분도 많이 좋아지고. 그림은 아픈 우리 암환자들이 하기에 좋은 취미 같아요."

현재는 무척 건강해 보이는 그녀도 암 환자였다고 한다.

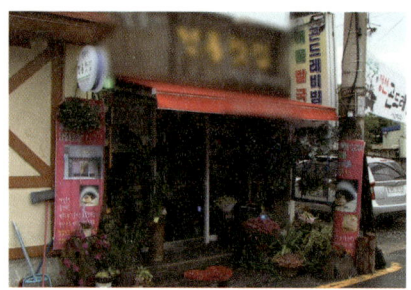
| 찻 집 외경

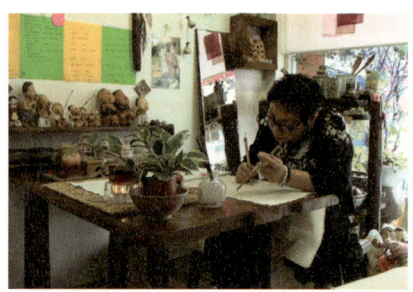
| 그림 그리는 황말순 씨

"목욕탕에 가서 마사지를 하게 되었어요. 그런데 아주머니가 이게 뭐냐고 하는 순간에 제 가슴을 만져보니까 달걀만한 혹이 이미 자라고 있었어요."

4년 전 발견한 왼쪽 가슴의 혹. 급히 병원을 찾았지만 이미 종양은 되돌릴 수 없을 만큼 커져 있었다.

"아무래도 이상했어요. 조직검사 결과는 일주일 뒤에 나올 것 같은데 어떻게 다음날 바로 보호자를 오라고 하는 것인지. 그래서 그 다음날 보호자와 갔더니 이미 암 진행이 많이 되어서 완전 절제를 해야 한다고 했어요."

청천벽력 같은 암 진단. 가슴에서 자란 암 세포는 임파선까지 전이 된 상태로 유방암 3기였다.

"저한테 작은아이가 했던 말이 있어요. '바보같이 엄마는 혹이 그렇게 커졌는지 몰랐어? 어떻게 그걸 모르고 그렇게 되었어?'라고. 내 자신이 너무 미웠어요. '왜 내가 병원을 안 갔을까, 왜 내 몸을 관리를 못 했을까?' 하면서 엄청 울었었죠."

암 진단을 받는 순간에도 자신보다는 엄마의 손길이 필요할 어린 두 아들이 눈에 밟혔다.

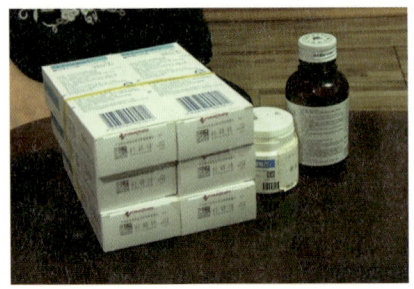

| 복용한 약들

"수술하는 도중에 깨어나지 못할 수도 있다. 어느 정도는 더 있다가 내가 가야 하는데. 벌써 내가 가버리면 남은 자식들은 어떻게 될까 하는 생각이 앞섰죠."

그렇게 가족에 대한 걱정을 안고 들어간 수술실. 결국 왼쪽 가슴의 절반을 절제하는 큰 수술을 받아야만 했다. 다행히 수술은 잘 끝났지만 그녀를 기다리고 있었던 것은 수술보다 더 힘든 항암치료였다.

"몸에 벌레가 막 내 살을 갉아 먹는 느낌일 정도로 고통스러웠어요. 항암 끝나고 방사선치료를 하는데 레이저로 치료를 하니까 살이 다 익어서 진물이 많이 나오고 그랬어요."

전이된 암세포를 없애기 위해 이어진 항암치료와 방사선치료. 그리고 그 후유증을 치료하기 위해 또 다른 약을 먹어야만 했다.

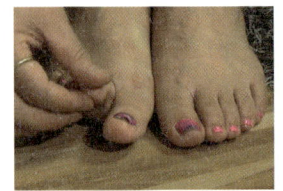 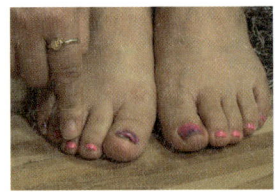 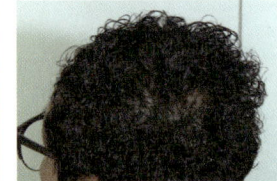

| 발톱, 손톱, 머리

"이 약은 항암치료 받을 때 목이 다 헐어서 음식을 전혀 먹을 수 없었을 때 이 약으로 가글을 해서 나았던 거죠. 발톱이 만지면 다 빠졌었어요. 다른 부분이 더 고통스러웠기 때문에 발톱 빠지는 건 아픈지 몰랐었어요. 그 정도로 항암이 힘들었다고 봐야죠."

말로 다 할 수 없었던 항암치료 후유증. 대체 이런 후유증은 왜 나타나는 걸까?

"암세포만 공격하는 것이 아니라 암과 비슷한, 예를 들자면 빠른 속도로 번식하는 세포도 공격하기 때문에, 위장 안의 점막이라든지 모근세포, 골수세포 들을 죽게 하여 구토, 식욕부진, 피로감, 탈모, 설사, 백혈구 감소증 같은 여러 가지 부작용들이 나타날 수 있습니다."

이영석 내과 전문의

고통스러웠던 항암 후유증을 이겨내고 지금은 찻집을 운영할 정도로 건강해졌다는 황말순 씨. 그 비결이 무엇일까? 그녀가 자신의 건강을 되찾아 줬다고 믿으며 손님에게도 자주 권하는 차가 있다.

"제 건강 비결은 바로 이 수세미예요."

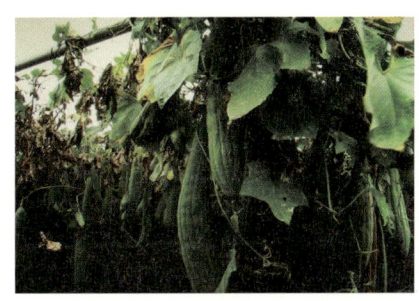
| 하우스에서 키운 수세미

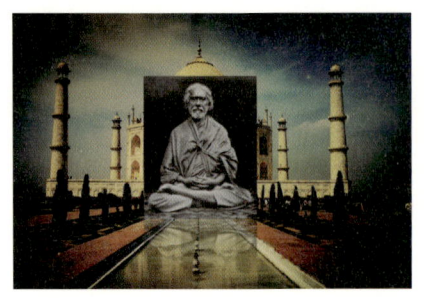 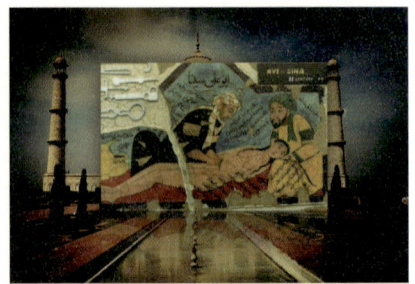

| 아유르베다

"항암치료가 끝난 뒤에 부작용으로 기관지나 식도가 많이 헐었었어요. 그런데 우연히 제 아들이 인터넷을 찾아보고 수세미가 좋다고 해서 그렇게 알게 되었어요."

항암치료 부작용으로 늘 기침을 달고 살았다는 황말순 씨. 그때 찾은 것이 바로 이 수세미라는 것이다. 흔히 약재나 음식보다 식기를 세척하는 헝겊 대용으로 익숙한 수세미. 그런데 이런 수세미가 정말 약이 되었던 것일까?

우리는 그 효능에 관한 기록을 인도 전승의학 아유르베다에서 찾을 수 있었다. 아유르베다에는 수세미가 열을 식혀 감기나 가래에 효능이 있다고 언급돼 있었다.

그렇다면 황말순 씨가 즐겨 마신다는 수세미 차는 어떻게 만들어지는 것일까?

"처음에는 파랗다가 갈색으로 변해 가요. 완전히 갈색으로 익으면 잘라서 차의 원료로 들어갑니다. 줄기도 마찬가지고요."(정영미 / 농장주인)

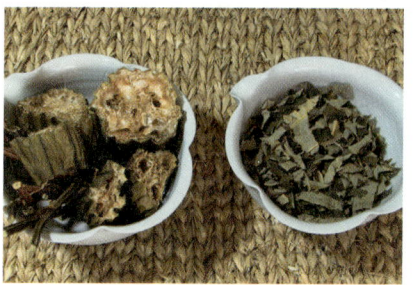

| 마른 잎과 열매들

말린 수세미를 잘라서 볶은 수세미 차는 뿌리부터 줄기, 열매, 잎까지 전초가 모두 사용된다고 한다.

그리고 또 한가지 황말순 씨가 수세미 농장을 방문할 때마다 꼭 챙겨가는 것이 있다.

"수세미차 말고도 먹었던 것이 바로 수액이거든요."

수세미는 땅으로부터 1.5m 아래까지 뿌리를 내리는데, 깊은 땅 속에서 물과 함께 끌어올린 양분을 줄기를 잘라 채취 하는 것이 수액이다.

"이것을 채취하기 위해서 딱 5일. 일 년에 5일 정도 밖에 채취가 안돼요. 5일 정도 딱 되면 수세미의 생명이 끝이 납니다."(정영미 / 농장주인)

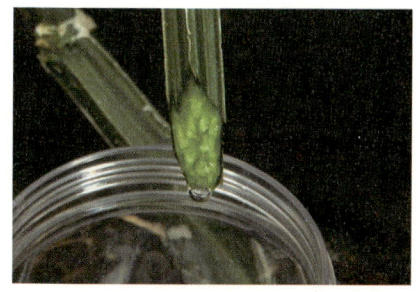

잘린 줄기에서 나오는 수액

1년에 단 5일 동안만 채취할 수 있다는 귀하디 귀한 수세미 수액. 그 맛은 시원한 오이 향이 난다.

수세미 차와 함께 수세미 수액을 2년간 꾸준히 마셔 왔다는 황말순 씨. 그녀는 달라진 몸의 변화를 느끼며 수세미의 효능을 누구보다 믿고 있었다.

"2년 전에는 감기에 자주 걸렸는데, 2년 뒤에는 감기가 전혀 없었어요."

그렇다면 수세미의 어떤 성분이 그녀의 항암 후유증에 도움이 된 것일까?

"미네랄 성분의 가장 중요한 것은 어떤 식으로 조합되어 있냐가 중요한데요. 수세미는 사람의 혈액의 전해질 성분과 유사하게 구성이 되어있기 때문에, 체내와 융화가 잘되고, 혈액의 순환을 도와주고, 필요치 않은 노폐물을 밖으로 배출 시키는 역할을 하고 있습니다."

이정민 경희대학교 의학영양학과 교수

수세미는 섬유질과 수액으로 구성되어 있는데 수액성분인 미네랄이 특별한 효능의 비밀이라고 한다. 뿐만 아니라 다양한 생리활성 물질도 풍부하게 들어 있는데 특히 플라보노이드는 항바이러스와 항염 효과가 있어

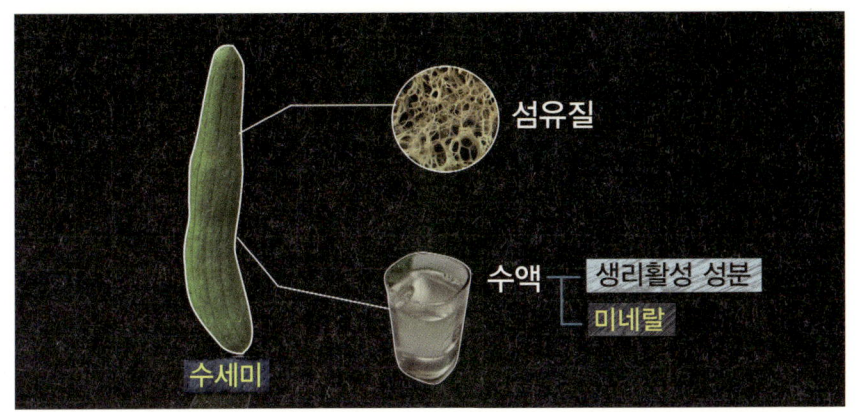

| 수세미의 섬유질과 수액 설명

기침과 천식에 도움을 줄 수 있다는 것이다.

수세미의 새로운 발견으로
유방암을 치유하다!

잘 알려지지 않았지만, 약재로서의 효능도 풍부한 수세미. 황말순 씨는 수세미를 발효액으로 만들어 요리에도 사용할 만큼 생활에서 수세미를 떼 놓을 수 없을 정도로 아낀다.

"아침에 일어나면 수액은 500cc 한잔 먹고요. 발효액은 소주잔 한 잔씩 먹고. 모든 요리에도 들어가고요. 차는 수시로 먹는 것이 많다고 봐야 해요."

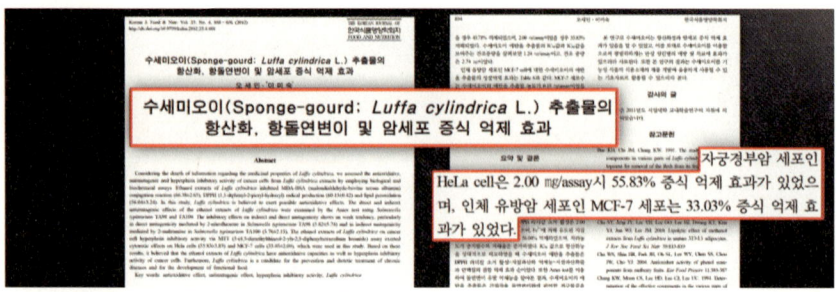

| 수세미에 관한 항암 논문

　암 수술 이후 채소를 중심으로 한 식단과 수세미로 건강을 관리한다는 황말순 씨. 수세미를 곁에서 떼 놓지 않고 생활하는 그녀처럼, 늘 부인 곁을 지켜온 남편 역시 수세미가 그녀의 건강을 지켜 준 것이라고 믿고 있었다.

　"얼굴이 우울한 표정이었는데 이제는 밝은 표정으로 일상생활을 할 수 있으니까 그게 정말 좋은 것 같아요."

　수세미를 꾸준히 먹기 시작하면서 항암 후유증은 물론 암 재발까지도 예방하고 있다는 황말순 씨.

　실제 최근 국내의 한 연구팀의 연구결과에 따르면, 수세미 추출물이 자궁경부암과 유방암 세포의 증식을 억제하는 데 효과가 있다고 한다.

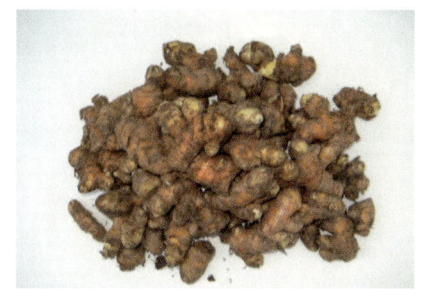
| 울금

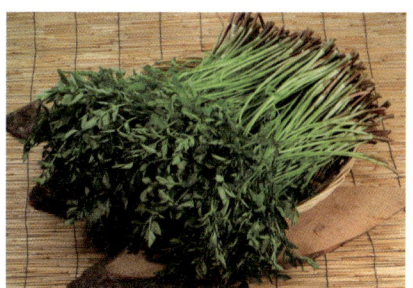
| 미나리

"수세미에 포함된 생리활성 성분인 큐마릭엑시드의 경우 항바이러스 효과와 더불어 항암효과가 있는 것으로 알려져 있고요. 비록 내용적으로 적은 양이 포함되어 있지만, 장기적으로 섭취하였을 경우 누적효과가 있어서 항암에 간접적으로 효과가 있지 않았을까 생각됩니다."

이정민 경희대학교 의학영양학과 교수

울금과 미나리 등에 많이 들어 있는 큐마릭엑시드. 항암효과를 가진 것

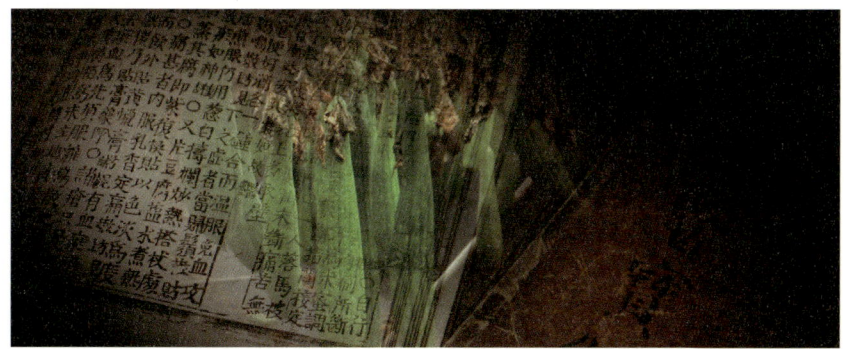
| 〈동의보감〉에 기록된 수세미

으로 알려진 이 성분은 체내에 계속 쌓이는 효과가 있어 장기적으로 복용하면 항암에 도움이 된다는 것이다. 실제로 수세미를 꾸준히 먹어온 황말순 씨 역시 암 수술 이후 재발 없는 건강한 삶을 유지하고 있었다.

놀라운 것은 〈동의보감〉에도 수세미가 오늘날의 유방암에 도움이 된다는 내용이 기록되어 있다는 것이다.

"우리 몸에 생기는 여러 가지 종기라든지, 멍울이라든지 이런 것을 풀어주는 효능이 있는데 종기들은 피부에 생기는 종기라든지 젖가슴에 생기는 것 아니면 장에 생기는 것에 중점적으로 작용하는 것으로 되어 있습니다."

박종운 한의사

하지만, 수세미를 먹을 때 주의해야 할 점도 있다.

"성질이 차고 소화가 다소 안 될 수 있기 때문에 평소에 소화기관이 약하거나 음식물을 소화시키는 힘이 떨어지는 사람, 허약한 사람들에게는 많이 안 쓰는 것이 좋고요. 만약 불가피 하게 써야 할 것이라면 굽거나 삶아서 찬 기운을 줄이고 수분을 뺀 상태로 쓰면 부작용이 많지 않게 쓸 수 있습니다."

박종운 한의사

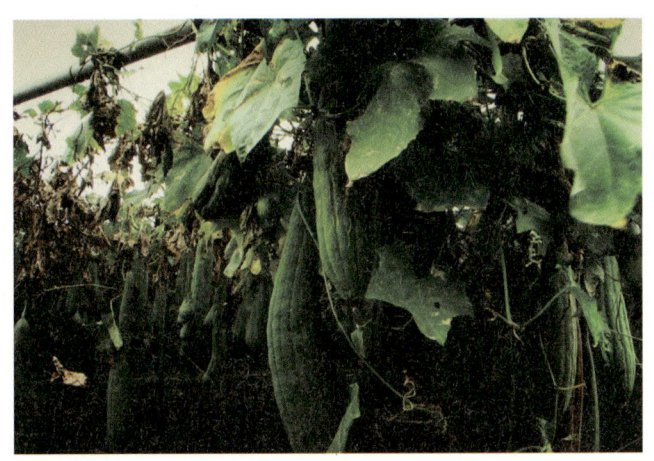

대마씨와 대마찜질

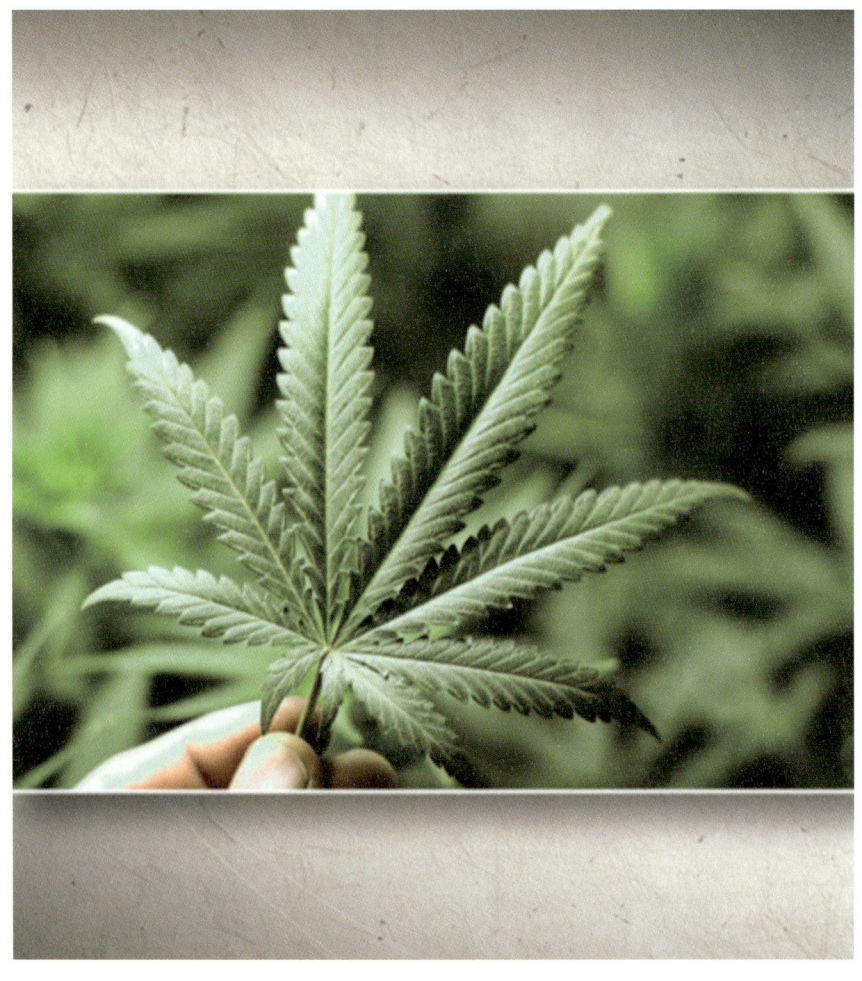

대마의 놀라운 효능을 믿는다

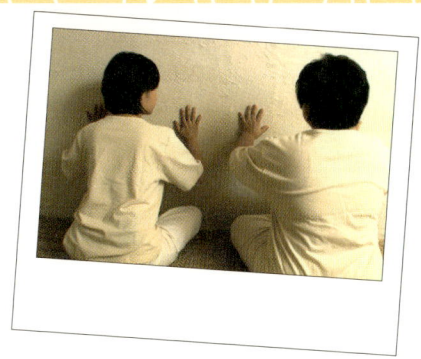

해독을 통해서 면역력을 높이고, 새 삶을 살고 있다는 주인공, 최미영 씨.

"제가 아프기 전에 한 3개월 동안 하혈을 계속 했어요. 하혈 정도가 아니고 대야에 쏟을 정도로 많이 해서 빈혈 치료도 받고 그럴 정도로 많이 하혈을 했습니다."

계속되는 하혈, 처음에는 갱년기 증상이라고 생각했다. 하지만 수혈을 받지 않으면 빈혈로 쓰러질 만큼 상태가 심각해져 갔고, 결국 자궁 조직검사를 받게 됐다. 그 결과, 난소암 3기 판정을 받은 최미영 씨. 난소암은 다른 암에 비해 발견이 늦기 때문에, 암세포 전이가 빠르다. 최미영 씨 역시 자궁을 비롯해, 림프선을 절

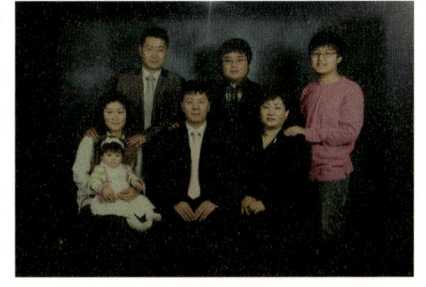

| 최미영 씨 가족 사진

제하는 등 장기 일부를 제거해야 했다.

"유언도 다 써 놨고요. 또 제가 어린이집을 운영했었는데요. 그 어린이집을 이제 다른 사람에게 어떻게 하고, 통장관리 어떻게 하라고 하고 해놓고 제가 이제 병원에 들어가게 됐죠."

두 아들을 낳고 행복한 가정을 꾸렸던 최미영 씨. 암은 수술만 잘 하면 괜찮을 거라 생각했지만, 그보다 더 무서운 치료가 기다리고 있었다.

"1차 항암 치료하고 제 머리가 다 홀라당 다 빠졌어요. 한 번만에. 난소암 항암이 좀 독해요. 한 번 하고 홀라당 다 빠져서 남편이 충무로에 가서 인모를 좀 좋은 걸로 맞춰 줬었어요. 항암 독하다는 얘기는 들었는데 그 정도 독한 줄은 정말로 몰랐어요. 한 끼 밥을 먹고 나면 화장실 변기 잡고 30분을 토하는 거예요. 막 쓴 물까지 다 토해 내니까 견딜 수가 없었죠."

항암치료 당시 구토가 계속되고 걸을 수조차 없었다고 한다. 몸도 피폐해지고 삶의 의욕도 없어지는 과정을 겪으며, 독한 항암치료가 내 몸을 망친다고 생각했다는 최미영 씨.

"항암치료가 혹시나 남아있을 잔여의 암들을 죽이다 보니까 그 독이 이제 몸에 쌓이는 것 같았어요. 6번 항암 치료하는 동안에 몸에 독소가 쌓이는 거예요."

항암치료는 암세포를 죽일 뿐만 아니라, 정상 세포까지 죽이기 때문에 그로 인한 부작용은 감수해야 한다고 한다.

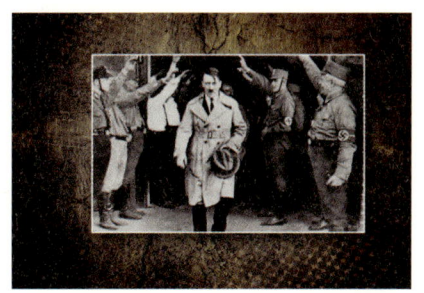

| 히틀러

사실 항암 치료제는 제2차 세계대전 당시, 히틀러 정부가 유태인을 학살했던 독가스에서 유례 했다고 한다. 그만큼 독한 물질로 암 세포를 죽일 수밖에 없기 때문이다.

"암환자 분들은 몸 속에 정상인보다 엄청난 수의 암세포가 있습니다. 그러면 암세포 자체에서 다양한 종류의 독성물질이 나오게 됩니다. 두 번째는 항암이나 방사선 치료를 하기 때문에 항암제나 방사선에서 어쩔 수 없는 독성분들이 들어오게 됩니다. 따라서 이러한 많이 축적된 독성분 들을 중화시키고, 체외로 배출시키는 해독작용이 굉장히 중요한데, 음식이라든지 아니면 생활 습관을 통해서 독성 성분들을 제거할 수 있는 그런 노력이 반드시 뒤따라야 합니다."

이영석 내과 전문의

암세포와 항암치료를 받는 과정에서 몸 속에 쌓이게 된다는 독성물질. 때문에 반드시 해독이 필요하다는 것이다. 최미영 씨도 항암치료 부작용으

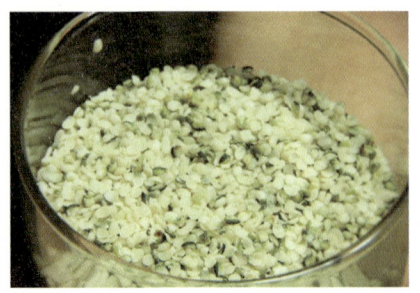
| 대마씨앗

로 힘겨워하던 당시, 같은 암 환자였던 지인에게 한 가지 식품을 소개받고, 기력을 회복할 수 있었다고 한다.

최미영 씨의 독소제거법 하나!

그녀가 선택한 독소 제거법, 곡물의 한 종류처럼 보이는데 이것은 무엇일까?

"이게 대마예요."

대마를 먹는다?

"괜찮아요. 껍질이 있는 건 마약 성분이 있어서 못 먹는 거고요. 이거

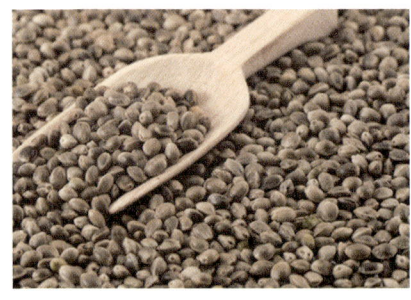
| 껍질을 제거한 대마씨

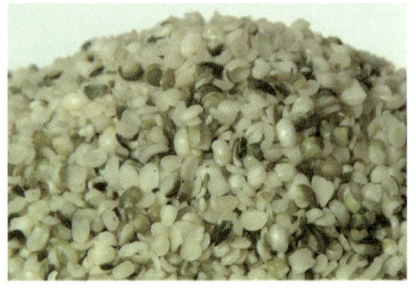

는 이제 식용으로 먹을 수 있도록 껍질을 다 제거한 거예요. 맛은 땅콩보다 고소해요."

껍질의 유무에 따라 그 효능이 천차만별로 달라질 수 있다는 대마씨. 과연 그녀의 말처럼 껍질을 제거한 대마씨는 식용이 가능한 것일까?

"대마초의 잎이나 씨앗의 껍질에는 THC라고 하는 환각성분을 가진 마약류가 포함이 되어 있습니다. 따라서 대마초의 잎이나 종자의 껍질을 드시는 것은 법적으로 엄격한 규제를 받고 있습니다. 하지만 대마초 종자의 껍질을 안전하게 제거하고 내용물을 드시는 것은 문제가 없다고 생각이 듭니다."

김두년 중원대학교 법학과 교수

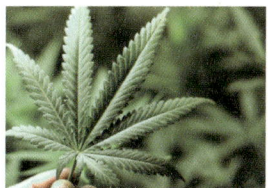
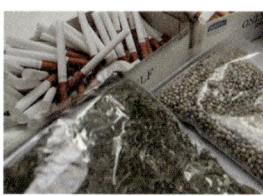
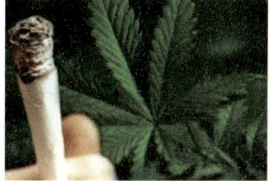

| 대마초

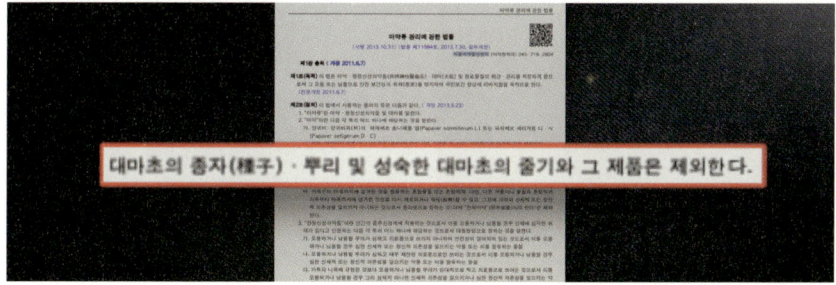

| 대마 관련 법

대마란 뽕나무과의 1년생 식물로, 삼이라고도 부른다. 흔히 대마 잎은 환각제로 1급 마약류의 작물로 분류돼 있다. 이를 어기고 무단으로 섭취할 때에는 대마관리법에 의해서 엄격한 처벌을 받게 된다. 다만 1년생 이상으로 다 자란 대마 줄기는 독성을 지니지 않아 의복으로 사용이 가능했다고 한다. 그야말로 위험성과 실용성을 동시에 지닌 대마.

항암치료로 인해 쇠약해진 건강을 껍질을 벗긴 대마씨로 회복했다는 최미영 씨. 과연 그 속에는 어떤 효험이 존재하는 것일까?

"〈동의보감〉에서는 대마씨를 마자인이라고 이야기합니다. 그래서 맛이 달면서 무독하고 염증을 가라앉히는 효과가 있다. 그리고 지방질이 풍부해서 장의 병을 원활하게 하는 그런 역할을 해서 통변작용을 하는 겁니다."

김오곤 한의사

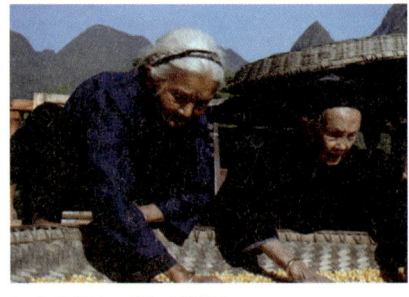
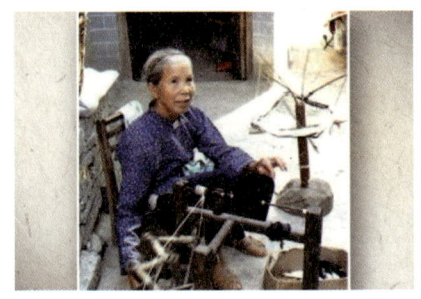

| 세계 장수 마을 사람들

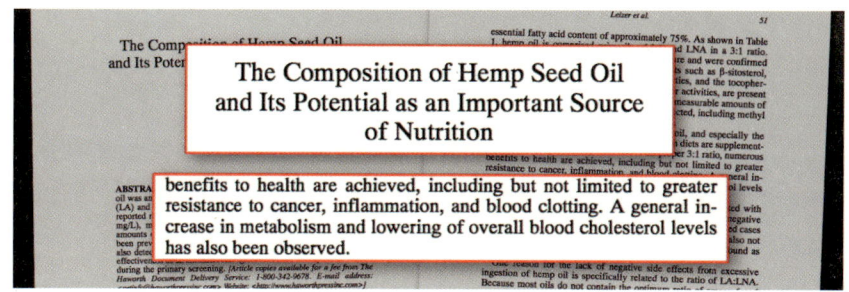

| 대마 연구논문

세계 5대 장수마을인 중국 바마현의 사람들은 껍질 벗긴 대마씨를 넣고 죽을 끓여 먹는 장수비법으로 알려져 있다.

외국의 한 논문에서는 껍질 없는 대마씨에서 추출한 성분이 항암, 항염 성분이 있고, 콜레스테롤을 줄여준다는 결과를 확인할 수 있었다.

항암치료 때문에 밥 한술 못 뜨고 계속 구토를 했던 당시, 껍질 없는 대마씨가 들어간 죽을 먹고 기력을 회복했다는 최미영 씨. 벌써 4년 째 꾸준히 먹고 있다.

"밥에다 해서 먹으면 환자니까 아무래도 면역력도 더 좋아지고요. 그래서 영양보충을 하기 위해서 넣고 있습니다."

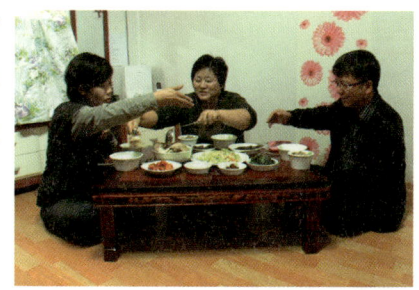

| 식사 중인 주인공

껍질을 제거한 대마씨를 그냥 먹을 뿐 만 아니라 요리로 다양하게 활용한다는 최미영 씨. 그만큼 그 효능을 굳게 믿었다.

그런데 껍질을 제거한 대마씨를 음식으로 섭취해도, 항암으로 인한 독소가 제거될 수 있는 것일까?

"대마씨로는 음식으로 먹어서 독소를 빼는 거구요, 또 하나는 이제 제가 체험을 통해서 몸에 있는 독소도 빼고 기운도 받고 그렇게 하는 게 있어요."

수년 동안 항암 치료를 하면서 독소가 쌓였다고 생각했던 최미영 씨. 그녀만의 또 다른 독소 제거법이 있었다.

최미영 씨의 독소 제거법 둘!

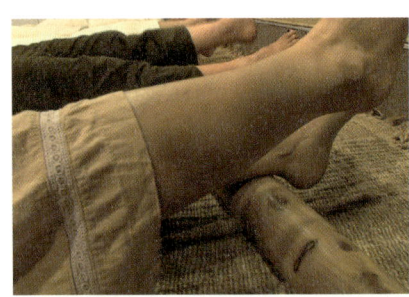
| 나무토막으로 발목 차는 모습

나무토막에 발목을 툭툭 치고 있는 사람들. 이는 일본의 니시의학 연구가인 이나가키가 만든 발목 펌프 운동이다. 발목의 혈관을 나무로 누르면서, 혈액순환을 원활하게 한다

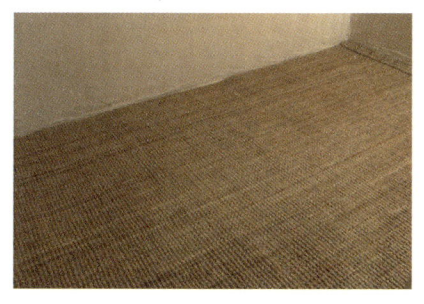
| 찜질방

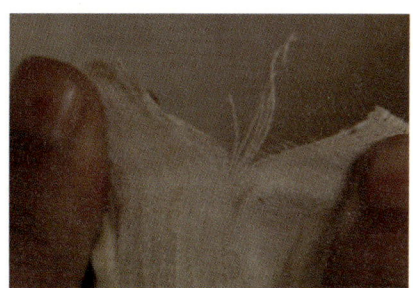
| 삼베

는 것이다. 이곳에서는 하나의 준비운동이라고 한다.

"여기 있는 분들이 모두 다 유방암 다 환자들이에요. 이렇게 발목을 두드리면 독소가 빠져요. 항암치료 하면서 생긴 독소들을 배출을 하니까 너무 좋아요."

발목 펌프 운동을 통해서 혈액순환이 잘 되기 때문에 몸에 독소가 쌓이지 않고 원활하게 빠질 수 있다는 것이다. 발목 펌프 운동 후, 최미영 씨는 찜질 방으로 들어간다.

"이 곳은 그냥 보통 찜질방이 아니에요. 전혀 달라요. 바닥부터 시작해서 이 전체 온천지가 대마로 이루어져 있어요. 여기 이렇게 보시면 이 초벌 한 것도 다 대마 삼베 벽지고요. 이 멍석 있죠. 이게 대마 줄기에요. 이게 멍석을 만들었고요. 그래서 이걸 방에나 거실에 펴놓으면 벌레들이 안 꼬여요."

황토벽과 바닥에 독성이 없는 대마줄기를 엮어 만든 벽지를 깔았다는 것인데 과연 대마줄기 찜질요법, 어떤 효험이 있다는 것일까?

"대마는 통기성이 뛰어나서 수분을 흡수하고 배출하는 데 효과가 있고, 그리고 항균작용이 뛰어나서 곰팡이들이 자라지 않고, 자외선을 막는 효과가 뛰어나서 피부 건강에 굉장히 도움이 된다고 할 수 있죠."

김오곤 한의사

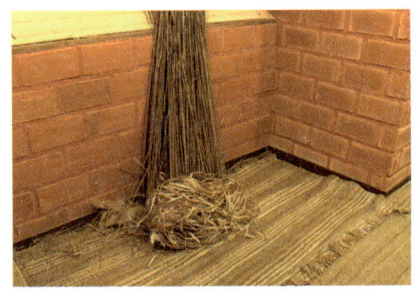

| 대마줄기

1미터를 훌쩍 넘는 다 자란 대마줄기만을 이용해 삼베를 짠 뒤, 찜질방을 만들었다는데 찜질을 즐기는 나름의 방법이 있다고 한다.

"운동법이 있어요. 벽을 보고 짚어요. 대마의 기운을 받는 거예요."

대마줄기로 짠 삼베로 도배된 벽을 바라보면서 대마의 기를 받는다는 사람들. 그 외에도 온 몸으로 대마의 기운을 받는 방법은 다양하다. 삼베 이불까지 덮고 나면 그 효험은 더 좋아진다고 한다.

"여기 이러고 있으면 여자들 천국이라고 그래요."

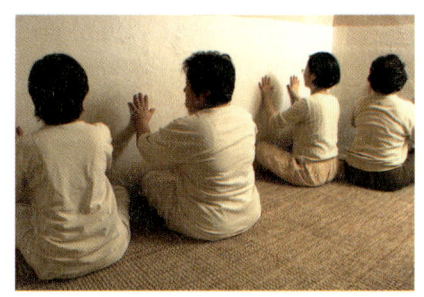 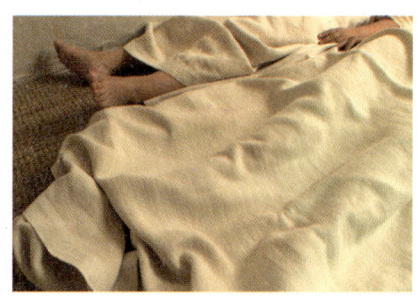

| 벽 잡고 있는 사람들 | 삼베이불을 덮은 사람들

그런데 그녀는 왜 다소 위험할 수 있는 대마줄기 찜질을 건강비법으로 선택한 것일까?

"대마라는 선입견이 있어서 저도 많이 꺼렸어요. 처음에는 일주일에 한번 아니면 이주에 한번 두 번째 와보니까 조금 느낌이 달랐어요. 제가 걸을 수가 있더라고요. 제가 좀 이상하다. 저희 집이 5분 거린데 여기 찜질하러 올 때는 30분이 걸렸었거든요. 근데 찜질을 하고 나니까 15분 만에 집에 가게 된 거예요. 그 과정이 계속 반복되면서 몸에 이제 독소도 빠지는 거 같고 그래서 계속 했죠."

난소암 진단 이후 4년이 지난 지금, 현재 그녀는 몸에 암세포가 사라질 만큼 건강을 유지하고 있었다. 그 뒤로 대마줄기 찜질을 꾸준히 다니고 껍질을 제거한 대마씨도 먹기 시작하면서 그 효험을 몸소 체험하고

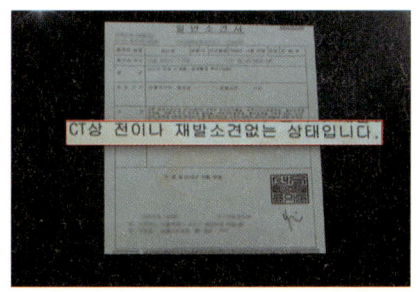

| 난소암 완치 진단서

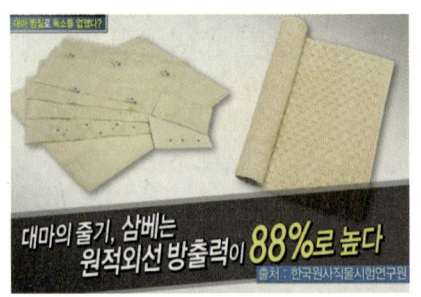

| 삼베의 효과

있다는 것이다. 무엇보다 찜질을 하고 나면 몸이 개운해지고, 가벼워지는 경험을 했다고 한다.

"삼베 같은 이런 자연 섬유질에 황토를 발랐기 때문에 상당히 고농도의 원적외선이 방출됩니다. 이 원적외선은 심부 침투열이 상당히 강해서요. 우리 인체의 세포가 열로 인해서 독소들이 잘 연소되고 땀구멍이 열려서 또한 혈액 순환, 모세 혈관이 확장되어서 많은 독소가 땀으로 배출이 되어서 효과를 본다고 봅니다."

이왕림 고려대학교 병원 통합의학센터 교수

한국원사직물시험연구원에 따르면, 대마의 줄기인 삼베에는 세포를 활성화 하는 원적외선 방출력이 88%에 달한다는 연구도 있다. 하지만 몸이 약한 환자들은 찜질을 할 때, 주의할 점도 있다.

"몸이 허약한 경우 특히 항암치료나 방사선 치료 같은 암 치료를 받는 사람들은 잘 못 먹고 전반적인 컨디션이 떨어져 있습니다. 이런 경우에 사우나나 찜질을 하게 되면 오히려 탈수증세가 가중 돼서 환자의 상태를 더 나쁘게 할 수가 있습니다. 그래서 가급적이면 몸이 안 좋은 경우는 의사와 충분한 상담을 거친 후에 하시는 게 좋습니다."

염창환 가정의학과 전문의

Chapter 07
피부미용

김치시리얼과 천연 팩

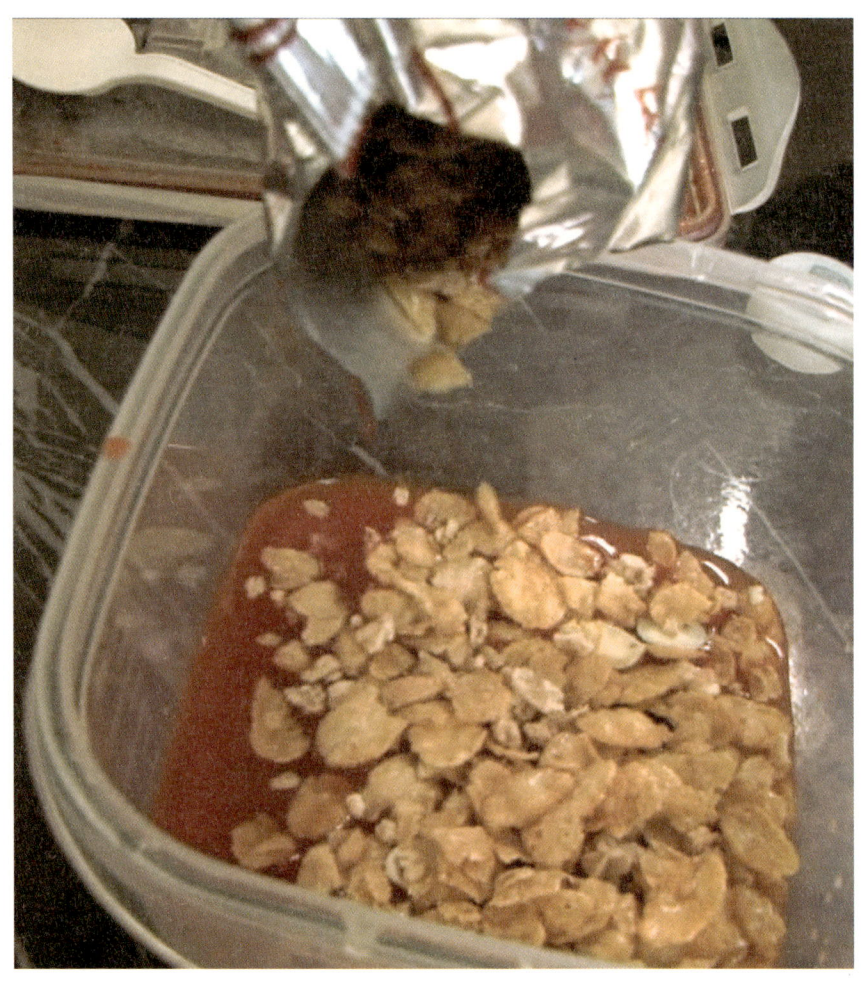

내 피부는
내 손으로 지킨다

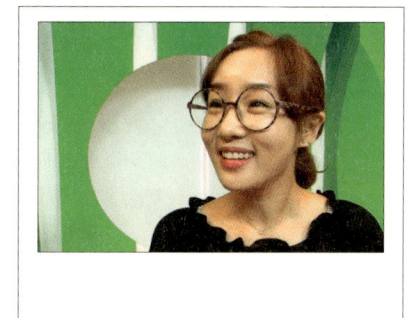

척 보기에도 어려 보이는 외모, 20대 후반이라면 믿을까?

"제 아들이 열일곱 살이에요."

놀랍게도 고등학생 자녀를 두고 있다는 서은경 씨. 그녀의 실제 나이는 불혹을 넘긴 마흔세 살.

40대 여성들에 비해 확실히 젊어 보이는데 그 원인 중 하나가 깨끗하고 탱탱한 피부이다.

"어느 정도 타고난 건 맞는데요. 얼마만큼 노력을 하느냐에 따라서 유지가 되고 안 되고의 문제인 것 같아요."

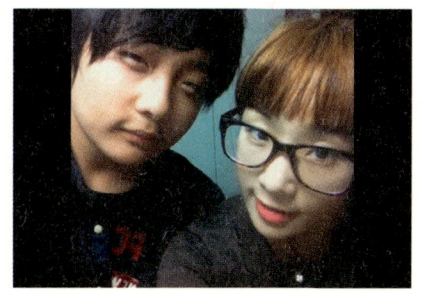

| 아들과 함께 찍은 사진

피부과나 관리실을 다니지 않는다는 서은경 씨. 스스로를 '노력형 동안녀'라 말한다. 그렇다면 과연 그녀의 현재 피부상태는 어떨까?

"수분 탄력 측정했는데요. 지금 40대 평균치가 33인데, 이 분은 54에요. 굉장히 높아요. 관리를 굉장히 잘 하신 것 같아요. 그리고 탄력도를 보면, 평균치가 40대에서 58인데, 66으로 올라와 있거든요. 탄력도 굉장히 관리를 잘 하셨어요. 그래서 이 분은 실제 나이가 마흔 셋인데, 굳이 따지자면, 30대 초반의 피부를 가지고 있네요."

임이석 박사 / 'ㅌ' 피부과 원장

병원에서도 인정한, 10년 더 젊은 동안 피부를 가진 서은경 씨. 그녀가 이런 피부를 위해 생활 속에서 하고 있는 노력은 무엇일까?

"김치시리얼이요."

서은경씨가 아침 식사를 위해 꺼내 든 것은 묵은지 김치 통! 그녀는 바로 이 김치가 그녀의 동안을 지켜주는 비결이라 했다.
그런데 김치국물을 떠서 거기에 같은 양의 물을 섞더니 시리얼을 넣어 먹는다!

"아침에 이렇게 김치 시리얼 먹어요. 아침 대용으로요. 처음에는 다이어트를 위해서 했는데, 알고 보니 이게 피부에 굉장히 좋다고 하더라고요."

서은경 씨는 김치가 신진대사에 도움이 되기 때문에 피부 미용에도 효과가 있다고 믿고 있었다. 하지만 김치시리얼 한 가지로 그 피부를 유지하는 걸까?

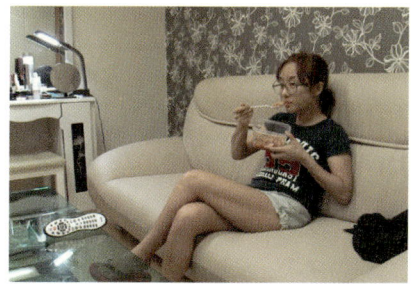

| 김치시리얼 먹는 주인공

"제가 천연 팩을 만들어서 관리하고 있어요."

천연 팩을 직접 만들어서 사용한다는 서은경 씨. 그녀의 노하우를 살짝 엿보았다.

서은경 씨의 동안 피부 만드는 노하우

첫 번째 노하우는 바로 세안법이다. 집에 들어오면 가장 먼저 세안부터

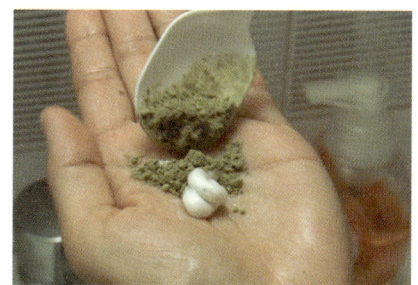

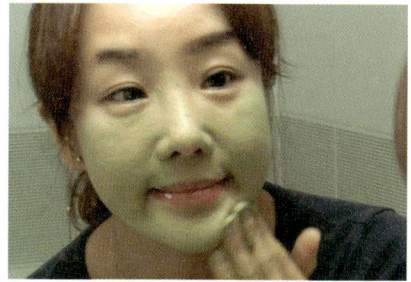

| 녹차가루와 폼 클렌징을 섞어서 세안한다

한다는 서은경 씨에게는 폼 클렌저와 함께 쓰는 비장의 무기가 있다.

"녹차가루요. 녹차가루가 노폐물을 빼준다고 해서 오래 전부터 이렇게 하고 있어요."

토코페롤과 비타민C가 풍부하게 들어있어 묵은 때를 벗긴다는 녹차가루! 꾸준히 세안하면 맑고 깨끗한 피부를 유지할 수 있다고 한다.

두 번째 노하우는 바로 쑥 팩! 예로부터 항균 작용과 혈액순환을 돕는다고 알려진 쑥 역시 피부 건강에 좋은 재료인데, 쑥 물을 우려낸 뒤 곡물가루와 꿀을 섞어 팩을 하면 뾰루지를 가라앉게 하는 효과가 있다고 한다. 이 때 함께 섞는 콩가루, 백복령 가루, 율무가루 등의 곡물가루는 칙칙한 얼굴을 맑게 하는 효능이 있다.

"얼굴에 도포할 거니까 흐르지 않을 정도로 해야지 떨어지지 않거든요. 걸쭉한 느낌으로 섞어주면 돼요."

팩을 바르고 2~30분 후 떼어내면 피부 트러블을 방지할 수 있다고 한다.

세 번째 노하우는 계란 노른자 팩! 서은경 씨는 특이하게 계란 노른자에 오일을 섞는다.

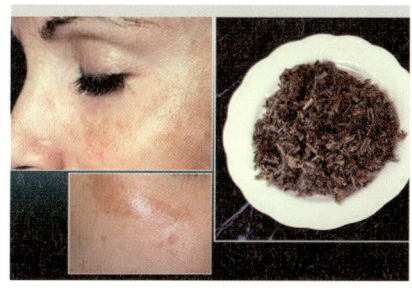

| 뽀루지 가라앉게 하는 효과가 있다

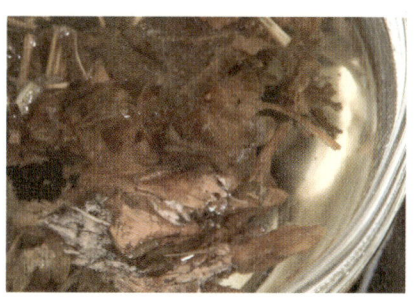

| 쑥 물을 우려낸 뒤

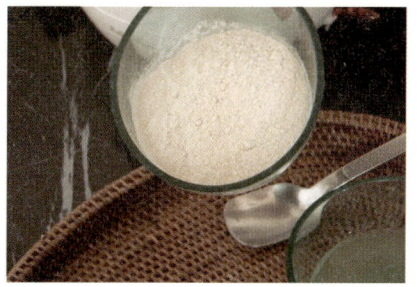

| 곡물가루 등을 섞어서

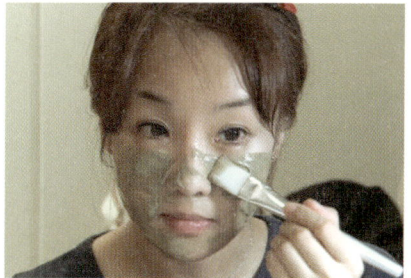

| 팩을 바른다

"흰 자는 모공 축소 효과가 많다고 하거든요? 계란 노른자는 탄력, 리프팅, 눈가 주름 예방에 좋은 거 같아요."

어느 가정에나 다 있는 계란과 오일 10방울이 탱탱 피부를 가꾸는 그녀만의 비법이다.

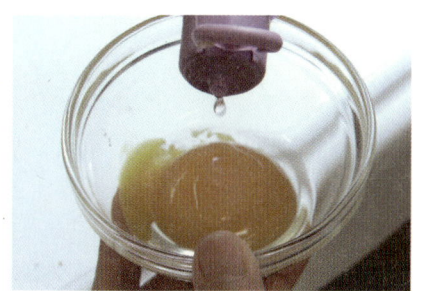

| 계란 노른자 팩

그녀는 각질제거 역시 천연재료를 이용한다. 흑설탕과 꿀을 섞은 스크럽, 하지만 주의해야 할 점이 있다.

"어떤 분들은 제가 이거 가르쳐 드렸더니 손으로 비비시는 거예요. 그러면 얼굴에 입자가 두꺼워서 상처가 날 수 있어요. 그렇게 하지 마시고 붓으로 살살 발라주고 30분 후 세안 하시면 돼요."

그런데 그녀가 이용하는 이 다양한 재료에는 공통점이 있었다. 바로 예로부터 내려오던 미용법이라는 것!

조선후기 여성들의 가정살림에 관한 정보가 총망라된 책 〈규합총서〉에는 서은경 씨가 쓰는 재료들이 명시돼 있다.

"〈규합총서〉의 면지법에 따르면 겨울에 얼굴이 트거나 상했을 때 계란 세 개를 술에 담가 두었다가 얼굴에 바르게 되면 트지 않을 뿐더러

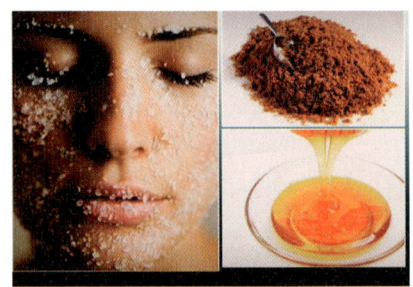
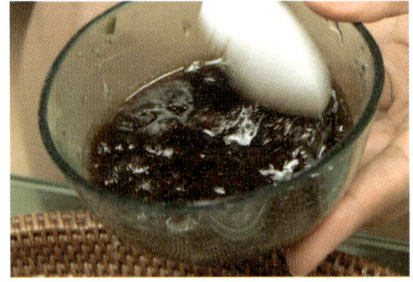

| 흑설탕 스크럽

김치시리얼과 천연 팩

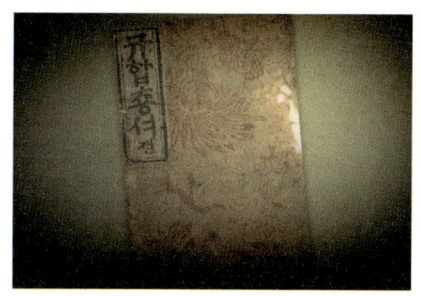 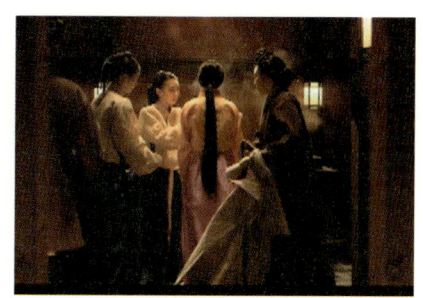

| 〈규합총서〉에서도 재료들이 기재되어 있다 | 궁궐의 궁녀들도 사용하였다

윤기가 나고 옥과 같이 변한다고 기록되어 있습니다."

김문호 박사 / 'ㄱ'한의원 원장

또한 궁궐의 궁녀들도 이와 비슷한 방법으로 피부 관리를 했다고 한다. 그렇다면 과연 이런 민간으로부터 쓰여온 천연 재료가 기적의 회춘 피부가 될 수 있을까?

우리는 시중의 화장품이 아닌 민간에서 쓰여 온 방법으로만 피부를 관리 했을 때의 변화를 실험해 보기로 했다.

먼저 미백에 효과적인 쌀뜨물과 탄력에 좋은 율무팩, 수분에 좋은 수세미와 인삼꿀물, 주름에 좋다는 운부고를 이용하여, 네 가지의 기능성 화장품을 만들어 보았다. 화장품과 비슷한 재질을 만들기 위해 아로마 테라피스트를 찾아 제작을 의뢰했다.

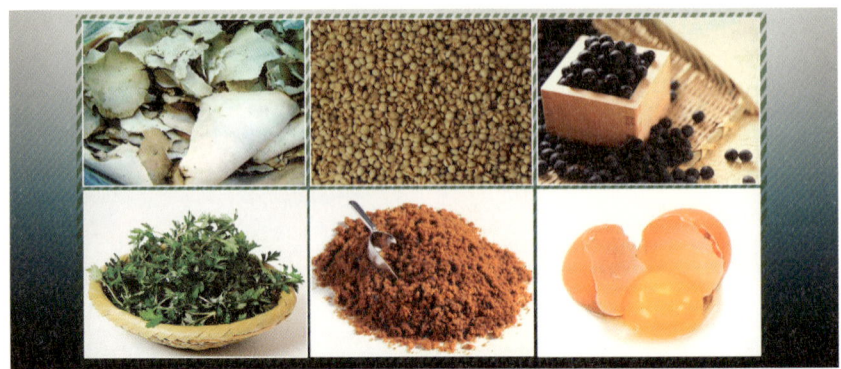

| 천연 화장품 재료들

　수세미 화장수. 살결을 투명하게 하고 보습에 효과적이라는 수세미 수액은 궁녀들에게 가장 사랑 받았던 화장품이라는데. 오이 크기 정도로 자란 수세미의 즙을 내 화장수처럼 사용하면 된다.

　황진이가 주로 사용했다는 인삼 꿀물 에센스. 피부 세포를 활력 있게 만들어 얼굴빛에 생기가 돌게 해준다.
　30~40대 주부들의 고민인 주름! 조선시대에는 운부고를 만들어 썼다고 하는데, 배 즙, 연근 즙, 생지황 즙과 소주를 1:1:1로 섞고, 생강즙과

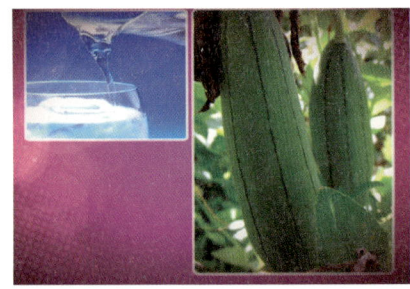

| 수세미

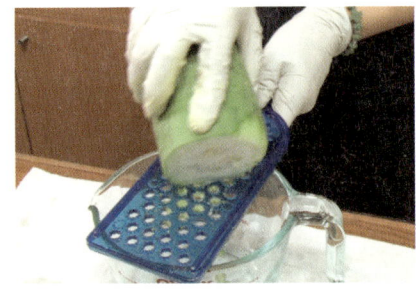

| 수세미를 갈아서 사용한다

물 3리터를 넣고 달이면 완성된다. 글리세린 대신 옛날부터 써 온 동백 기름을 넣어 크림처럼 만들었다.

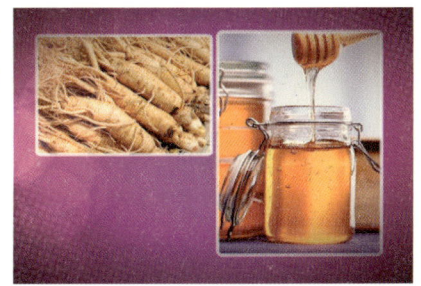

| 인삼

이렇게 천연재료 화장품 4종 세트가 완성이 됐다. 우리는 이 화장품을 가지고 피부 고민에 빠져 있는 두 명의 주부를 만났다.

먼저 정세인 주부는 최근 아들에게 엄마의 팔자주름이 할머니 같다는 충격적인 말을 듣고 피부에 대한 고민에 빠져 있었다. 고등학생 아들과 초등학생 아들을 둔 44세 박유나 주부도 피부 고민은 마찬가지. 우리는 이 두 명의 주부에게 기존화장품을 전혀 사용하지 않고 천연 재료로 만든 궁중 화장품 만을 사용하게 한 후, 일주일 동안 피부 변화를 관찰하였다. 7일 후, 병원에 모인 주부들.

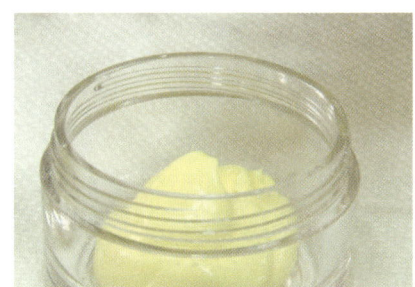
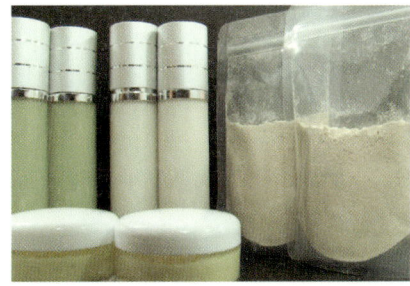

| 운부고 완성품

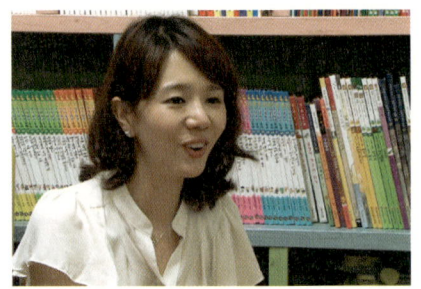
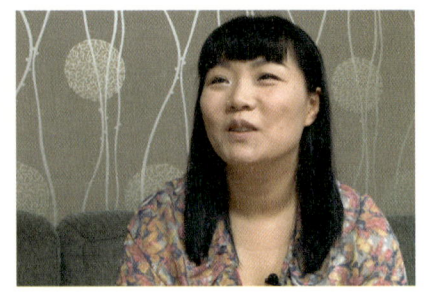

| 정세인 씨　　　　　　　　　　　| 박유나 씨

먼저, 평소 색소침착이 고민이었던 박유나 주부. 측정 결과 색소침착에 눈에 띄게 개선효과가 있었다. 피부 건조함과 탄력이 고민이던 정세인 주부의 피부는 일주일 사이 유·수분이 모두 증가했고, 특히 눈에 띄게 모공이 줄어드는 결과까지 가져왔다.

"이 분들이 부족한 부분을 천연 화장품이 채워줬기 때문에 다른 사람들보다 훨씬 더 좋은 결과가 있지 않았나 생각합니다. 일주일이라는 짧은 기간 동안 이런 결과를 가져왔기 때문에 장기적으로 사용하신다면 좀 더 드라마틱하고 확연한 결과가 나오지 않을까 예상할 수 있습니다."

윤성은 박사 / 'ㅂ'피부과 원장

아주 오래 전부터 쓰여 왔던 천연 재료들은 구하기 쉬울 뿐만 아니라 최근 고가의 화장에도 재료로 쓰일 만큼 그 효능을 인정받고 있다. 피부 회춘의 길은 많은 돈을 들여 쉽게 하는 것이 아니라 좋은 것을 알고 찾아서 자신의 힘으로 만들어가는 노력의 길인 것이었다.

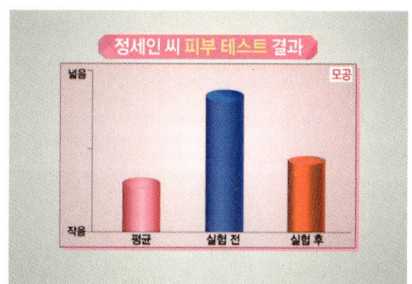

| 정세인 씨의 결과

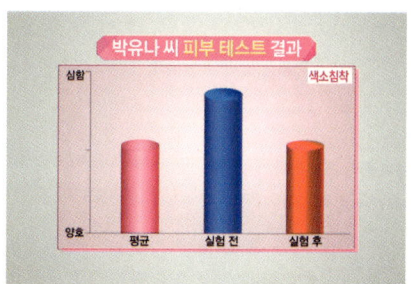

| 박유나 씨의 결과

닭발팩

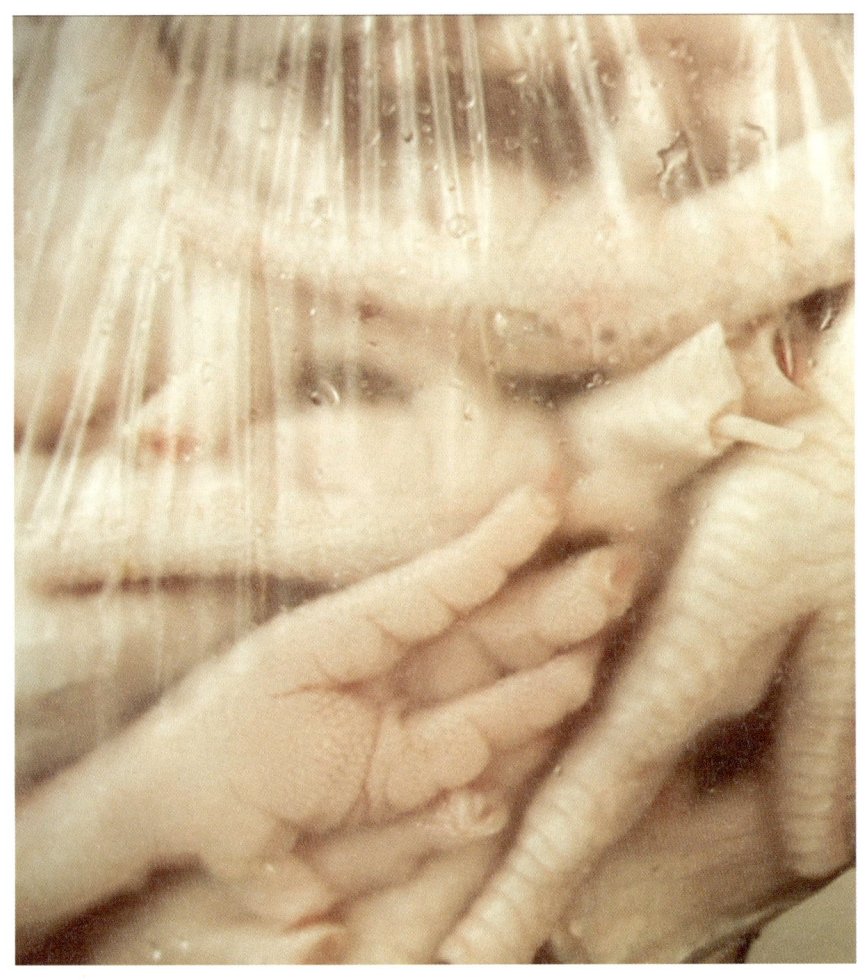

닭발로 피부를 지킨다!

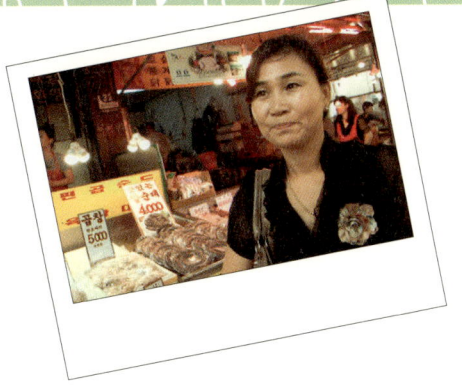

올 해 마흔둘의 김경옥 주부에게는 특별한 피부 미용법이 있다.

"닭발이에요."

사람의 피부 진피층 역시 90% 이상이 콜라겐으로 구성되어 있기 때문에 닭발, 족발 등에는 있는 끈적한 성분, 즉 콜라겐 성분은 노화를 막는 데 중요한 역할을 한다.

닭발이나 족발을 피부에 사용하는 것은 〈동의보감〉에서도 찾아 볼 수 있는데 노인의 얼굴을 광택 나게 하고, 얼굴 피부를 팽팽하게 하기 위해

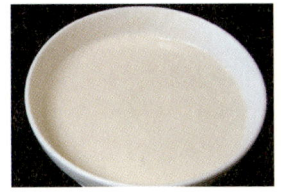
| 끓인 콜라겐

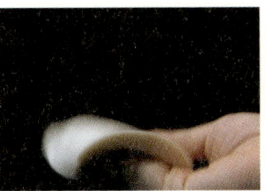
| 콜라겐 점성

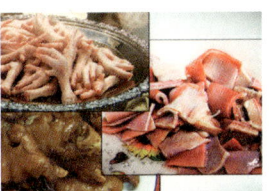
| 끓인 콜라겐

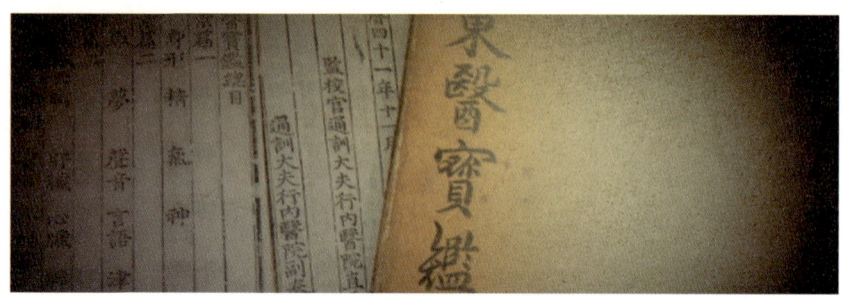

| 〈동의보감〉에 기록된 닭발을 사용한 피부관리법

돼지발기름을 썼다고 되어 있다.

그런데 도대체 닭발로 어떻게 피부관리를 하는 걸까? 우리는 김경옥 주부의 비법을 살펴보았다.

먼저 닭발을 깨끗이 씻어 다듬고, 냄비에 넣고 끓인다. 닭발의 살과 뼈가 무르도록 5~6시간 동안 삶아준 뒤, 살만 믹서기에 넣고 갈아주면 닭발팩 완성. 이 닭발팩을 피부에 발라준다.

"남들이 보기엔 혐오스러울 수 있어요. 그런데 저는 음식 중에서 좋아하는 것이 닭발, 돼지껍데기에요. 이걸 어떻게 하면 피부에 좋을까 해서 해본 게 닭발을 삶아 물을 내고 발랐는데 효과가 정말 좋았어요."

이 닭발팩 만으로도 놀라운 피부변화를 경험했다는 김경옥 주부. 과연 그녀의 말대로 닭발팩이 효과가 있을까? 우리는 일반인을 대상으로 닭발팩을 바르기 전과 후의 피부 변화를 측정해 보았다.

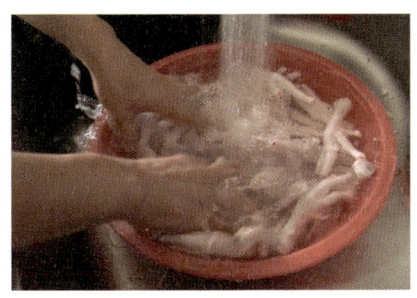
| ① 닭발 씻고

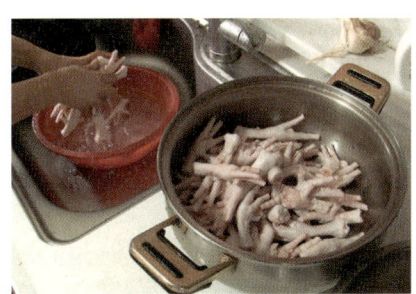
| ② 냄비에 담아

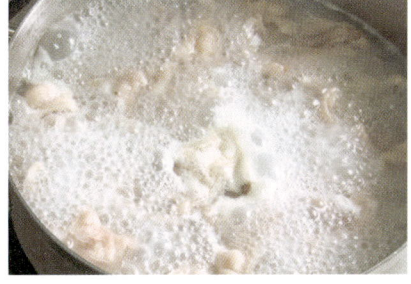
| ③ 삶아지는 닭발

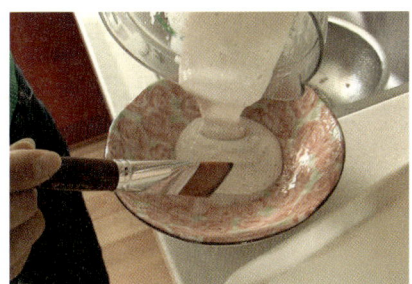
| ④ 갈아서 팩 완성

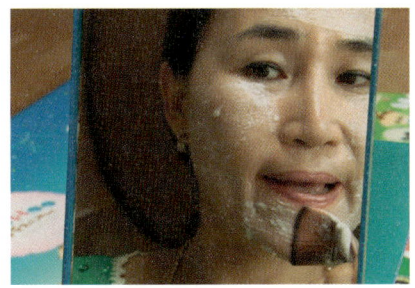
| ⑤ 팩 바르는 사례자

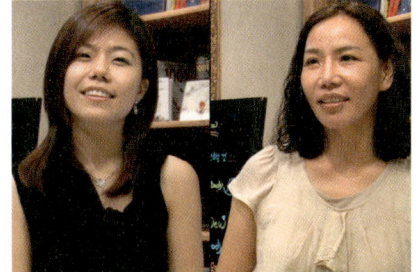
| 일반인 2명 참가자들

중건성 피부의 유형을 가지고 있는 30대 미혼 여성과 지성 피부의 유형을 가지고 있는 40대 주부. 닭 발 팩을 바른 뒤, 30분 후, 중건성 피부 타입인 30대 여성은 유분과 수분, 탄력도가 모두 증가했고 지성 피부 타

입인 40대 여성은 수분과 탄력도가 증가한 반면, 유분은 줄어들었다.

"제가 봤을 땐 탄력도에는 영향을 끼친다고 봅니다. 왜냐하면 노화가 되면 모공이 넓어지기 때문에 망가진 틈으로 유효한 성분이 침투할 수 있지요. 그러나 걱정되는 건 동물성 단백질이라 알러지 반응이 있을 수도 있다는 것입니다."

윤성은 박사 / 'ㅂ'피부과 원장

Chapter 08
관절염

약초술

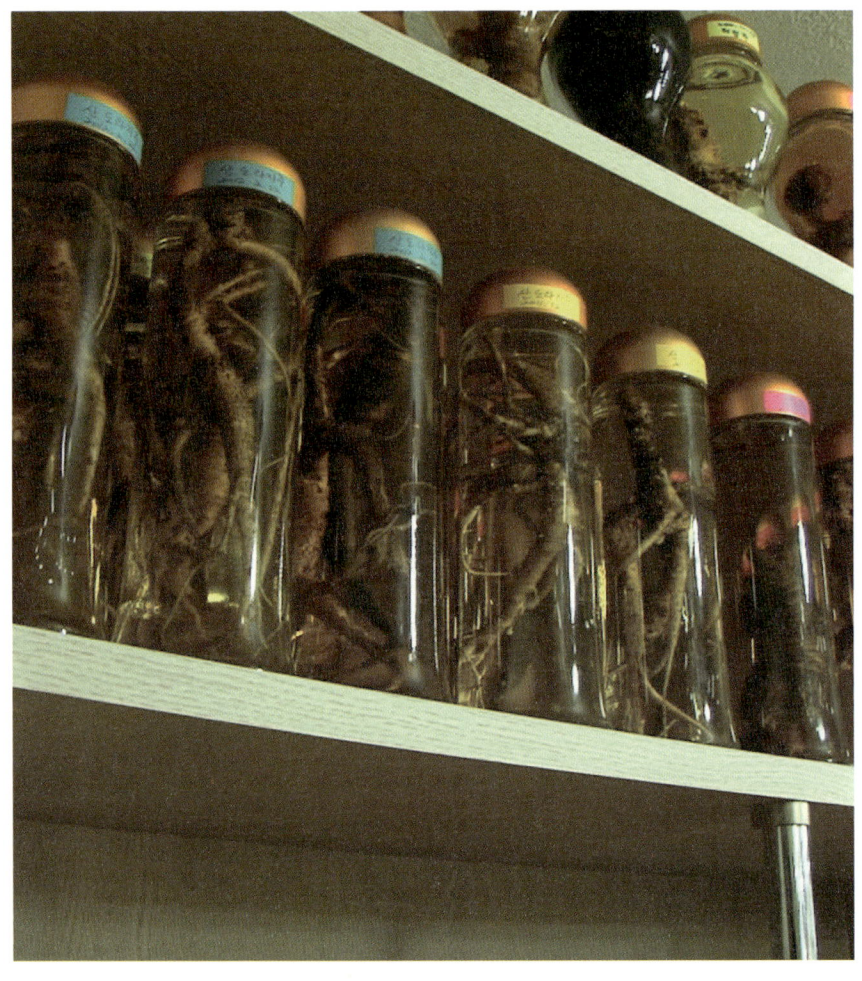

약초로 담근 술로
관절 건강을 얻다

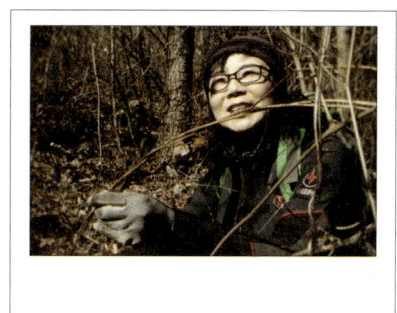

경상남도 고성군의 한 산. 이곳에 거의 모든 약초를 술로 만들어 먹는 사람이 있다. 약초 캐는 여자, 김태숙 씨!

그녀는 산 속에서 하수오를 캐고는 약초의 꽃이라는 산삼을 캔 듯 기뻐한다.

"이 하수오는 내가 볼 수 있다고 해서 볼 수 있는 것도 아니고, 산을 몇 개 넘어도 못 보는 날이 허다하거든요. 그런데 지금 잎, 줄기 다 떨어지고

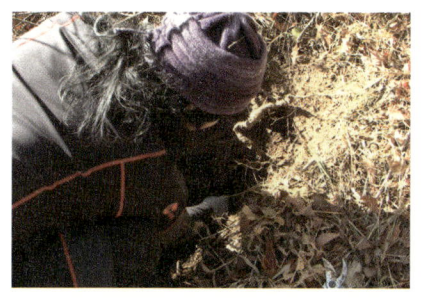

| 하수오 캐는 김태숙 씨

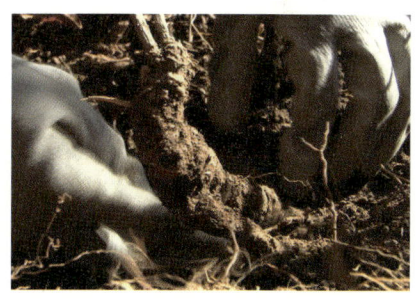

| 하수오 뿌리

없잖아요. 이 상태에서 하수오를 만난다는 것은 산삼을 만난 것처럼 그렇게 마음이 기뻐요."

쉽게 만나볼 수 없다는 하수오를 채취하기 위해 본격적으로 땅을 헤치기 시작하는 김태숙 씨. 줄기를 받치고 있는 뿌리가 서서히 모습을 드러내기 시작한다.

"하수오는 전설이 있어요. 옛날에 하수오라는 사람이 있었는데 이 약초를 캐서 먹고 160살까지 흰 머리가 까맣게 되면서 건강하게 살았다는 그런 전설이 있거든요."

드디어 모습을 드러낸 하수오 뿌리. 겨울에는 약초의 성분이 뿌리에 집중돼 약효가 더 좋다고 한다.

"이걸 껍질을 벗겨서 물로 달여 먹을 수 있고 술로 담가서 먹을 수 있어요."

술의 재료로 쓰일 하수오는 뿌리의 모양을 그대로 보존해야 한다. 어렵게 하수오를 채취한 후에는 씨방에서 씨앗을 뿌려주는 김태숙 씨. 약초를 채취하고 나면 항상 씨앗을 뿌려주는 것이 다음에도 귀한 약초를 얻을 수 있는 방법이라고 한다.

한참 뒤, 또 무언가를 발견한 김태숙 씨!

"단풍마예요. 이것도 뿌리를 약초를 쓰고요, 많은 사람들이 고혈압과 동맥경화에 좋은 효능 봤다고 얘기 많이 하시거든요."

한 시간에 걸쳐 조심스럽게 뿌리를 캐내는 모습은 흡사 유적 발굴단 같다.

"약초를 먹는 사람도 건강하지만 채취하면서 희열을 느끼기 때문에 채취할 때 더 건강해지는 것 같아요."

20년 가까이 약초를 찾아 다니면서도 여전히 약초를 한 가득 캘 때면 희열을 감출 수 없다는 김태숙 씨. 필요한 만큼 약초를 얻은 뒤엔 미련 없이 산을 내려온다고 한다.

산 인근에 위치한 김태숙 씨의 작업실. 작업실 안에는 엄청난 양의 유

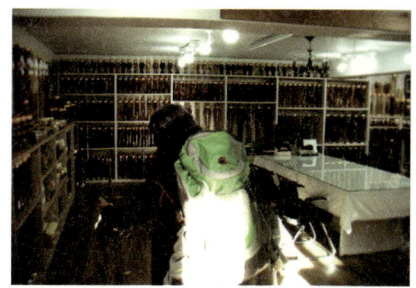

| 작업실

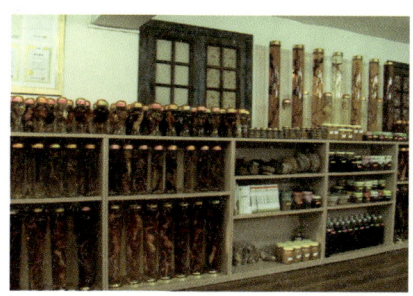

| 약초 술

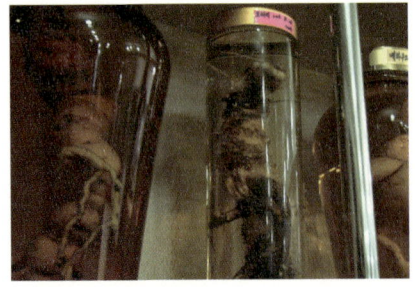

| 산도라지 술 (큰 병)　　　　　　| 산삼주

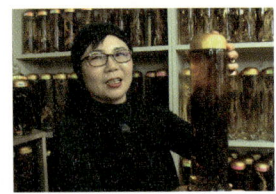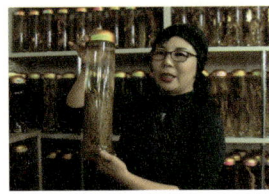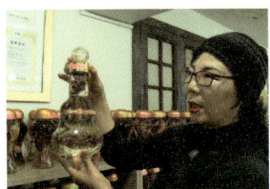

| 그 외 약초술 병들

리병들이 가득했다.

모든 병 안에는 하나같이 약초들이 자리하고 있었는데, 이것이 바로 약초를 술로 담가놓은 것이었다. 비슷한 듯하면서도 미묘하게 다른 매력의 약초들. 그 수만 해도 무려 700여 병 이상이라고 한다.

"제가 약초 생활을 하면서 채취한 약초들을 모아서 이렇게 술로 담가서 보관하고 있는 저의 보물창고에요."

나이를 짐작조차 할 수 없을 만큼 거대한 산도라지 술과 귀하다는 산삼주까지, 종류도 다양했다.

"약초의 황제 산삼, 산삼의 잎이 탈색이 되면서 그 성분을 밖으로 술로 우려내 주고 지금은 탈색이 돼서 이렇게 예쁜 백발을 하고 있어요. 그 옆에는 천연 비아그라인 야관문, 노린재, 동충하초, 산해박주예요. 노박덩굴 열매주 그리고 천마주예요."

끝없이 이어지는 그녀의 술 자랑. 그렇다면 이 많은 술 중에서 그녀가 가장 아끼는 술은 뭘까?

"여기 있는 이런 술들 정말 다 귀하고 내 자식 같은 그런 담금주들 이거든요. 그런데 그 중에서 이 산삼보다도 제가 더 아끼는 술이 하나 있어요."

"이게 제가 20년 동안 약초 생활하면서 한 번 밖에 못 만났어요. 저한테는 산삼보다 귀하죠. 겨우살이 술이에요. 참나무 겨우살이가 많이 알려져 있는데 이것은 소나무 겨우살이죠."

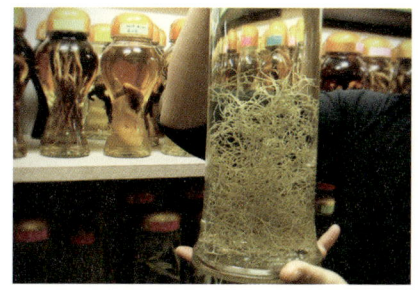 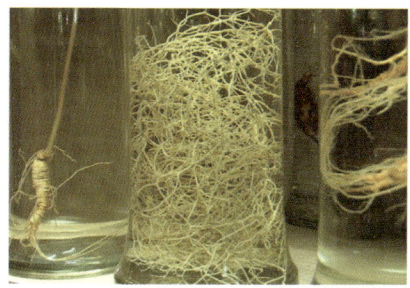

| 소나무 겨우살이(송라) 술 병

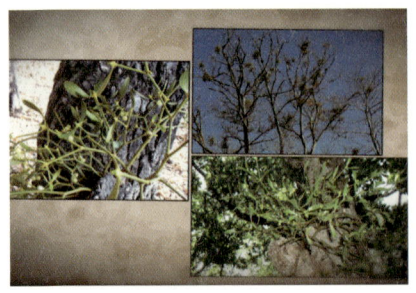 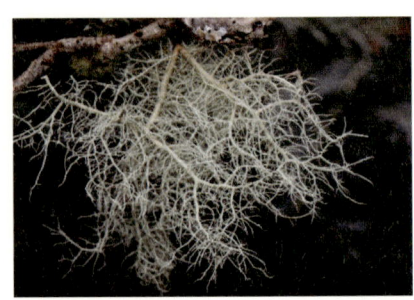

| 참나무 겨우살이 | 소나무 겨우살이

나무에서 기생하는 식물인 겨우살이. 주변에서 일반적으로 보게 되는 것은 참나무에서 자라는 참나무 겨우살이인데 그에 비해 소나무 겨우살이는 약초를 찾아 다니는 사람들 사이에서도 평생 한 번 볼까 말까 한 희귀한 약초로 꼽힌다.

'송라'라고도 불리는 소나무 겨우살이는 한방에서는 심장을 강하게 하고, 기침을 멎게 하는 데 사용한다고 한다.

이처럼 제각기 약효가 다른 만큼 어느 하나 귀하지 않은 것이 없다는 김태숙 씨. 그녀는 왜 이토록 약초 술에 집중하는 것일까.

"관절염으로 다리가 아팠었어요. 그런데 병원에 가 봐도 별 이상이 없다는데, 관절이 너무 안 좋아서 3층을 올라갔다 내려갔다 하는 게 너무 힘든 거예요. 그러니까 밖에 나들이를 간다, 놀러 간다는 것은 더더욱 힘든 상황이었죠."

한때 극심한 관절 통증으로 걷는 것조차 힘들었다는 김태숙 씨. 지금처럼 험한 산도 가뿐하게 넘을 수 있는 것은 모두 약초 술 덕분이라고 한다.

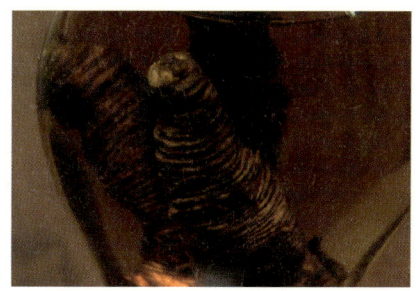

| 잔대술

그렇다면 그녀가 건강을 되찾을 수 있도록 도와준 약초 술은 이 많은 술 중, 어떤 것일까?

"이거! 제가 제일 좋아하는 잔대주예요."

김태숙 씨에게는 건강한 삶을 선물해준 은인과도 같은 존재라는 잔대술. 값 비싸고 귀한 다른 약초 술보다도 더 깊은 애착을 보였다. 평소엔 술을 못하는 그녀가 이 약술을 마시는 이유는 술이라기보다 약이라고 생각하기 때문이다.

"이건 술이 아니고 우리 몸을 좋게 해주니까, 술이 아니고 약이에요."

그녀에겐 약이 된다는 술. 매일 밤 꼭 한 잔씩 챙겨 마시는 것이 건강유지 비법이라는데. 게다가 향도 좋아 맛과 약효를 동시에 잡을 수 있다고 한다.

김태숙 씨의 약초술 담그는 법

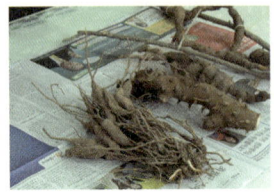
| 오늘 캔 약초들

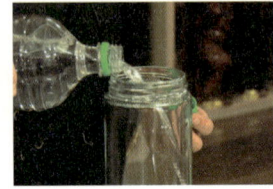
| 술을 붓는다

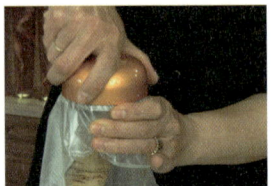
| 밀봉한다

김태숙 씨는 약초를 캐서 바로 담그기보다 말려서 담그는 것이 그녀만의 비법이라고 한다. 이렇게 2~3일 정도 말려놓은 약초를 25도 이상의 술에 담그기만 하면 약초 술이 완성된다. 여기서 중요한 한 가지! 술과 약초의 성분이 날아가지 않도록 입구를 꼭 막아야 한다는 것.

이렇게 술을 담근 뒤 최소 6개월 이상 지나면 약효가 우러나기 시작한다고 한다.

그런데 문득 떠오르는 의문 하나, 왜 꼭 술이어야 하는 것일까?

"약초를 그때그때 달여 먹는 것은 그때 채취해야 달여 먹을 수 있잖아요. 그런데 술로 담가놓으니까 내가 6개월 후에 필요하든, 1년 후에 필요하든 언제든지, 필요할 때 먹을 수 있으니까 편해요. 약성이 잘 우러난다든지 독성이 없어진다든지 그러한 법제의 과정이기도 하고요. 또 흡수가 빨라서 효능이 좋아지니까요."

술로 담그면 약효가 좋아진다?

"알코올 자체가 음식물의 소화흡수를 촉진하고 혈류를 확장시켜서 빠르게 움직이게 하기 때문에 증가된 혈류현상으로 인해서 약초에 있는 약리작용도 더 빠르게 나타나는 것으로 볼 수 있습니다. 하지만 주의할 점이 있습니다. 역시 술의 흡수 작용이 사람에 따라 개인 차이가 많이 있기 때문입니다. 약초 자체의 함량은 적을지라도 이것이 술과 함께 섭취할 때는 그 작용이 증폭되는 경우가 아주 많습니다. 따라서 사람에 따라 약효가 다르게 나타나는 약초 술을 너무 몸에 좋다고 해서 과음하기보다는 사람에 따라 효과가 다르게 나타나기 때문에 적정량 안전하게 드시는 것이 바람직하겠습니다."

조성연 스포츠의학 전문의

아교

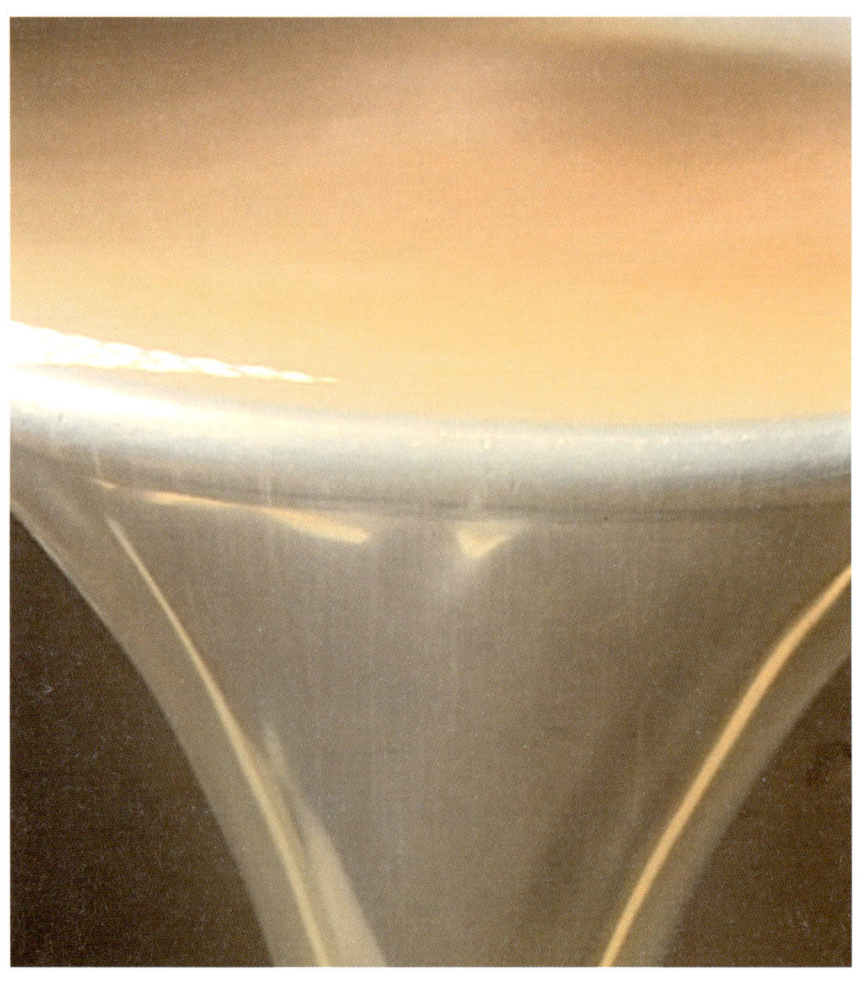

당나귀 가죽으로 만든
아교로 건강을 되찾다

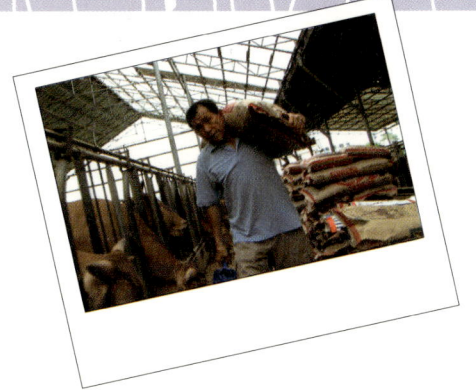

경기도 이천에 위치한 한우 농장. 바로 이곳에 극심했던 관절염 통증을 별난 방법으로 이겨냈다는 주인공이 있다. 그 주인공은 바로 김기영 씨다. 지금 그의 걸음걸이는 힘찬 기운마저 느껴진다.

"지금은 많이 건강해졌어요. 하지만 2006년도에 관절염이 와서 고생을 많이 했어요."

평소 잔병치레 없이 건강하던 그에게 아무런 예고도 없이 찾아왔다는 관절 통증.

"처음엔 몰랐는데 나이가 60을 넘어서니까 아프기 시작했어요. 고속버스 타고 쪼그리고 앉았다 일어나서는 푹 주저앉았어요."

평소 건강을 자신했다는 김기영 씨. 퇴행성 관절염은 20년 동안 운영하던 젖소 목장마저 놓아버리게 했다.

"젖소는 풀도 베어주고, 젖도 짜야 하고 일이 많아요. 하루에 수백 번을 쪼그렸다 앉았다 하니까 퇴행성 관절염이 온 거예요."

하루 이틀 아프다가 괜찮아지겠지 하는 생각으로 무심히 넘겼다는 무릎 통증. 그런데 그것이 병을 악화시키는 큰 원인이 됐다.

"여기에 물이 차서 주사기로 빼고 그랬어요. 그래서 누가 침 맞으면 좋다고 해서 침도 맞아보고 했죠."

그 아픔을 누구보다 잘 아는 건 그의 아내였다. 남편보다 일찍 관절 건강에 적신호가 켜졌다는 아내 박명순 씨.

"관절이 갑자기 아파서 수족을 못 쓰니까 3년을 업고 뛰었어요. 3년 업고 다니는데 울기도 많이 울고 너무 잘해줬어요. 다른 사람 같으면 그렇게 업고 다니기가 힘들었어요."

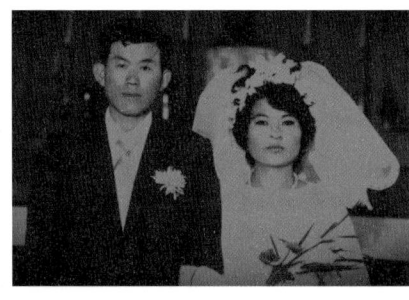
| 결혼 사진

결혼 후 스물여덟의 어린 나이에 찾아왔다는 류마티스 관절염. 일상생활조차 불가능할 만큼 그 당시 상태가 심각했지만, 남편의 지극정성은 아내의 관절 통증마저도 잊게 했

다고 한다. 하지만 결국은 고된 농장 일로 남편과 함께 퇴행성 관절염을 진단받게 된 것이다.

관절염 진단을 받았을 당시, 부부의 관절 건강은 연골이 심각하게 손상된 상태로 수술이 불가피했다. 그러나 욱신욱신 쑤시는 통증에도 당장 눈앞의 농사일 때문에 쉽게 결정할 수 없었다고 한다. 하지만 시간이 흘러도 쉽게 사라지지 않는 관절 통증으로 결국 부부는 큰 결심을 하게 됐다. 양쪽 무릎에 인공 관절을 이식하는 수술을 하기로 한 것이다.

"인공관절 수술은 내가 먼저하고 안식구도 양쪽 다 수술을 했어요. 사는 것도 잉꼬부부, 아픈 것도 똑같이 아파요."

인공관절 수술이란 관절염으로 손상돼 버린 관절의 연골 부분을 모두 절제하고, 특수 금속으로 제작된 인공관절을 삽입하는 수술이다.

"인공관절을 하고서도 수술을 잘 했다 했는데 한쪽 다리도 아팠어요.

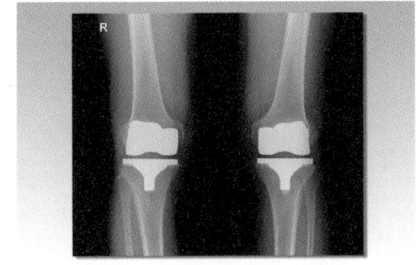 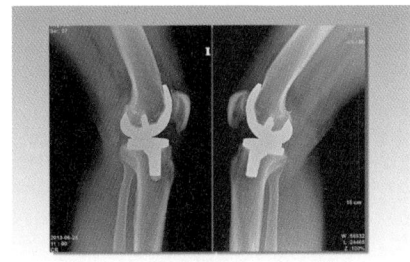

| 인공 관절 수술 후 엑스레이

힘든 농사일을 여러 가지 하다 보니 아파서 주사도 맞고 약도 맞았는데 별로 효과가 없었어요."

"인공관절을 해야 할 정도의 환자라면 수술을 해도 다른 힘줄이나 다른 구조들, 근육들이 완전히 새로운 무슨 로봇이나 인조인간처럼 바뀌는 것이 아니기 때문에 당연히 그 관절에 무리가 오고, 그로 인한 통증이나 부종이 발생할 수 있습니다."

안태선 정형외과 전문의

인공관절 수술 후에도 무리한 농사일로 더욱 심각해진 무릎 통증. 그 위기의 순간에 부부의 관절 건강을 되찾게 해준 귀한 식품을 만날 수 있었다고 한다.

쫀득해 보이는 질감과 반투명한 빛깔이 마치 묵처럼 생긴 이것. 간장까지 뿌려 먹는 정체불명의 이 음식은 무엇일까?

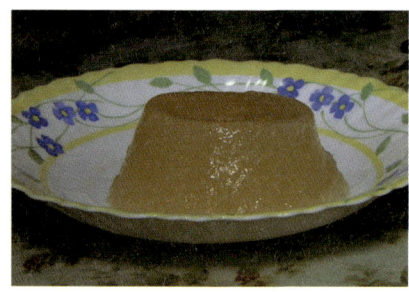
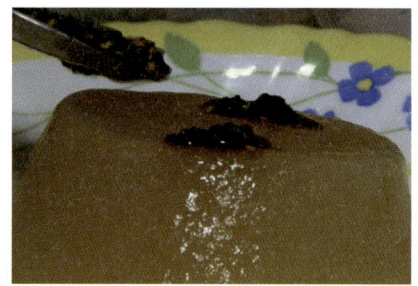

| 그릇에 담아 간장을 뿌려 먹는다

"이게 내 무릎 관절 낫게 한 음식이에요. 이게 짐승으로 만든 건데, 아교라는 거예요."

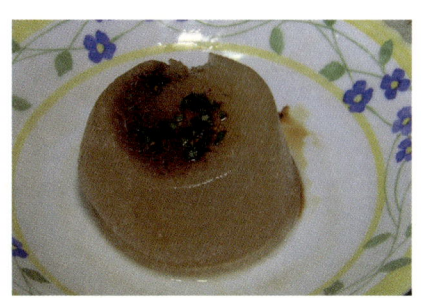

| 당나귀 가죽 푸딩

묵처럼 생긴 이것은 아교. 부부는 이 음식으로 퇴행성 관절염을 극복할 수 있었다고 말한다. 그렇다면 부부의 관절 건강을 되찾게 해 준, 동물로 만든 아교는 대체 무엇일까?

아교의 실체를 확인하기 위해 조심스럽게 작업 과정을 지켜보았다. 뭔가 검은색을 띠고 있는 동물의 펼쳐진 한 부분! 김기영 씨는 이것을 매우 세심하게 반나절을 꼬박 정성스럽게 손질하고 있었다. 이렇게 해야 비로소 아교를 만들 수 있는 재료가 완성된다는 것이다. 깨끗하게 손질 된, 하얀 속살을 드러낸 아교의 재료, 과연 이것의 정체는 무엇일까?

"이건 당나귀 가죽이에요."

아교의 '교'란 소, 돼지와 같은 동물의 가죽이나 사슴의 뿔을 말하는데, 그 중에서 당나귀의 가죽을 으뜸

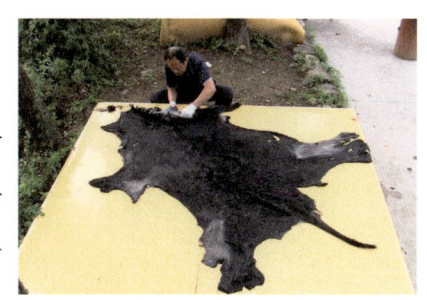

| 당나귀 가죽

209

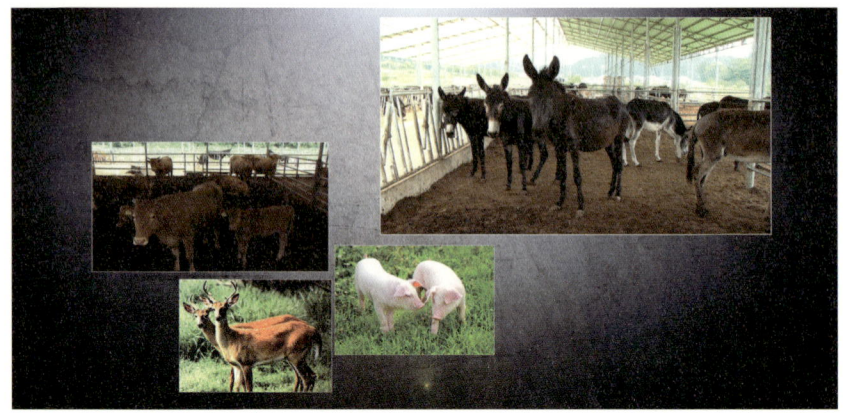

| 소, 돼지, 사슴, 당나귀

으로 치는 이유는 따로 있다고 한다.

"실제 영양학적으로 뛰어나다는 부분이 계속 입증되고 있는데 그뿐만이 아니고요. 당나귀는 소와 돼지와는 다르게 검은 색깔입니다. 그런 색깔을 갖고 있는 짐승이라면 그 에너지가 수렴시키고 안정시키고 진정시키는데 탁월하다는 의미가 있고요. 원래는 그만큼 소수 특권계층들만 먹을 수 있는 약재였습니다."

임규성 한의사

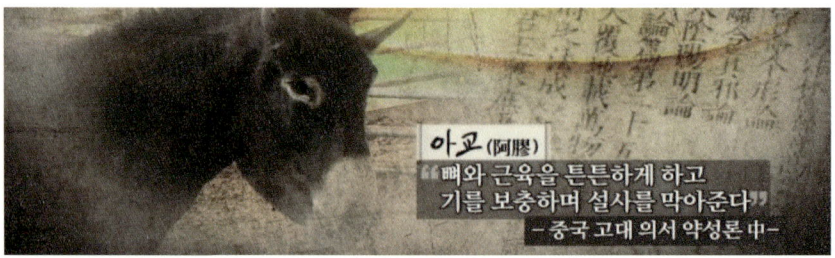

| 중국 고대 의서 〈약성론〉에 기록된 아교의 효능

김기영 씨 부부의 퇴행성 관절염을 극복할 수 있게 해줬다는 '아교'. 우리는 전통고서에서 아교의 실체를 확인할 수 있었다.

당나귀 가죽으로 만든 아교! 그 역사는 약 2천 년 전으로 거슬러 올라간다. 예로부터 뼈와 근육 등 관절 건강에 효험이 좋다고 알려져 있다.

아교 만들기

그렇다면 아교란 어떻게 만들어지는 것일까? 당나귀 한 마리에서 나오

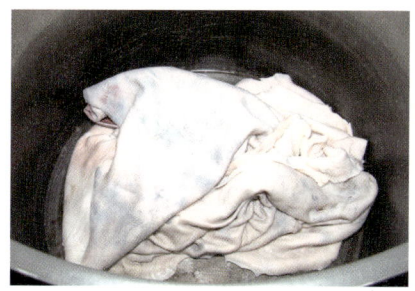

| 손질된 가죽 펼치고, 통 속에 넣고

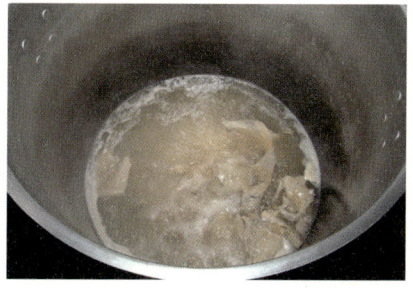

| 이틀 동안 끓이고

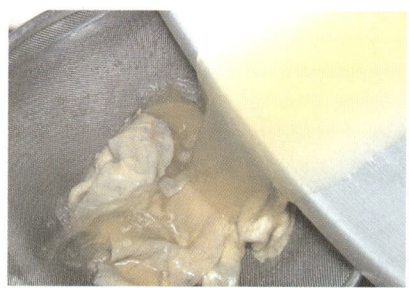

| 걸러내면

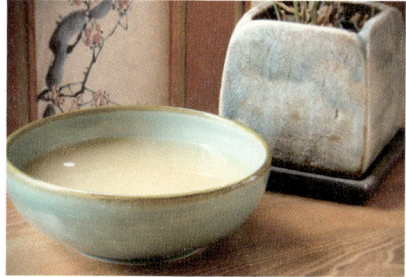

| 아교가 완성된다

는 가죽은 약 6~8kg 정도. 3년 이상 된 당나귀만을 사용한다. 손질된 가죽을 통에 넣고 100리터 이상의 물을 부어 우선 팔팔 끓이기 시작한다.

"아교 만들기까지 4일이 걸리는데 완전히 졸여서 이만큼 나와요. 2리터 되게끔 달이거든요, 묵처럼 굳어집니다."

첫날 하루는 강 불에서, 그리고 삼 일째 까지는 약 불에서 달여 줘야만 완성된다는 아교. 다른 첨가물 없이 오로지 물과 당나귀 가죽만을 이용해 만들어진다. 이렇게 나흘째가 되면 소량의 가죽만이 남게 된다. 100리터 이상 물을 부어 끓인 아교는 고작 1.5 생수병으로 두 병 정도 밖에 나오지 않을 정도로 시간과 정성이 들어간다. 때문에 한 방울 한 방울이 귀하지 않을 수가 없다. 예로부터 중국에선 이 당나귀 아교의 가치를 녹용이나 인삼만큼 높이 샀다고 한다.

그렇다면 과연 아교는 관절 건강에 어떤 영향을 주는 것일까?

"관절에 통증이 생기거나 만성 소모성 질환, 즉 관절염 중에서 퇴행성 관절염의 경우에는 말라비틀어진 겁니다. 말라비틀어지다 보니까 거기를 채워줘야겠죠. 그 부족한 부분을 채워준다, 정을 채워주고 혈을 채워준다는 의미에서 아교는 관절염, 관절 통증에 유효하다고 볼 수 있습니다."

오철 한의사

아교 먹는 법

당나귀 아교로 힘든 무릎 통증을 잊게 됐다는 김기영 씨 부부. 이들 부부가 아교를 먹는 방법은 여러 가지다.

"묵처럼 얼었던 걸 데워서 약처럼 먹기도 합니다."

약간만 얼려 묵처럼 떠먹기도 하고 따뜻하게 살짝 데워 차처럼 마시기도 한다는 것이다. 매일 아침, 저녁으로 부부가 마신다는 당나귀 아교. 그 맛이 궁금해진다.

"누린내 안 나요. 곰탕은 안 먹어도 이건 잘 먹어요."

관절 건강을 지키기 위해 좋다는 자연 치유방법을 총 동원했었다는 부부. 그 종지부는 둘째 아들이 권한 아교가 됐다.

"처음엔 이거 먹고 나을까 했는데, 한 번 두 번 먹으니까 무릎도 부드럽고 몸이 가뿐한 걸 느꼈어요. 한 달 먹으니까 통증도 덜하고, 먹은 후로는 활동이 편해졌어요. 일도 몇 곱을 더 한 거지요."

반신반의하며 복용하기 시작한 아교. 그러나 그 효험은 기대 이상이었다. 병원에서 받아온 통증약도 더 이상 찾지 않게 된 것이다.

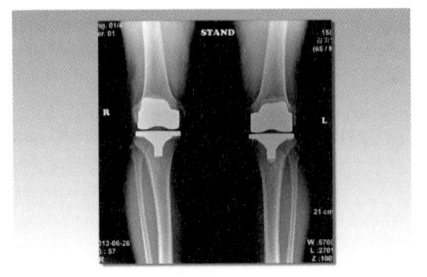 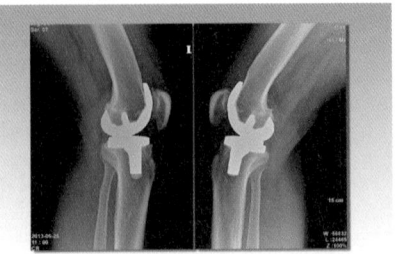

| 현재 엑스레이 사진

"뻐근하고 아프니까 약을 먹었는데, 지금은 안 먹는 편이에요."

비슷한 시기에 부부에게 찾아온 퇴행성 관절염. 인공관절 수술 후에도 이따금씩 찾아오는 관절의 통증 때문에 마음고생, 몸 고생이 심했던 부부. 하지만 이제는 고된 농사일도 어려움 없이 해내고 있다. 이들은 현재 관절의 통증을 잊은 게 모두 아교의 힘이라고 굳게 믿고 있었다.

그렇다면 정말, 이들 부부가 느끼는 것처럼 당나귀 가죽으로 만든 아교를 먹은 김기영 씨의 무릎 관절에는 이상이 없는 것일까?

엑스레이를 찍어보니 그의 무릎에 장착돼 있는 인공관절이 또렷하게 보인다.

"근력도 좋고 환자 자신이 통증도 느끼지 않고 무릎의 운동 반경도 거의 정상에 가깝습니다. 인공관절 후 농사일을 하는 게 쉽지는 않은

데, 상태는 상당히 양호한 거죠."

전용범 정형외과 전문의

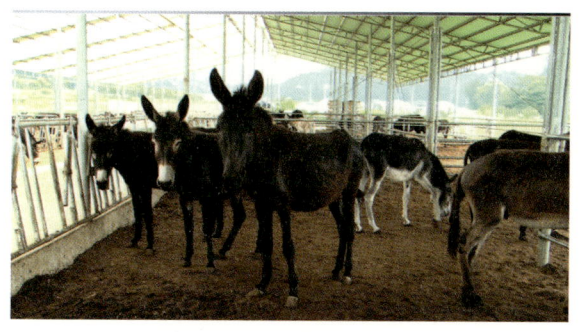

감귤껍질

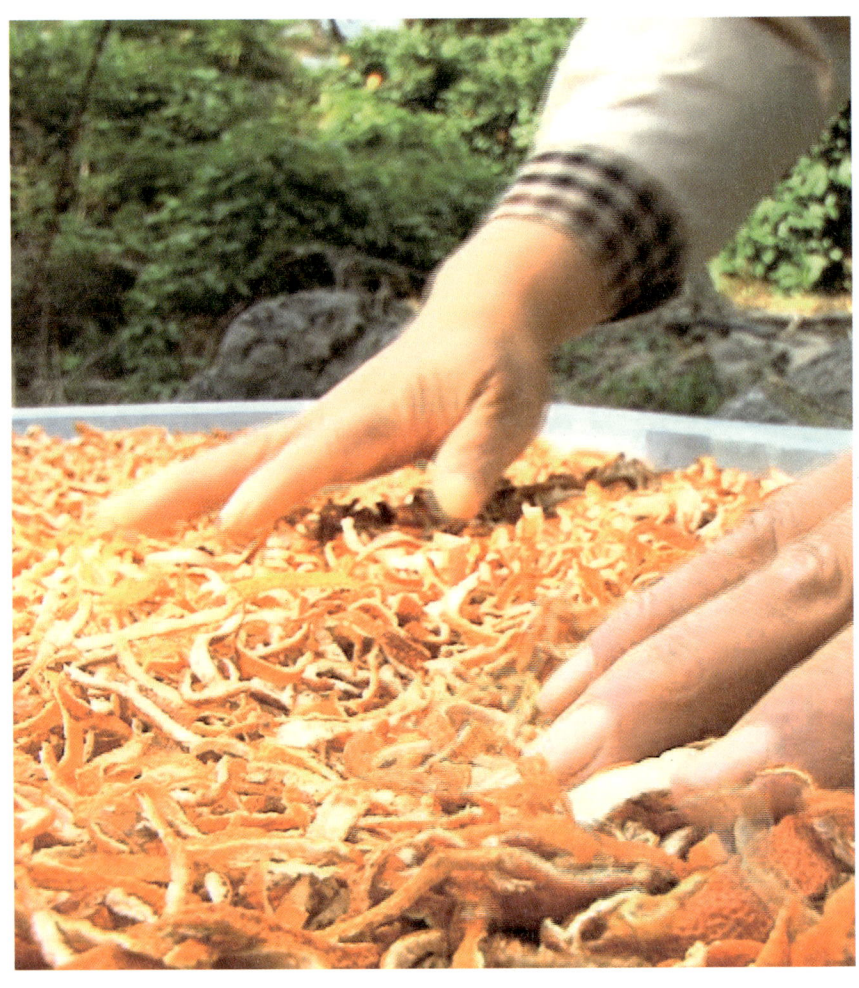

제주도 감귤로
관절 고통을 잊다

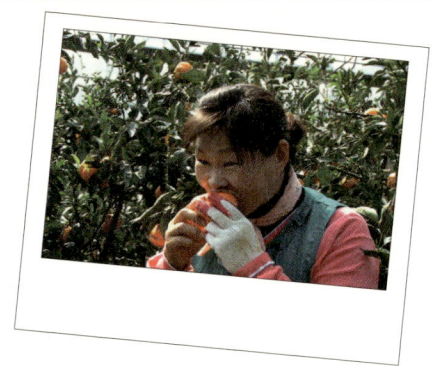

발을 내딛는 곳마다 그림 같은 비경이 펼쳐지는 곳 제주도. 금색 귤이 주렁주렁 달려있는 서귀포의 한 마을에 감귤로 건강을 찾은 사람이 있다. 그는 귀농한지 10년 된 윤순자 씨다. 제주도가 좋아 이곳으로 내려와 귤 농사를 짓기 시작했다는 윤순자 씨 부부의 결실이 탐스럽게 익어가고 있다.

내륙에 비해 겨울이 따뜻한 제주에서 생산되는 감귤은 조선시대 임금에게 진상됐을 정도로 귀한 대접을 받았는데 그 영양가 또한 풍부하다고 한다.

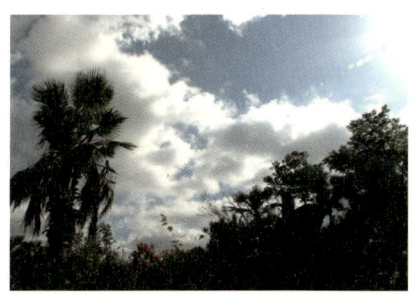

| 제주도 풍광

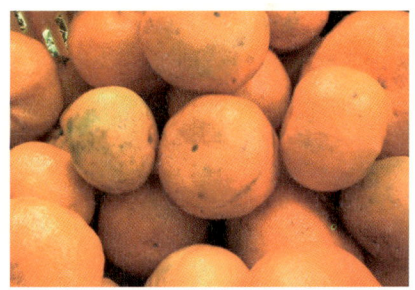

| 귤

"감귤에는 우리가 흔히 알고 있는 비타민C가 많이 들어있어 피부, 혈액 순환에도 좋고, 면역 증진에도 도움이 됩니다. 비타민A라고 해서 결핍되면 야맹증이 올 수 있는 성분인데 인에 비해 높은 칼륨이 들어있어서 고혈압 환자에게도 도움이 될 수 있습니다."

이윤경 제주대 식품영양학과 교수

위암과 감귤의 상관관계

또한 제주도민의 낮은 위암 발생률이 감귤 섭취에서 기인한 것이라는 흥미로운 연구결과도 있었다.

이곳 제주에서는 귤나무 몇 그루만 있으면 자식을 대학까지 보낼 수 있다 하여, '대학나무'라고 부를 정도인데, 오늘의 주인공은 이 귤과 어떤 사연을 갖고 있는 것일까?

"옛날에 얼마나 힘들었냐 하면, 앉았다가 일어나질 못했어요. 얼마나 아팠는지 꼭 이렇게 무릎을 꿇고 이렇게 잡고 일어나야 했어요."

40대 초반의 나이에 퇴행성 관절염을 진단받았다는 윤순자 씨.

뼈와 뼈 사이의 연골이 닳아서 발생하게 되는 퇴행성 관절염. 노화 현상의 하나로, 연골이 마모되어 움직일 때마다 극심한 통증을 동반하게 된다.

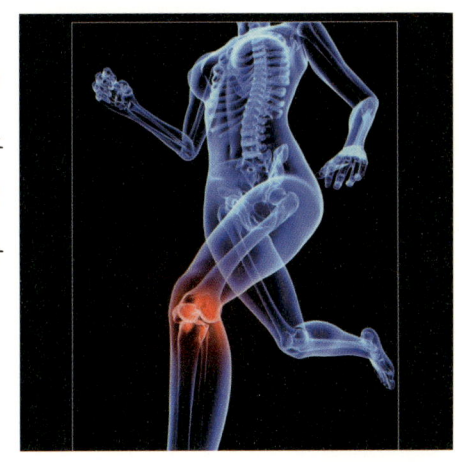

| 퇴행성 관절염

처음엔 대수롭지 않게 여겼던 관절 통증. 그러나 시간이 지나면서, 계단을 내려오는 일조차 버거워졌다는데. 뼈마디가 쑤시는 통증 때문에 잠 못 이룬 날이 많았다고 한다.

"밭농사할 때는 너무 아파서 거의 못했어요. 쓰러진 적도 있었어요. 119 불러서 간 적도 있을 만큼요. 그래서 관절염이 굉장히 무서운 거구나 그때 실감했었죠."

그 당시 천직이라 믿고 있는 농사일을 내려놓게 될까 봐 두려웠다는 윤순자 씨. 그런데 귤로 관절의 건강을 되찾았다는 것이다. 도대체 어떤 비법으로 그것이 가능했을까? 남다르게 먹는 법이 있는 걸까?

219

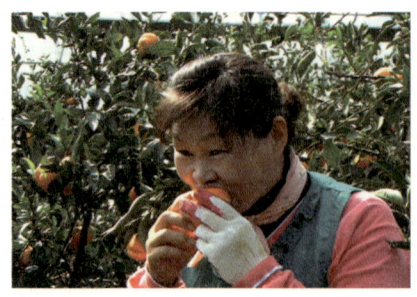
"전 귤을 껍질째 먹어요. 제가 건강해진 비결 중에 특별히 약 먹거나 한 건 없거든요. 다른 사람과 다른 건 껍질째 먹는 거 그것밖에 없어요."

| 껍질째 귤 먹는 주인공

껍질째 먹는 귤로 관절염을 고쳤다?

관절에 약이 되는 귤 껍질

흔히 귤의 과육만 먹고 껍질은 그냥 버리는 것이 일상적이다. 그런데 윤순자 씨는 껍질이 바로 보약이라고 한다. 도대체 귤 껍질에는 어떤 성분이 들어있는 것일까?

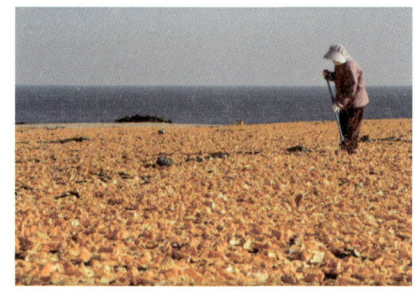
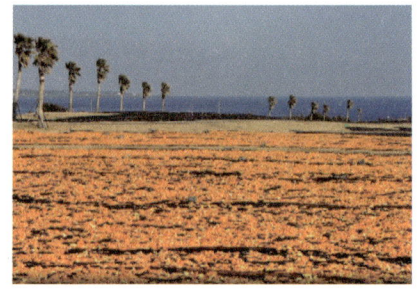

| 방목장 귤 건조 사진

"〈동의보감〉에서 귤 껍질을 귤피라고 합니다. 귤피는 기가 체한 것을 풀어주고, 소화기능을 풀어주고 기침과 가래와 같은 담을 없앤다고 되어 있습니다."

장형석 한의사

그래서 귤을 수확하는 때가 되면, 넓은 목장에 대량의 귤 껍질을 건조시키는 진풍경이 펼쳐진다는 제주. 귤 껍질은 사료나 약재로 쓰인다.

윤순자 씨도 감귤 껍질을 귤과 함께 먹을 뿐만 아니라 다양하게 활용하고 있었다.

"무청 만들려고 겨울 무를 솎았어요. 여기에 귤 껍질을 썰어서 넣어요. 귤 껍질이 들어가면 맛이 훨씬 깊고, 풋내가 안 나요. 맛이 굉장히 깊어요."

감귤 껍질과 감귤 즙을 넣어 만든 무청 김치를 비롯해 윤순자 씨네 식탁엔 귤 껍질이 빠지지 않는다고 한다. 오독오독 씹히는 질감이 좋을 뿐

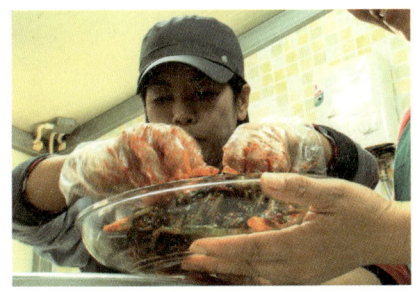
| 그릇에 김치 담고

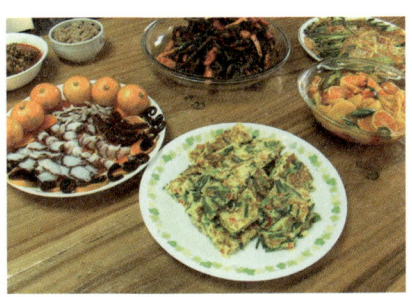
| 귤로 차린 밥상

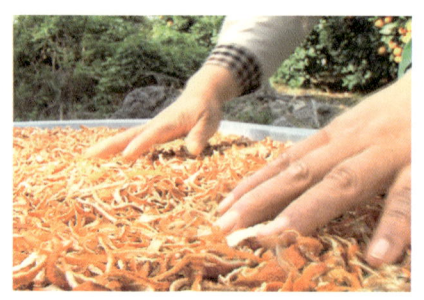
| 밭에서 껍질 말리는 사례자

만 아니라, 요리를 했을 때 맛과 색이 살아난다는 감귤 껍질!

윤순자 씨는 이렇게 생 귤 껍질을 사용할 뿐만 아니라 볕이 좋은 날이면, 귤 껍질을 이틀 간 바짝 말려 식재료로 사용한다.

말린 귤 껍질은 오래 될수록 그 향이 더 구수해진다고 하는데. 밭일을 마치고 집에 돌아오면 늘 이렇게 귤 껍질차를 따뜻하게 마신다.

그렇다면 윤순자 씨는 껍질째 귤을 먹으며 몸에 어떤 변화를 느낀 것일까?

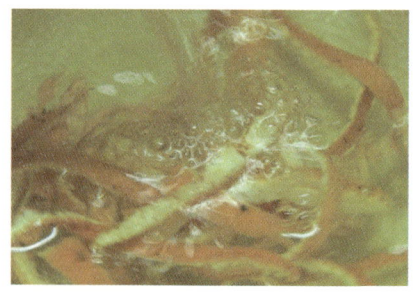
| 진피차 만들어 마시는 주인공
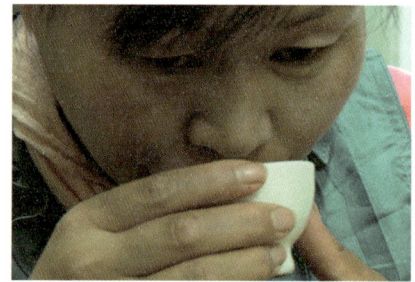

"잠도 자기 힘들고, 일상생활하기 힘들 정도로 아팠는데 그때부터 집중적으로 먹었어요. 저희한테 제일 흔한 귤 껍질을 말려서 차로 마시고 빻아서 음식에 넣고 집중했었죠. 다른 약을 먹지 않았는데, 허리 관절도 안 아파지고 어느 순간 씩씩해져 있더라고요. 저는 그 효능을 본 것 같아요."

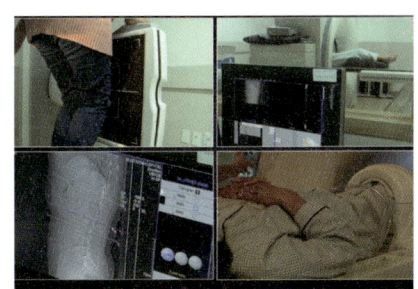

퇴행성 관절염으로 무릎을 펴기도 힘들었다는 윤순자 씨. 현재의 관절 상태는 어떤지, 정밀검사를 통해 알아보았다. 그런데 결과는 놀라웠다.

| 검사 하는 주인공

"일반적인 엑스레이에선 관절염 초기 정도 소견을 보이고요, 골밀도 검사도 시행했는데 같은 연령대에 비해서 상위 5%인 20~30대 젊은 층의 골밀도보다 더 좋은 편입니다."

김형진 정형외과 전문의

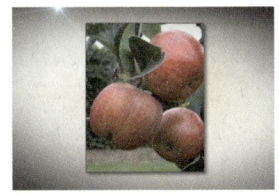
| 사과

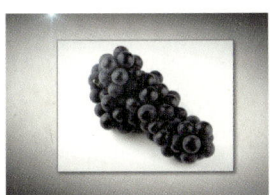
| 포도

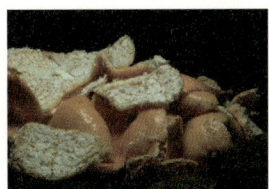
| 귤 껍질

우리가 흔히 섭취하는 과일들. 그 껍질엔 놀라운 영양이 숨어있다는데!

케르세틴이라는 항산화 물질이 들어있다는 사과 껍질, 포도 껍질에 들어있는 레스베라트롤은 우리 몸에서 강력한 항산화와 항암작용을 한다고 알려져 있다. 그렇다면 윤순자 씨가 꾸준히 먹어온 귤 껍질엔 어떤 영양성분이 있는 것일까?

"감귤 껍질에는 펙틴이라는 수용성 식이섬유가 들어있어서 대장 건강에 도움이 되고요. 카로티노이드 성분 중의 하나인 베타크립톡산틴도 감귤 껍질에 들어있는데요, 얼마 전 임상실험 통해 일본 폐경기 여성들에게 골밀도를 높여주는 것과 상관관계가 있다는 연구 결과가 있습니다."

이윤경 제주대 식품영양학과 교수

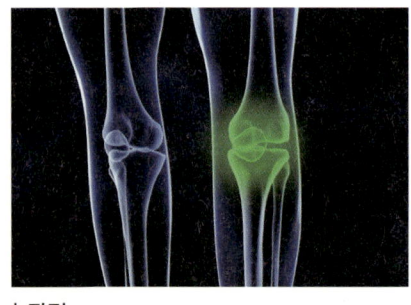

| 관절

카로티노이드 색소의 하나인 베타크립톡산틴이 골조직에서 칼륨이 녹는 것을 억제해 뼈 건강에 도움을 준다는 것이다.

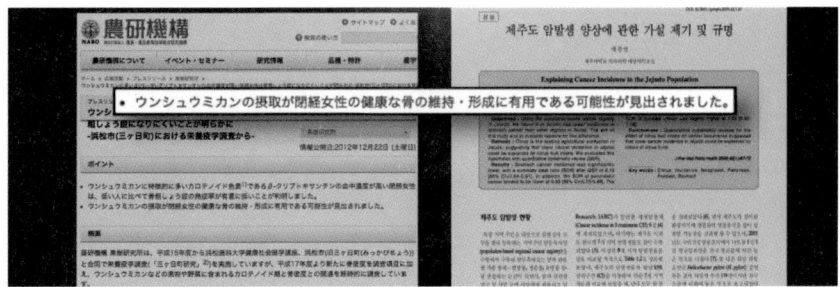

| 일본의 연구결과

    실제로 꾸준한 귤 섭취가 골다공증 예방에 효과적이라는 일본의 연구가 발표된 바 있다. 하지만 귤 껍질을 이용해 차나 음식을 만들어 먹을 때는 반드시 주의할 점이 있다고 한다.

"감귤을 껍질째 드시려면 감귤에 묻어있는 혹시 모르는 잔류 농약이나 이물질을 잘 씻어서 드셔야 합니다. 흐르는 물에 닦기 전에 찬물에 5분 정도 담가 두었다가 흐르는 물에 깨끗이 씻고 드셔야 합니다."

이윤경 제주대 식품영양학과 교수

섬초

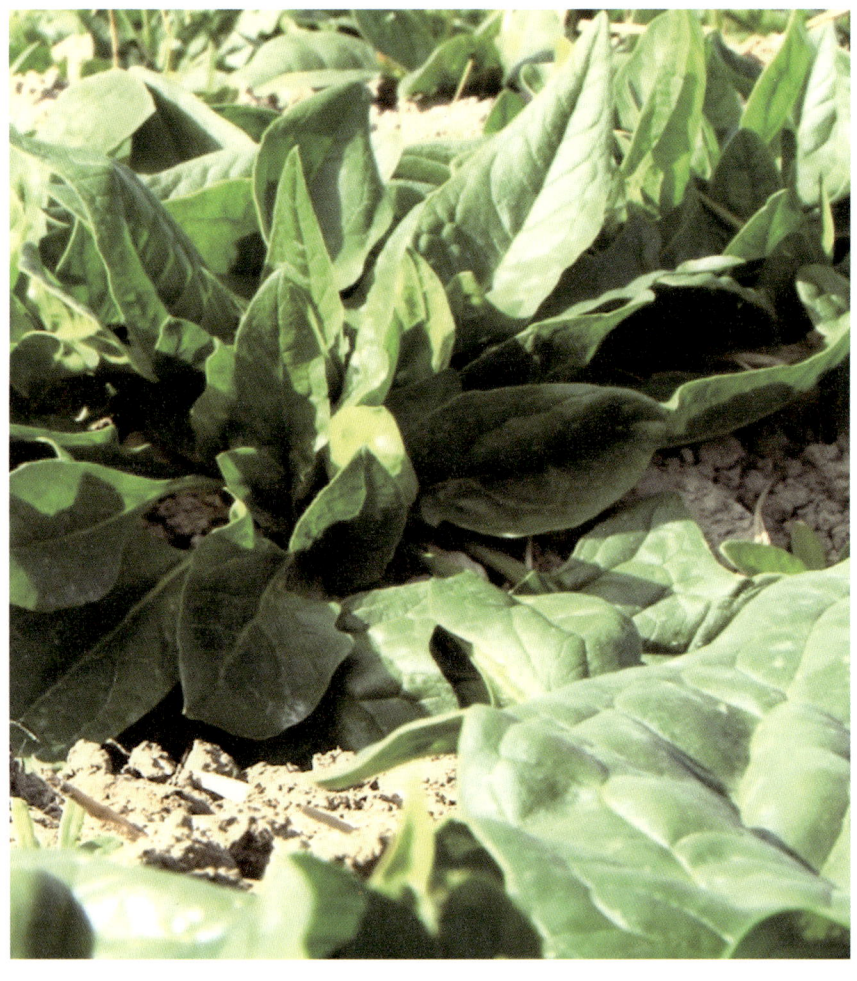

섬에서만 자라는
특별한 풀로 다시 걷다!

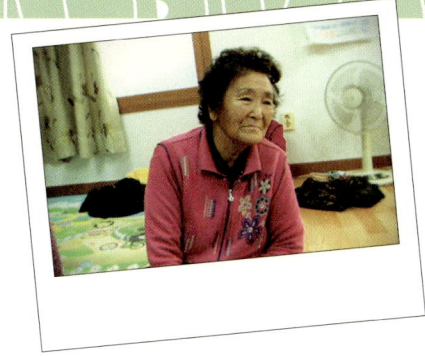

    1,004개의 섬으로 이뤄져 있다는 전남 신안. 그곳에 겨울이면 더욱 푸르러지는 섬, 도초도가 있다.

    목포에서 배를 타고 2시간 반을 가야 도착할 수 있는 먼 길. 그런데 장수 마을이라 알려져 있는 이 섬에서 최근 회춘한 것처럼 건강을 회복한 할머니가 있다고 한다. 바로, 81세의 안복심 할머니!

    춤도 잘 추시고 나이가 무색할 정도로 아주 건강해 보이는데.
    "예전엔 무릎이 아파가지고 춤도 못 추고 노래도 못 부르고 걸음도 못 걸었는데 이제 좋아져서 노래도 잘 부르고 춤도 잘 춰요."

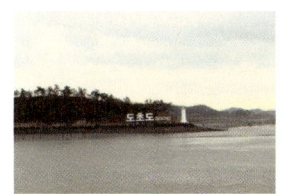
| 도초도

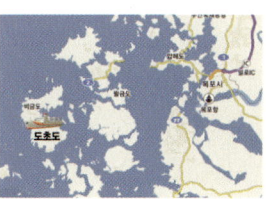
| 지도

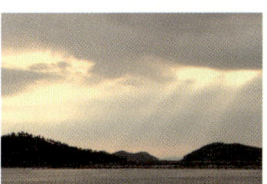
| 섬 풍광

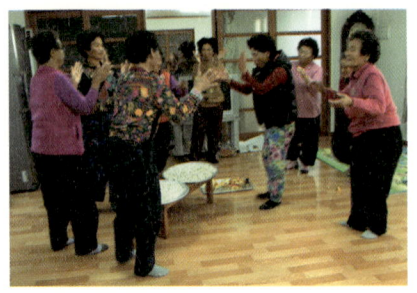 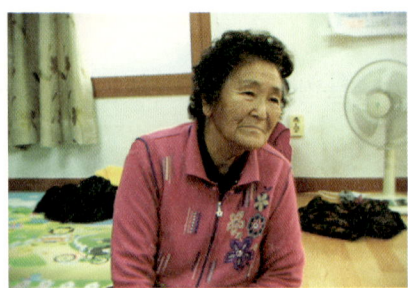

| 할머니 춤 추는 모습 | 할머니 사진

통증 때문에 한 걸음 내딛기도 고통스러웠다는 할머니. 양쪽 무릎엔 그간의 고통을 말해주는 흉터들이 고스란히 남아있었다. 할머니에겐 무슨 일이 있었던 걸까?

"다리가 아프니까 쑥으로 뜨고 여기는 뭐로 떴는지 기억도 안 나요. 그러나 저러나 고생을 원 없이 했어요. 여기 이 흉터는 관절염 수술자국이지."

60대부터 시작됐다는 무릎 통증. 극심한 통증의 원인은 퇴행성 관절염이었다.

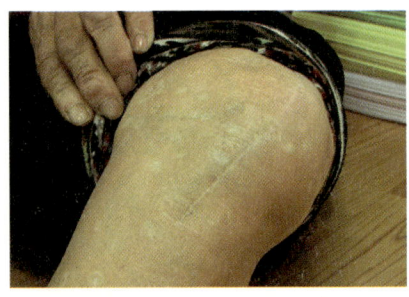 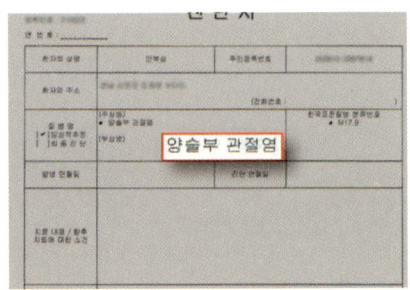

| 무릎의 흉터 | 관절염 진단서

"걸음도 못 걷겠고 눈물이 펑펑 나서 울기도 많이 울었어요. 몇 달을 고름이 나와서 많이 울었죠. 처음에는 한쪽 다리만 그랬는데, 나중에는 두 쪽 다 그랬어요. 아리고 쑤시고 아무것도 못하고 밥도 못 해 먹었어요."

일상생활이 불편할 정도로 심해진 통증 때문에 찾은 병원. 엑스레이 사진은 충격적이었다. 무릎 연골이 거의 닳아 인공관절 수술이 불가피했던 상태.

"수술하면 안 아프고 그냥 통통 걸어 다닐 줄 알았지요. 그런데 휠체어를 밀고 화장실에 가면 앉지를 못해요. 옆에서 앉혀줘야 대변 보고 소변 보고 그랬어요. 그러면서 아주 눈물이 펑펑 났어요."

평생 자신의 몸을 돌볼 겨를 없이 자식을 위해 살아왔다는 안복심 할머니.

"몸 생각도 안 하고 돈만 벌려고, 자식들하고 먹고 살려고, 자식들 가르치려고 하니까 그렇게 살았죠."

섬 어디에서나 쉽게 볼 수 있는 소

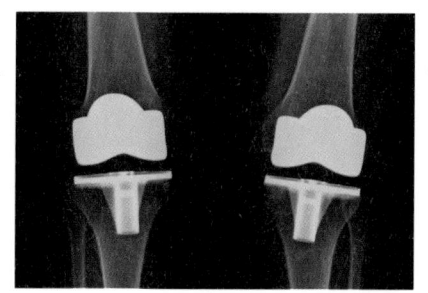

| 다리 엑스레이

금밭인 염전. 마을의 자랑거리지만 할머니에겐 꽃다운 시절을 모두 바친 생계 터전이라고 했다.

"여기가 염전 밭인데, 우리가 소금 30kg 포대를 여기에 나르고 저기에 나르다 보니 무릎이 망가져서, 늙어서 이 세상을 이렇게 살고 있어요."

염전에서 소금 같은 땀을 흘리며 두 무릎이 닳아 없어지는 것도 모른 채 일만 했던 세월이 못내 후회스럽다는데.
그렇게 크게 아프고 난 뒤에야 비로소 스스로 몸을 돌보게 되었다는 할머니. 사계절 내내 건강 음료를 냉장고에 넣어두고 수시로 마시고 있다고 했다.

바로 이것이 할머니의 건강을 되찾아준 의문의 녹색 음료. 색깔만 봐서는 도대체 그 재료가 무엇인지 짐작조차 되지 않는다.

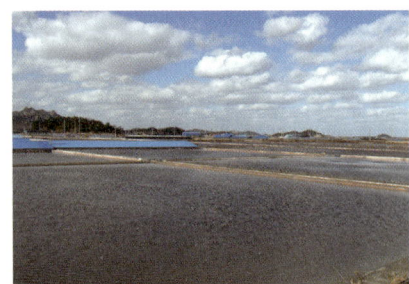
| 마을 염전 밭

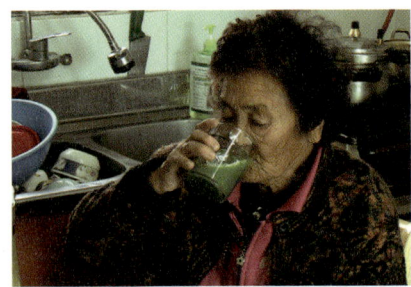
| 녹즙 마시는 할머니

"이게 섬에서 나오는 풀잎 녹즙이에요. 도초도에 나가면 전부 이 풀이에요. 하지만 이게 이 섬에서만 나오는 거라 엄청 귀해요."

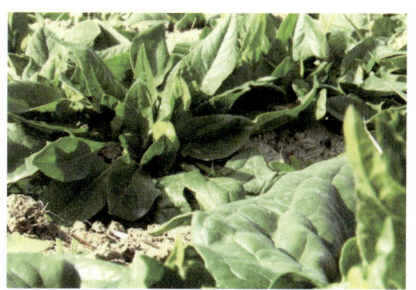

| 섬초 밭

녹즙의 정체는 이 섬에서만 나는 풀이라고 한다.

이 섬에서만 자라는 귀한 풀이 있다는 밭, 겨울이면 이 섬 어디에서나 잘 자라기 때문에 섬 전역을 푸르게 물들이는 작물이라는데, 짙은 초록색에, 잎 가운데가 배추처럼 노란 것이 특징이라고 한다. 과연 이 풀의 정체는 무엇일까?

"신안 섬에서 나온 신안 섬초에요."

바로 섬에서만 난다는 풀, 섬초. 섬초는 신안에 있는 섬에서 재배하는 재래종 시금치로, 한 겨울 추위와 해풍을 견디느라 바닥에 붙어 자라며 잎이 두껍고 촘촘하다. 또한 바닷바람 덕분에 특유의 짙은 향과 단맛을 지니게 되었다. 하지만 주민들은 섬초의 진짜 비밀은 바로 흙에 있다고 말한다.

"저기 보면 하얀 짚 묶어 놓은 거 보이죠? 저게 말하자면 옛날에 물이 들어오면 갯벌이었던 게 바다가 되고 물이 빠지면 풀도 자라는 갯벌이었

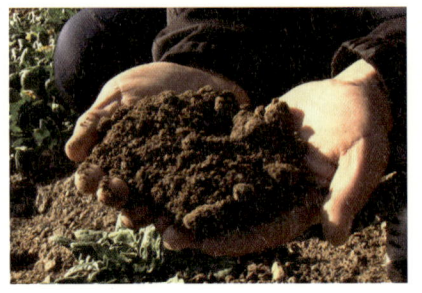
| 흙 떠서 보여주는

는데 그걸 막아서 간척이 돼서 논이 됐단 말이에요. 그래서 이 갯벌에 있는 게르마늄 성분이 시금치하고 궁합이 잘 맞아서 특별히 시금치가 단맛이 나요."(장성수 / 도초도 주민)

40개의 섬으로 이루어져 있던 이곳! 물이 빠지면 갯벌이 되던 땅을, 간척사업을 통해 지금의 섬초 밭으로 바꾼 것이다. 때문에 갯벌이었던 땅은 미네랄이 풍부해, 이 곳 토양에서 자란 섬초는 맛뿐 아니라 영양 면에서도 차이를 보인다고 한다.

섬초의 영양 성분을 조사한 결과, 타 지역 시금치에 비해 각종 미네랄과 비타민 성분이 높게 나타났다고 한다.

"베타카로틴, 비타민C, 칼슘, 철분, 엽산 등이 고루 들어있고요, 게르마늄과 비타민C가 풍부한 것으로 나타났습니다. 그렇기 때문에 시력보호와 피로회복, 빈혈에 효과가 있을 것으로 사료됩니다."

정복미 전남대학교 식품영양과 교수

수술 후, 농사일을 그만두었던 할머니. 하지만 섬초를 꾸준히 먹어온 덕분에 2년 전부터는 밭에서 다시 일을 할 정도로 무릎 건강이 좋아졌다고 한다.

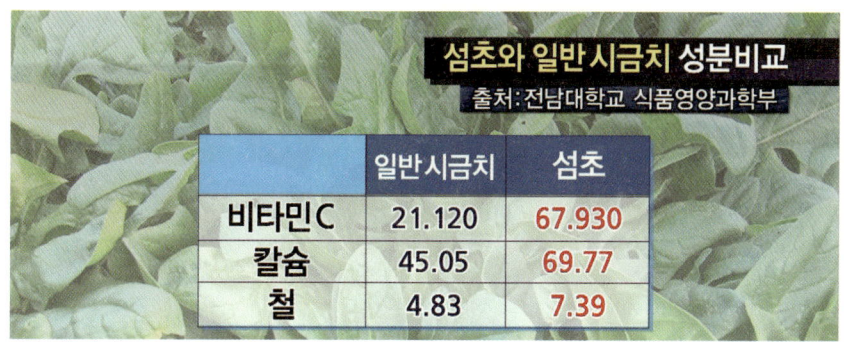

| 섬초의 영양 성분

고령의 나이에 수술 후, 다시 예전처럼 고된 농사일을 한다는 건 드문 일이라는데. 예전엔 쉽게 먹지 못했던 귀한 채소였기 때문에 그 고마움을 체험할 기회조차 없었다는 할머니!

"옛날에는 농사 지어도 아까우니까 못 먹고 배고파도 못 먹고, 먹고 싶어도 못 먹었는데 이제는 농사를 많이 지으니까 먹고 몸에 좋단 말을 듣고 많이 먹었어요."

그렇다면 할머니는 녹즙 외에도 평소 섬초를 어떻게 먹고 있을까?

밭에서 바로 수확해 온 섬초는 겨울철 비타민과 칼슘 공급원이 된다. 그런데 할머니는 이 섬초를 더욱 맛있고 건강하게 요리하기 위해 특별

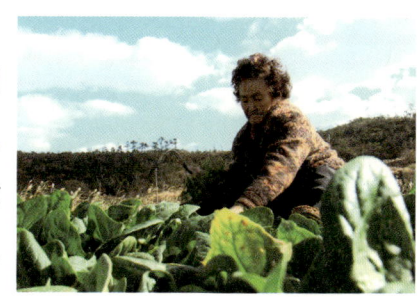

| 일 하는 사례자

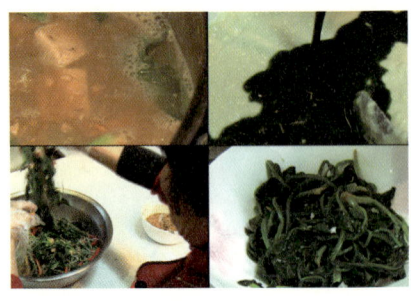
| 섬초 요리하는 모습

히 넣는 것이 있다.

"여기는 천일염이 많이 나기 때문에, 천일염을 넣어서 데쳐요. 그러면 색도 파랗게 굉장히 예쁘고 영양 파괴도 안돼요."

시금치가 들어가는 모든 음식에 섬초를 대신 사용하는데, 섬초를 냉동실에 저장해두고 사시사철 먹어온 결과, 몸에 놀라운 변화가 찾아왔다고 한다.

"1년을 먹으니까 조금 더 낫고 또 그 뒤에 먹으면 조금 더 낫고. 이렇게 6~7년을 먹으니 골다공증이 없어져 버렸습니다. 그래서 골다공증 약도 안 먹고 있어요."

정말 골다공증 약을 끊을 정도로 좋아진 것인지 건강 검진을 받아보았다.

"골다공증 검사의 경우를 보면 동일 연령대에 비해서 100분위 수치보다 훨씬 더 높은 건강한 상태를 보이고 있습니다. 심지어 이 수치를 그냥 수치적으로 환산하면 60~65세 수치를 보이고 있습니다."

박철홍 정형외과 전문의

무릎 건강이 15살이나 젊게 나온 안복심 할머니의 놀라운 검진 결과!

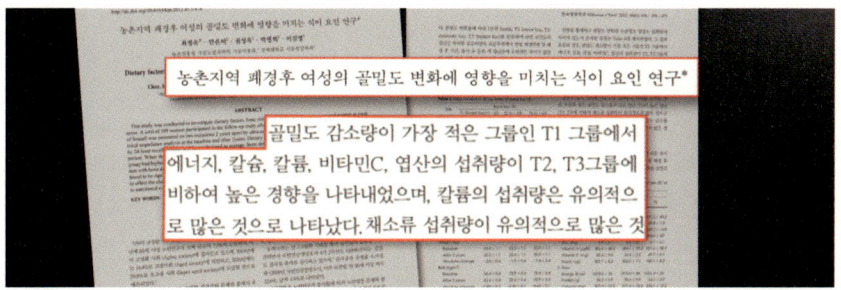

| 골밀도 논문CG

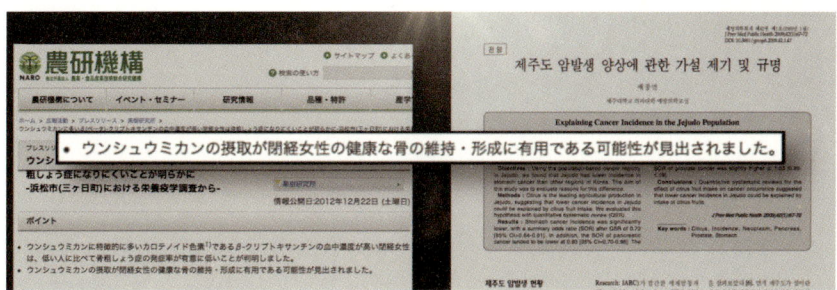

| 논문 자료

 한 연구에 의하면 칼슘, 칼륨, 비타민C 섭취가 많은 여성들이 골밀도가 높은 것으로 나타났는데, 바로 이 섬초에도 그런 영양 성분들이 다량 들어 있다.

 "섬초에는 비타민 A, B, C와 칼슘이 많이 들어있기 때문에 골밀도가 낮아서 나타나는 퇴행성 관절염, 또 골다공증 예방에 상당히 도움이 되는 효과가 있고요, 반대로 칼슘이 너무 많기 때문에 결석이라든지, 칼슘이 많아서 나타나는 질환이 있는 사람은 한꺼번에 많이 드시는 것을 삼가는 것이 좋겠습니다."

김달래 한의사

다양한 시금치에 대하여

시금치의 원산지는 아프가니스탄 주변의 중앙아시아다. 7세기 경에 중국 등 아시아 지역으로, 11~16세기에 유럽으로 전파되었다. 우리나라에는 조선 초기에 전래된 것으로 추정된다. 서양에서는 생으로 먹는 것이 일반적이고 우리나라에서는 살짝 데쳐서 나물로 먹는다.

시금치는 이른 봄 채소다. 가을에 순이 돋고 겨울을 버티고 살아가다가 땅이 녹고 봄바람이 불면 먹을 수 있는 크기로 자란다. 그런데 요즘은 재배기술과 품종개발 덕분에 사시사철 시금치를 먹을 수 있게 되었다.

이제 시금치는 사계절 채소이다. 하지만 모든 음식은 제철에 먹는 것이 맛과 영양에 있어 최고다. 시금치는 단맛이 큰 특징인데 재배된 시금치에는 단맛은 사라지고 풀 내 만 나는 경우가 많다. 그런데 요즘 새롭게 등장한 것이 바로 따뜻한 남쪽에서 재배되는 겨울 시금치이다.

경북 포항, 전남 신안, 경남 남해 등지의 겨울 노지 시금치가 바로 이 겨울 시금치에 속한다. 이들 시금치는 각각 포항초, 섬초, 남해초 등 지역의 이름을 달고 있다. 그 중에서도 섬초는 신안지역의 섬에서 많이 자란다.

주로 비금도, 이번에 소개한 도초도 등에서 자란다. 섬초는 단맛이 매우 좋아 무쳐 먹거나 된장국으로 끓여 먹어도 좋고 굴과 같은 해산물과 무쳐 생으로 먹어도 좋다.

모시잎

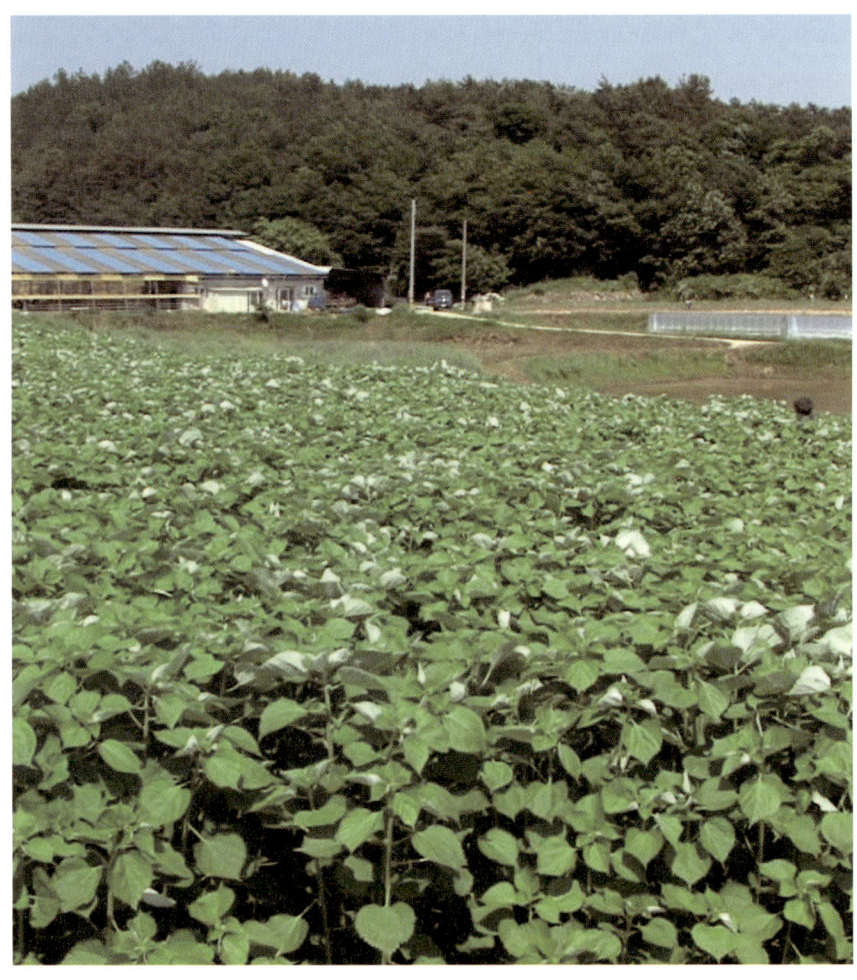

모시잎 식생활로
무릎 건강을 되찾다

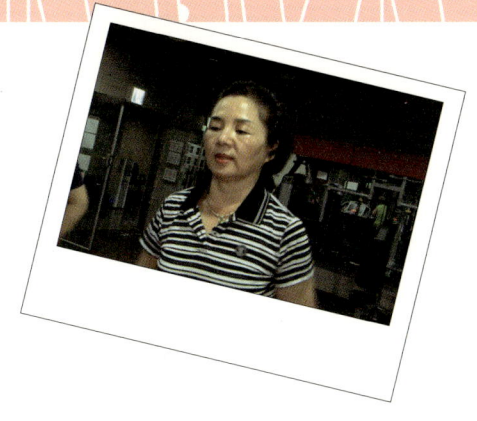

경기도 성남시, 특별한 날이 아니더라도 1년 365일 떡을 찐다는 임재순 씨. 그 이유는 바로 관절 건강을 지키기 위해서라고 한다. 임재순 씨는 년 동안 단 하루도 거르지 않고 한 끼 식사는 밥 대신 떡을 먹고 있다.

"9~10년 전에 상당히 안 좋았어요. 생활하는 데 지장이 많았는데 퇴행성 관절염 치료가 거의 됐는지 지금은 생활하는 데 거의 지장이 없어요."

연골이 닳아서 나타나는 퇴행성 관절염을 진단 받았다는 그녀. 하지만 지금은 앉았다 일어나는 가사일도 척척, 진짜 아팠던 사람이 맞을까 의심이 되는데.

"부딪힘이 있는 소리를 한 번씩 느끼고 통증을 느껴요. 설거지 하는 동안도 너무 아파서 눈물이 나왔으니

| 떡 먹는 주인공

까요."

지금과 달리 예전에는 앉았다 일어나면 무릎에서 '두둑' 소리와 함께 심한 통증이 밀려와 바로 움직일 수 없었다고 한다. 또한 계단을 내려가는 것조차 어려워 겨우겨우 난간을 잡고 비스듬히 내려갔다고 한다.

"40대이기 때문에 퇴행성이란 말이 생소하고 안 맞는 이야기 같더라고요. 노화가 뼈에 빨리 오나 싶을 정도로 잘못 진단하지 않았나 생각할 정도로 제가 건강했기 때문이에요."

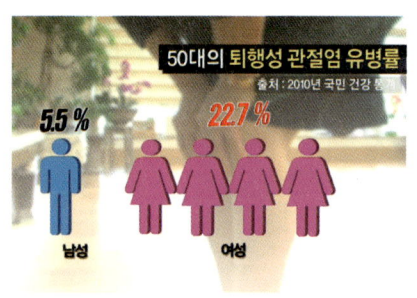

| 퇴행성 관절염 유병률

퇴행성 관절염은 중년여성에 많이 발생하는 질환으로 남자보다 여자가 약 4배 정도 높다.

"여성분들은 폐경을 지나면서 여성 호르몬이 급격하게 저하돼 뼈 자체에 골다공증을 초래할 수 있고 남성분들보다 지속적인 가사 일을 해서 체력이나 관절의 소모가 심하기 때문에 퇴행성 관절염이 남자보다 심하게 올 수 있습니다."

김재도 재활의학과 전문의

폐경으로 갱년기를 겪으면서 퇴행성 관절염 진단을 받고 치료했지만 통증은 나아지지 않았다.

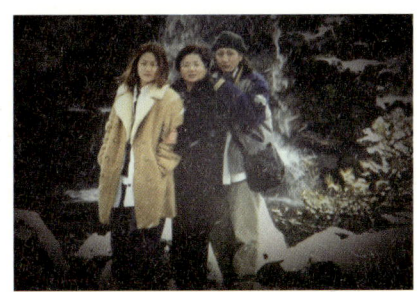

| 산에서 찍은 사진

"병원에 가서도 특별한 치료가 안 되더라고요 물리 치료하는 정도고, 주사를 맞으면 일시적으로 그때뿐인 것 같고 그래서 힘들었어요."

전국의 산을 모두 오르는 것이 목표일 정도로 산을 좋아했던 그녀이기에 퇴행성 관절염은 크나큰 고통이었다.

그런데 10분도 채 서 있기 힘들었다는 그녀가 어떻게 다시 관절 건강을 되찾고 운동을 시작하게 된 것일까?

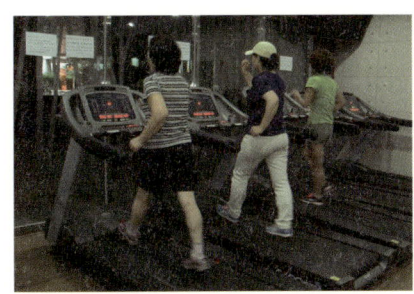 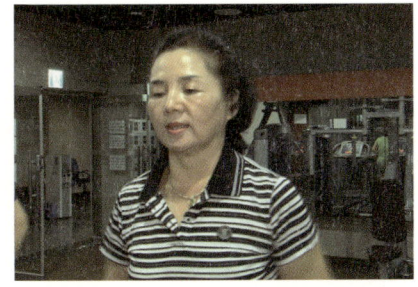

| 헬스장에서 운동하는 사례자

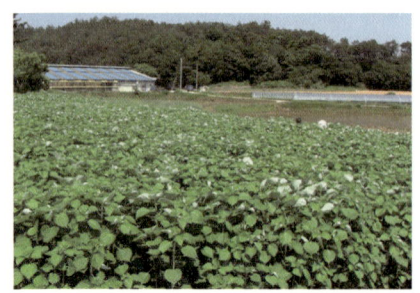
| 모시잎 밭

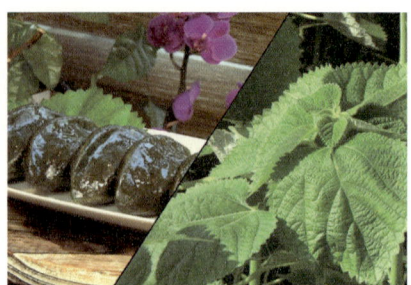
| 떡과 모시잎

　자신과 지인들의 관절 건강을 위해 특별하게 챙겨 먹는 것은 평범해 보이는 떡! 혹시 떡과 함께 따로 챙겨 먹는 것이 있는 건 아닐까?

　"따로 칼슘제 먹어본 적도 없고 3년 전부터 한 끼 식사를 떡으로 해요."

　임재순 씨의 관절 건강을 지키는 떡. 이 떡에는 어떤 비밀이 있는 것일까?

　떡의 비밀이 담겨 있다는 충청남도 서천군.

　임재순 씨가 멈춘 곳은 푸릇한 잎들이 자라는 밭이었다. 이 밭에서 자라는 잎의 정체는 무엇일까?

　"여름에 엄마들 치마, 저고리 해 입는 한산모시, 모시 밭이에요."

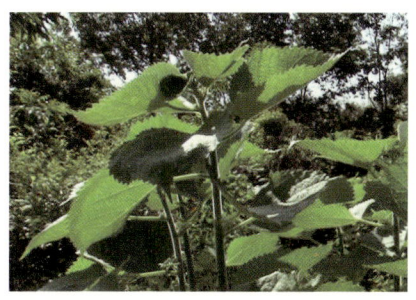
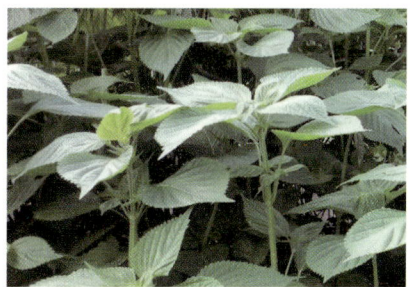

| 깻잎과 비교

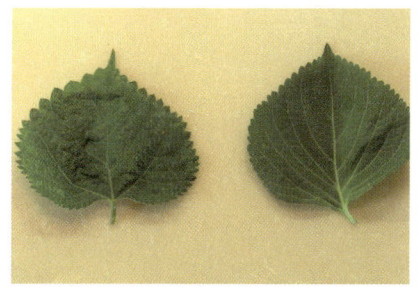
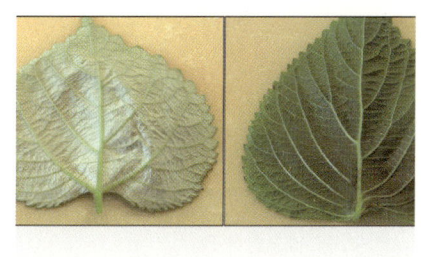

| 뒤집었을 때 깻잎과의 차이점

모시를 입는 게 아니라 먹는다?

"제가 먹었던 떡의 재료가 바로 모시잎입니다."

자라는 모습도, 잎과 줄기의 모양도 비슷한 모시잎과 깻잎. 하지만 뒤집어서 봤을 때, 하얀 솜털이 많은 게 모시잎이라고 한다.

모시풀의 줄기 껍질로 만드는 모시 옷. 삼베와 함께 우리 조상들이 여름에 즐겨 입던 옷으로 많은 사람들에게 알려져 있지만, 그 잎을 먹는다는 사실은 많이 알려져 있지 않다.

"우연한 기회에 모시 떡을 선물 받게 됐어요. 모시 떡이 고소하고 맛있더라고요. 제가 칼슘제를 찾고 있어서 식용이니깐 몸에 해롭지 않으니깐 치료하자는 마음으로 모시 떡을 먹게 됐어요."

모시잎으로 관절 건강을 지킨다는 말이 사실일까?

"모시잎에는 철분이 많이 들어있습니다. 아미노산이 많이 들어있기 때문에 철분과 아미노산이 콜라겐을 만드는 주성분이 되며 퇴행성 관절염에 효과가 있고 영양학적으로 관절염을 예방하는 데 도움을 줄 수 있습니다."

김영성 신흥대학교 식품영양학과 교수

모시잎은 우리 몸을 구성하는 성분인 아미노산이 다른 식물에 비해 여러 종류가 풍부하게 들어 있는 것으로 밝혀져 있다.

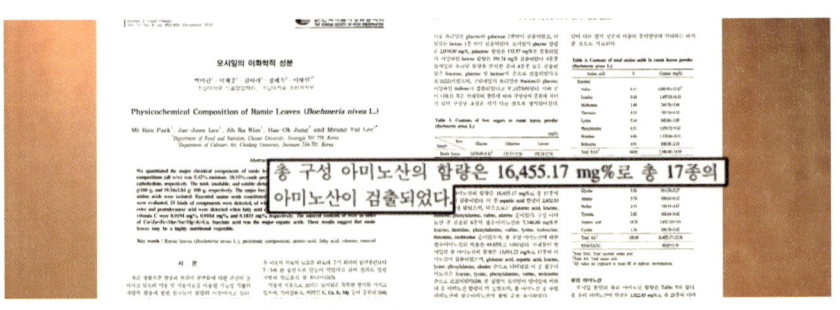

| 17종의 아미노산이 들어있다는 모시 연구 논문

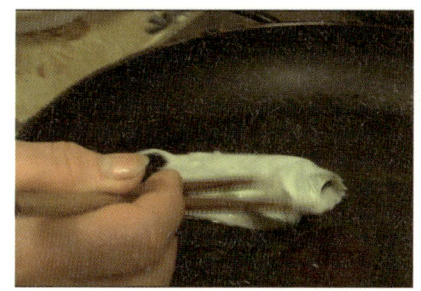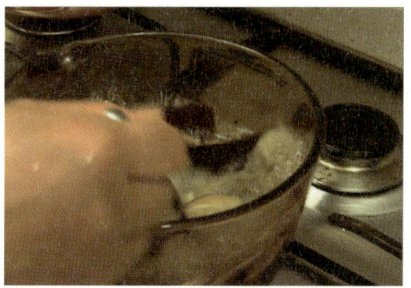

| 모시를 이용한 요리

이렇게 관절을 지켜주는 모시잎은 6월부터 채취할 수 있는데, 갓 나온 모시잎은 차나 나물, 쌈 채소로도 먹을 수 있다.

건강 음료로 알려진 녹차와 견주어도 영양이 떨어지지 않으면서 카페인 성분이 없어 건강에 좋은 모시잎 차!

모시 농사를 짓고 있는 이영순 씨도 건강이 좋아지는 것을 느꼈다고 한다.

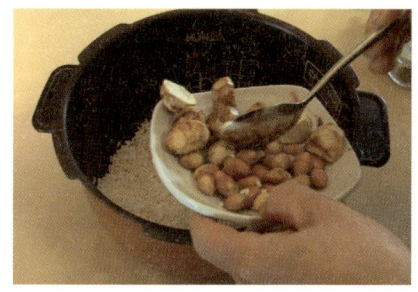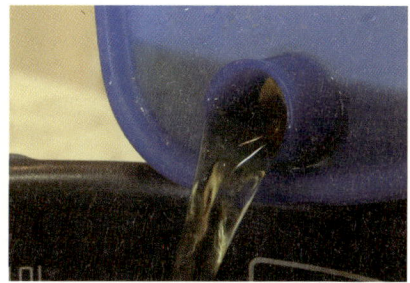

| 밥에 견과류를 넣고 모시차를 붓는다

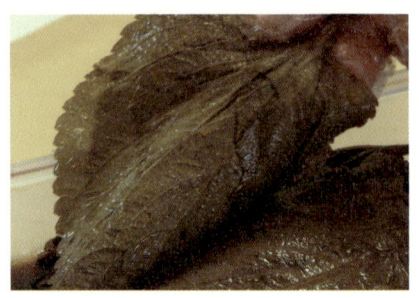 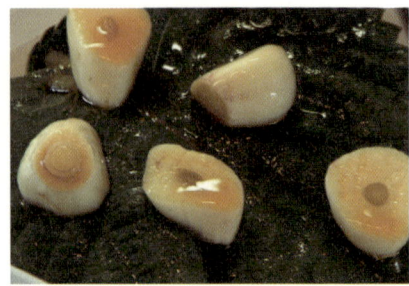

| 모시잎 장아찌

"5년 전에 골다공증이 심했어요. 그래서 3년 전부터 모시를 끓여서 밥도 해 먹고 물도 끓여서 먹으니깐 골다공증 검사를 하니깐 약을 안 먹어도 된다고 해서 약을 안 먹고 있어요."

모시잎으로 관절 건강을 찾은 임재순 씨. 연한 잎만 사용하다 보니 6~8월에 준비를 잘 해야 1년 건강을 챙길 수 있다고 한다. 그렇다면 과연 그녀는 모시잎을 어떻게 활용하고 있을까?

"장아찌라든가 찌개에 가루를 넣는다든가 고기에 쌈도 싸 먹고. 1년 내내 두고 먹기엔 가루가 손쉽죠."

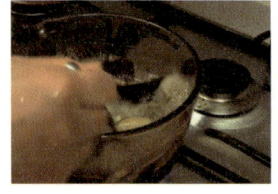 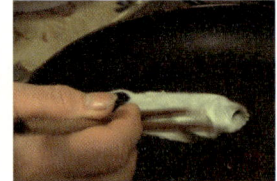 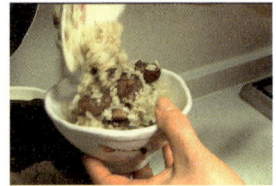

| 다양한 모시 요리

모시잎을 말려서 가루를 내, 일년 내내 두고 먹는다는 것이다. 밥에 모시잎 차도 모자라 모시 가루도 듬뿍 넣는다.

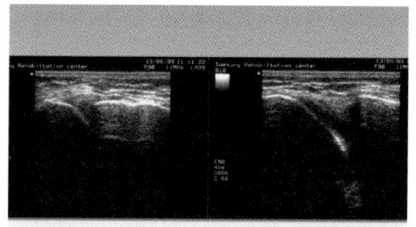

| 뼈 사진/초음파

"서리 내리기 전까진 모시잎을 채취하는데요, 모시잎 장아찌는 겨울이 지나고 맨 처음 나온 잎을 사용해요. 아무래도 좋을 것 같아서."

6월에 채취한 어린 모시잎으로 장아찌를 담가서 1년 내내 먹으면서 관절 건강을 지키고 있다.

뿐만 아니라 다양한 반찬과 찌개에 모시잎을 넣어 먹으면서 번거롭게 약을 챙겨 먹거나 하지 않아도 관절 건강이 자연스레 좋아졌다고 한다.

그렇게 임재순 씨는 하루 한 끼는 모시잎 떡을 먹을 뿐 아니라 밥상에서도 모시잎이 떨어지지 않게 한다. 그렇다면 그녀는 모시잎을 꾸준히 섭취한 이후 어떤 변화를 느꼈을까?

"복용한 후로 4년 전부터 무릎 관절을 사용하는데 통증을 느끼지 못했어요. 운동을 해도 내가 다리가 아팠었나, 잊을 정도로 무난해요."

그녀가 느끼는 대로 실제로도 그녀 무릎의 퇴행성 관절염이 좋아진 것인지 병원에서 정밀 검사를 받아보았다. 그 결과 뼈와 뼈 사이에 연골이 좁아져 있는 상태로 퇴행성 관절염은 여전히 남아 있지만, 그 나이에 맞는 연골 상태라는 진단을 받았다.

"3년 전에 내원하셔서 치료를 받으신 적이 있으신데, 지금 다시 오셔서 검사를 해보니깐 환자가 호소하는 증상도 좋아졌고 초음파 사진으로 보면 퇴행성 관절염 초기에서 중기로 넘어가는 중간 단계입니다. 10년을 앓은 환자치고는 지금 잘 유지되고 있고 연골이 잘 유지되고 있는 상태로 보입니다."

김재도 재활의학과 전문의

Chapter 09
퇴행성 관절염

마가목

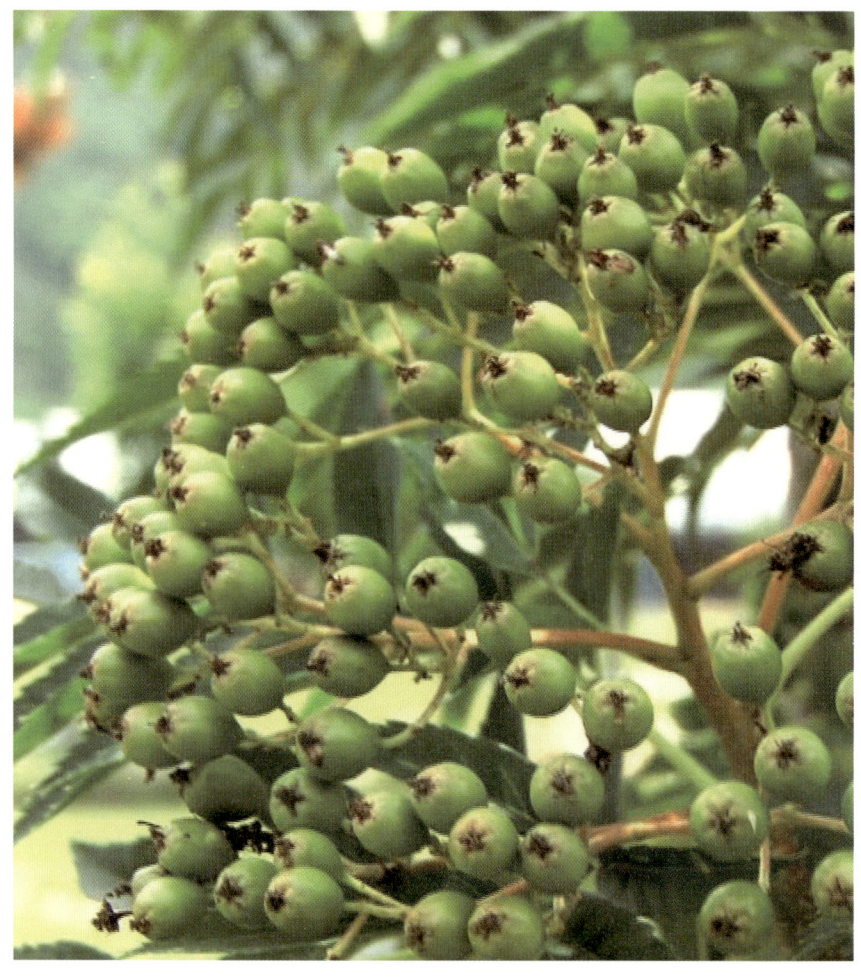

특별한 나무로
관절염을 치료하다

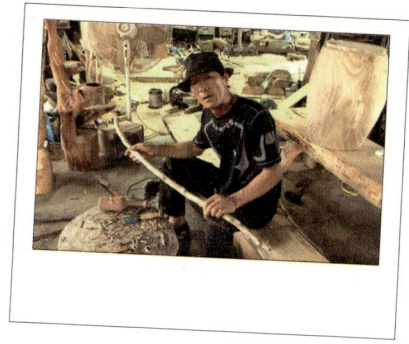

공기 좋고 물 맑기로 유명한 강원도 인제군. 이곳에 관절염에 특효라는 나무가 있다.

"아, 그게 바로 이거에요."

그의 손에 들려진 투박한 나무막대 하나. 이 나무가 관절에 어떤 효험을 발휘 한다는 걸까? 그런데 그는 한참 동안 말을 아낀 채 묵묵히 나무막대를 다듬기 시작한다. 도대체 무엇을 만드는 걸까. 잠시 뒤, 서서히 완성된 형태를 띠기 시작하는 막대. 그것은 다름 아닌 지팡이였다.

"이 나무로 만든 지팡이를 갖고 다니면 구부러진 허리가 쭉 펴진다는 전설이 있어요."

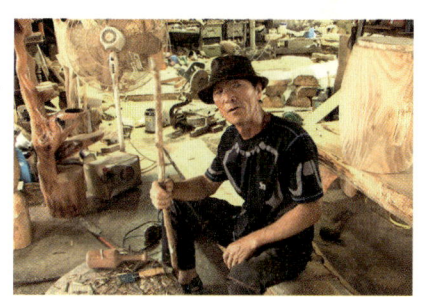

| 나무를 들어 보이는 주인공

251

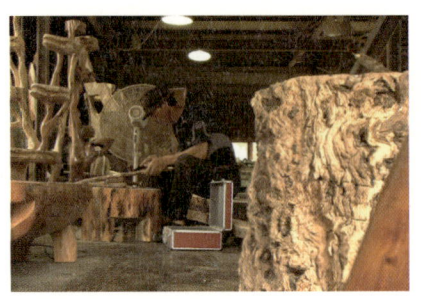 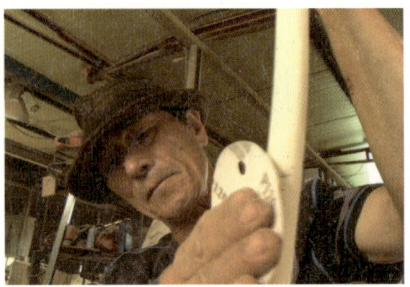

| 지팡이 사포질하는 어르신

 굽은 허리도 꼿꼿이 펴게 만들 만큼 관절에 효험이 있다는 나무. 과연 그 전설은 사실일까?

 "이 나무로 효과를 톡톡히 본 분께서 저쪽 마을에 계세요."

 나무의 효험을 체험한 이는 옆 마을에 살고 있다는 주인공, 김철주 어르신. 어르신은 황태로도 유명한 이곳 마을에서 나무로 관절 건강을 되찾은 이로 유명하다.

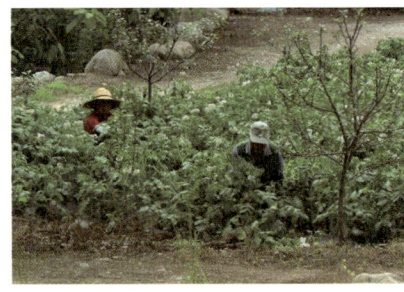

| 감자 밭의 김철주 어르신

 그런데 땡볕 아래 감자 밭에서 햇감자 수확에 여념이 없던 어르신이 갑자기 푸른 잎이 무성한 나무의 잎사귀를 뚝뚝 떼어내더니 한 움큼 쥐어 입으로 가져간다!

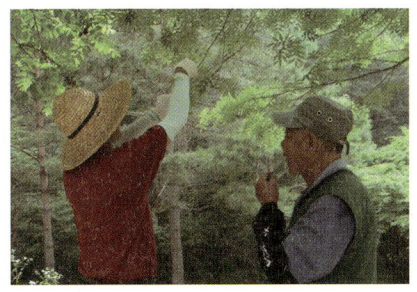
| 나뭇잎 마구 떼서

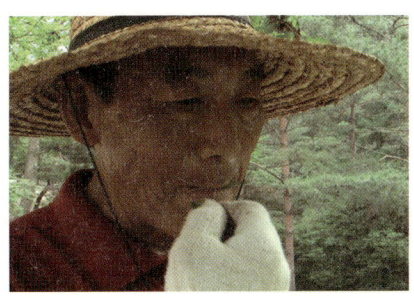
| 입에 넣는 주인공

"향이 너무 좋아요, 향긋해요."

나뭇잎을 먹는 어르신에게는 남다른 사연이 있었다.

"이 나무가 내 관절을 고쳐준 마가목이에요."

장미과의 교목으로 해발 800미터 이상에서 자란다는 마가목! 말의 이빨처럼 새순이 힘차게 돋는다고 하여 붙여진 이름이다.
 특히 매년 가을이면, 단풍 못지않게 붉은 빛으로 물드는 마가목 열매가

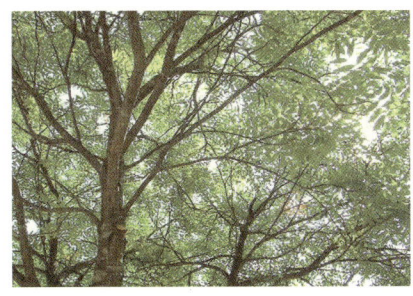
| 마가목 나무

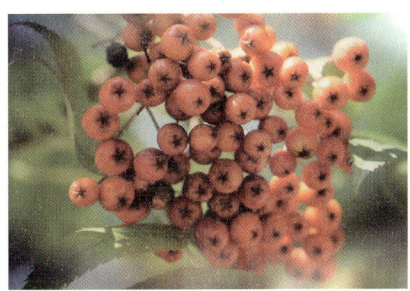
| 빨갛게 익은 열매

장관이라고 한다.

"내가 한 5, 6년 전에 퇴행성 관절 판정을 받았거든요. 그런데 이 마가목을 먹고 관절이 좋아진 거예요."

마가목으로 관절염을 고쳤다고 말하는 어르신. 그렇다면 그 당시, 어르신의 관절염 증상은 어땠던 것일까?

"6, 7년 전에 무릎이 굉장히 아팠어요. 걸어 다닐 때 삐걱거리는 소리가 나고, 무릎이 붓고, 거동도 불편하고 그렇게 일도 잘 못하는 상태였어요."

노년기에 접어들면서 찾아온 퇴행성 관절염. 극심한 고통으로 몇 발자국조차 걷지 못해 일상생활마저 힘들었다고 한다. 뒤늦게 병원을 찾았을 당시엔 이미 퇴행성 관절염 말기에 들어선 상황이었다는데.

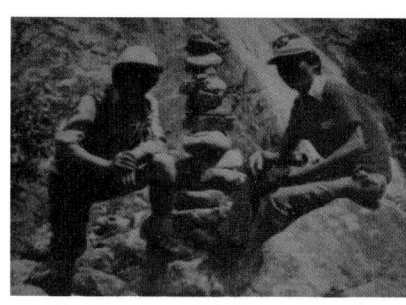

| 젊은 시절 사진

젊은 시절 산림청에서 일을 했던 김철주 어르신. 수시로 산을 올라야 했던 직업의 특성상 무릎관절을 남들보다 많이 쓸 수밖에 없었다. 결국 연골이 닳고 닳아 관절에 무리가 온 것이다.

"인공관절 수술을 받아야 한다고 그래서 나는 거기까진 안 가도 될 텐데, 약으로 복용해도 될 것 같아서 수술을 안 하겠다고 포기하고 왔었죠."

퇴행성 관절염 말기에 주로 시행하게 된다는 무릎인공관절 수술. 그러나 어르신은 그 수술만은 피하고 싶었다고 한다.

"병원에서 약 처방을 받아서 먹어보니 속이 아프고 쓰리고 도저히 더 효험이 없는 것 같아서 약도 중단 했었죠."

그렇게 수술은 물론, 약까지 거부한 그에게 다른 도움의 손길을 내민 건 그의 친구 윤복현 어르신이었다.

"제가 6, 7년간 고생했었는데, 어느 노인 분께서 오셔서 마가목을 먹어보라고 그래서 손수 채취해서 2~ 3년을 복용했더니 많이 효과를 봤어요."

본인 또한 이 마가목 나무의 효과를 톡톡히 본 까닭에 친구에게 적극 권하게 됐다고 한다. 그런데 나뭇잎을 먹는 것 말고 나무의 어디를 어떻

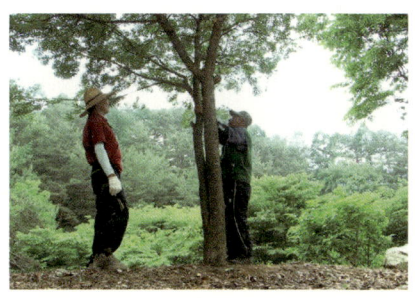

| 마가목 나무 아래 두 노인

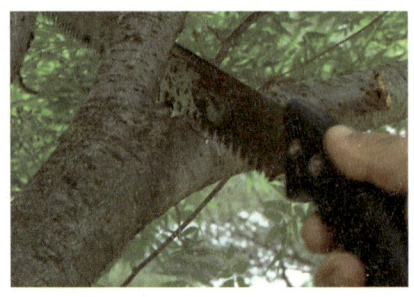
| 톱으로 가지 잘라서

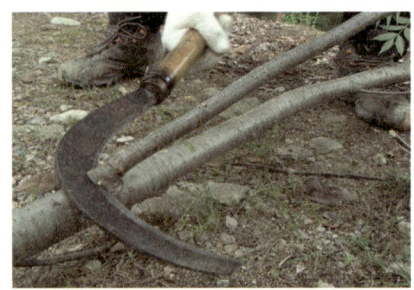
| 톱으로 손질한다

게 사용하는 것일까?

윤복현 어르신이 능숙한 손놀림으로 마가목의 가지를 잘라낸다. 그리고 잘라낸 가지를 정성스럽게 손질한다.

"먹는 건 나무껍질이에요."

어르신들의 관절염을 낫게 해주었다는 마가목 껍질. 가지의 중심을 칼로 절제한 후에, 손으로 가볍게 벗겨내기만 하면 된다. 영양분이 나무전

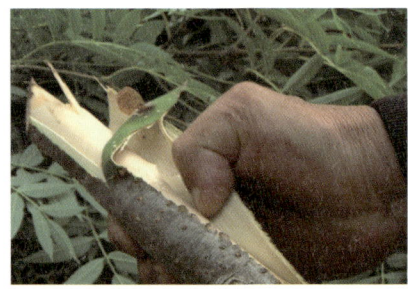
| 껍질 벗기는 주인공

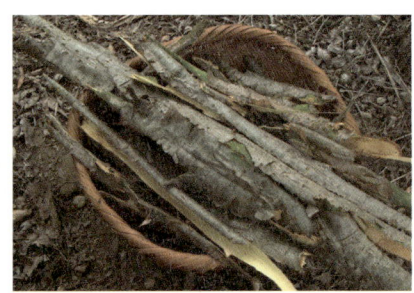
| 바구니에 가득 담긴 껍질들

체에 골고루 퍼져있는 지금 이맘때가 껍질 벗기기엔 가장 적기라고 했다.

울릉도, 강원도와 같은 추운 고지대에서만 자생한다는 마가목.

"약효가 많고 오래된 나무들은 고산지대에 있어요. 그걸 채취하면 그건 불법이죠. 마을 자체 내에서 나무를 심어서 거기서 키워서 약재를 만드는 겁니다."

현재 이 마을에서는 마가목을 가로수로 조성하고 있었는데, 그 옛날 마가목으로 관절 건강을 지킨다는 전설을 마을사람들 모두가 믿고 있었다.

마가목 섭취 방법

그렇다면 김철주 어르신은 마가목 껍질을 어떤 방법으로 활용하고 있을까.

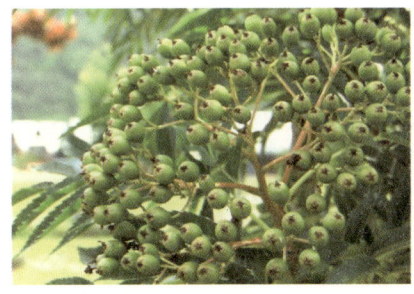 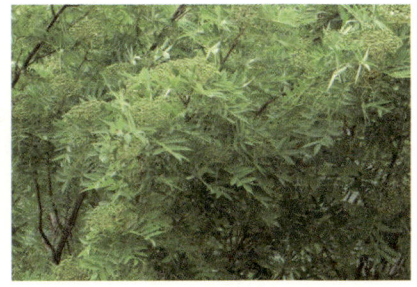

| 열매와 마가목 나무

바로 깨끗하게 손질한 마가목 껍질을 물에 넣고 팔팔 끓여 차로 음용하는 것인데, 이렇게 마가목 차를 마셔온 지도 어느덧 2년이 훌쩍 넘었다고 한다.

마가목은 독성이 없기 때문에 하루에 여러 번 마셔도 무해한데, 쓴맛이 많은 마가목 껍질의 특성 때문에 적절한 물 조절이 중요하다고 한다.

"이 마가목이 좀 진할 때는 물에 희석시켜 마시면 돼요."

마가목 차를 2년 이상 꾸준히 복용한 결과, 무릎통증이 점차 사라지기 시작했다는 김철주 어르신. 옆에서 늘 노심초사했던 그의 아내가 먼저 남편이 변화를 느꼈다고 한다.

"전에는 다리가 아파서 못 다녔는데, 이젠 다리가 좋아져서 여행도 다니고 먼저 저 약수터 산꼭대기도 갔다 오고 그랬어요."

현재 퇴행성 관절염으로 인한 무릎통증은 거의 느끼지 않고 있다는 김철주 어르신. 더불어 삶의 활력까지 얻었다.

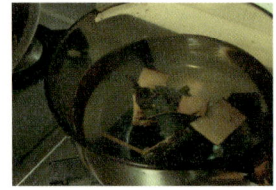
| 냄비에 넣어

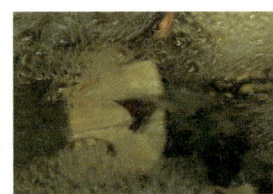
| 팔팔 끓여서

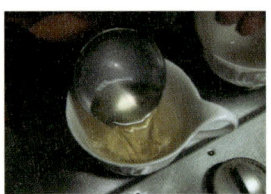
| 컵에 담는다

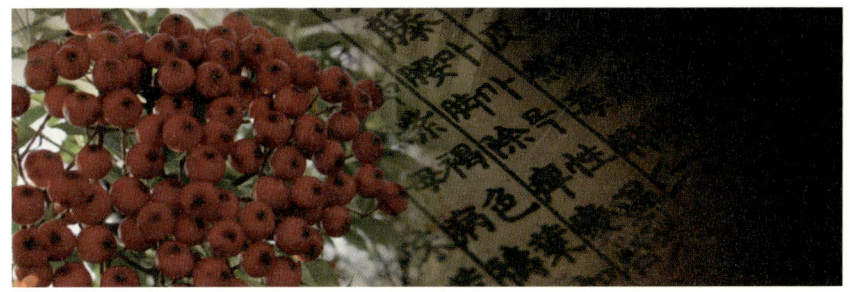

| 〈동의보감〉 속 마가목의 효능

"2, 3개월 되니까 무릎이 자유로워졌고, 아프지도 않고 활동도 편해졌죠."

〈동의보감〉에 의하면, 마가목은 풍증과 어혈을 낫게 하고, 몸이 쇠한 것에 특히 좋으며, 흰머리를 검게 한다고 기록돼있다.

"정공 등의 껍질 약재로 사용하는 것입니다. 허리와 다리를 강하게 한다, 신을 보양하고 정력에 좋다는 내용도 있지만, 실제로 임상에 사용할 때는 진통효과, 즉 관절의 통증을 멎게 하는 효과로 사용을 하죠."

오철 한의사

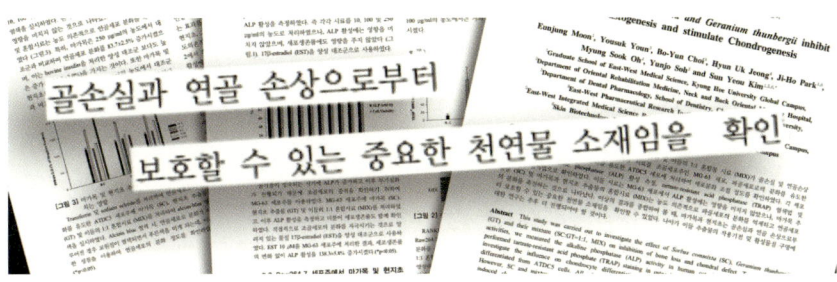

| 마가목에 관한 논문

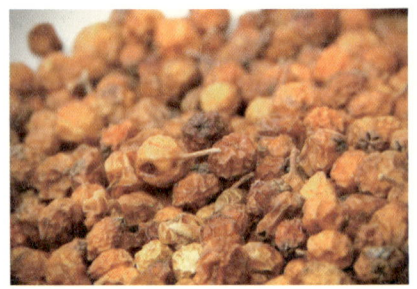
| 마가목 말린 열매

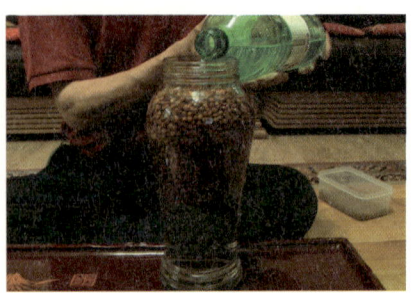
| 술 만드는 모습

　실제로, 마가목의 추출 물질을 이용한 동물실험을 통해 마가목이 무릎 연골손상에 효과가 있음을 증명한 바 있다.

　마가목 껍질을 달인 차로 관절건강을 회복했다고 믿고 있는 김철주 어르신. 어르신이 애지중지 하는 것이 또 있다고 하는데. 그것은 다름 아닌 마가목의 열매. 가을이면 주렁주렁 열리는 붉은 열매를 건조시켜 특별한 약술을 만든다는 것이다.

　열매와 술을 1대1 비율로 넣어 만든다는 마가목 열매 약술. 만드는 방

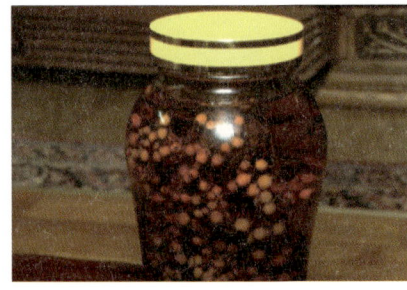
| 6개월된 마가목 주

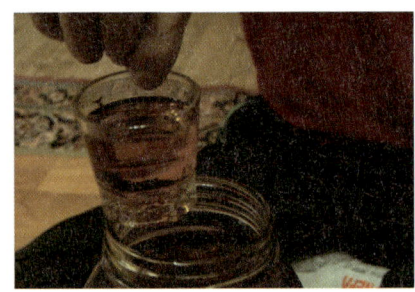
| 소주잔으로 드시는 주인공

법도 간단하고, 숙성기간도 비교적 짧다고 한다.

"5~6개월 됐거든요. 색이 다르잖아요. 이때 먹어도 되는 겁니다."

6개월간 숙성이 된 마가목 주. 이 상태로 바로 마셔도 되는데, 알코올 성분이 분해돼서 먹기 좋은 때를 기다리기 위해 묵히고 묵혀서 섭취한다고 한다. 그렇게 매일 한잔 씩 마신다는 마가목 주! 어르신은 이 약술이 자신의 관절건강에 도움을 줬다고 믿고 있었다.

김철주 어르신이 마가목을 즐기는 방법이 또 있다고 한다.

아궁이에 불을 지피기 시작하고, 특별한 재료를 준비해 가지고 오는 김철주 어르신. 그런데 쟁반에 담겨 있는 이것은 다름 아닌, 닭발?

"백숙도 많이들 해먹는데 난 닭발이 좋아서 닭발로만 백숙처럼 먹었어요. 좋더라고요."

닭발의 효능

실제로 콜라겐이 다량 함유돼 있는 닭발은 연골과 뼈 건강에 효과적이라는 사실이 입증된 바 있다.

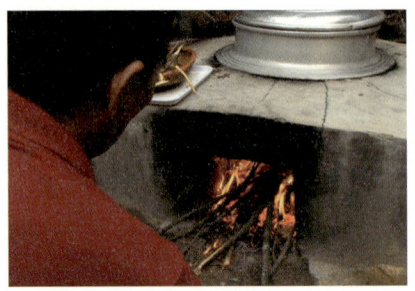
| ① 마가목 나무, 불 지핀다

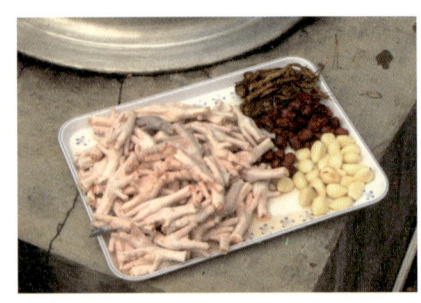
| ② 쟁반에 담긴 재료들

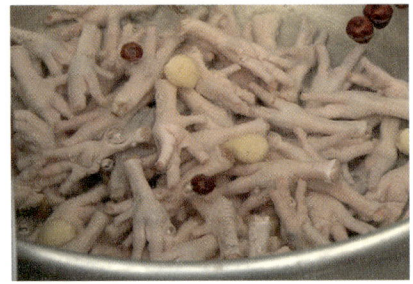
| ③ 가마솥에 닭발 넣고

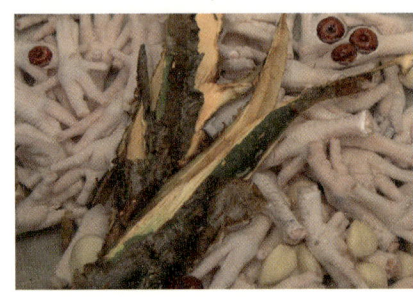
| ④ 마가목 껍질과 잎 넣는다

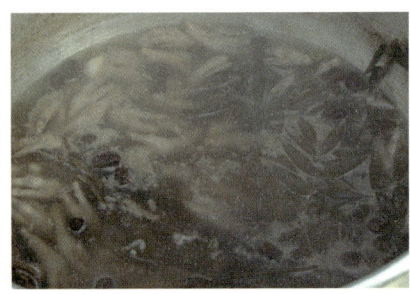
| ⑤ 끓여서 완성

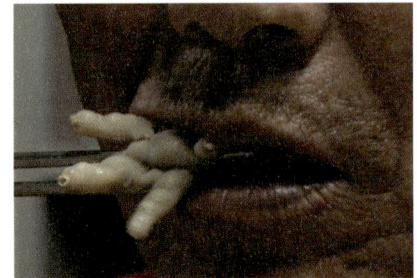
| ⑥ 익은 닭발을 드시는 드시는

관절 건강을 위해 즐겨 먹는다는 닭발 백숙. 이 닭발 백숙에 빠지지 않는 것이 바로 마가목이다. 껍질을 비롯해, 어린 잔가지와 잎까지 넣어 끓여주는 것인데 관절 건강에 좋은 것들이 더해져 김철주 어르신에게는 최

고의 관절 건강 보양식이라 했다.

 한 시간여를 끓여 드디어 완성된 마가목 닭발 백숙. 닭발의 진한 국물과 마가목의 영양이 듬뿍 우러나 있다. 어르신은 관절은 물론이요, 몸이 좀 허해졌다 싶으면 이렇게 마가목을 넣은 닭발 백숙을 만들어 먹는다고 한다.
 마가목과 닭발이 만들어낸 오묘한 조화. 과연, 그 맛은 어떨까?

 "마가목을 넣으면 향도 많이 나고 그리고 맛도 잡내가 없어요."

 김철주 어르신의 아내 또한 마가목의 효과를 봤다고 한다.
 "같이 먹었는데, 그래서 그런지 뭐 아직까지 다리도 안 아프고 병원을 가도 이상 없다고 해요. 관절염이 없어요."

 그렇다면 정말 마가목이 어르신 부부의 관절건강을 지켜준 것일까?

 관절염을 심하게 앓았을 당시엔 엄두도 내지 못했던 일들을, 지금은 거뜬하게 해내고 있다는 김철주 어르신. 변화는 실로 놀라웠다.

 "보통 1킬로 500그램 되거든요. 지금은 마음대로 들고 다니는데, 옛날엔 무릎이 아파서 못 들고 다녔어요. 못 들었었지."

 한 발자국 걸을 때마다 '삐걱 삐걱' 하고 무릎에서 나는 소리와 함께 잦

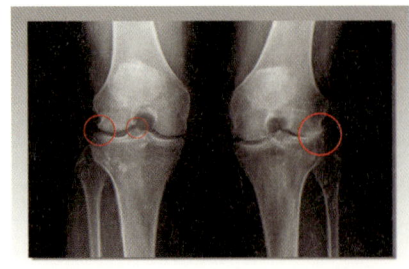

아들 줄 몰랐던 당시의 통증. 하지만 이젠 옛말이 된 듯 보인다.

| 엑스레이 사진

  퇴행성 관절염 진단 당시 4기에 가까웠던 무릎 상태. 마가목 껍질을 복용한 지 2년 여가 지난 현재, 어르신의 관절은 어떤 상태일까?

  엑스레이 검사 결과, 닳아버린 연골 사이로 윗 뼈가 자라며 뼈가 튀어나온 상태를 확인할 수 있었다.

  "보통 이 정도 되시는 분들은 걸을 때 통증도 심하고, 밤에 잠을 못 주무시는 분들도 많습니다. 그러나 김철주 할아버지께서는 통증도 없으시고, 기능적으로 전혀 이상이 없어요. 2킬로미터 걷는 정도라면 정상범위라 볼 수 있어요."

김광희 정형외과 전문의

마가목의 효능과 주의점

마가목은 중국에서 전해오는 〈본초도감〉에서도 섭취를 권장하던 나무다. 하지만 분명히 부작용도 있다. 그러니 그 효능과 주의점을 잘 알고 섭취해야 한다.

마가목의 효능

널리 알려진 마가목의 효능 중, 관절염을 제외한 대표적인 다섯 가지를 소개한다.

1. 감기와 기관지 염증에 좋다.
   오랜 기침과 비염에 마가목 열매가 도움이 된다.

2. 손발 저림에 좋다.
   이는 혈액순환이 좋지 못하여 생기는 현상인데 마가목 줄기와 껍질을 달여서 먹거나 술로 담아 복용하면 좋다.

3. 불면증에 도움이 된다.
   정신을 안정시키는 효능이 있다. 마가목을 달여서 잠들기 전에 마시면 좋다.

4. 이뇨작용과 부종개선에 도움이 된다.

마가목 열매를 달여 하루 3회 정도 꾸준히 복용하면 좋다.

5. 폐결핵에 좋다.

줄기와 껍질을 달여서 복용하면 도움이 된다. 꾸준한 복용이 중요하다.

복용시 주의점

마가목은 자체가 차가운 성질을 가지고 있어 몸이 찬 사람은 주의해야 한다. 또한 소수의 사람들이 두통이나 소화불량을 경험하기도 한다. 이런 증상을 꾸준히 복용하다 보면 사라진다고 한다. 그런데 몸에 이상이 없는 사람이 마가목을 오래 복용하면 변비나 소화불량이 생길 수도 있다고 하니 주의할 일이다.

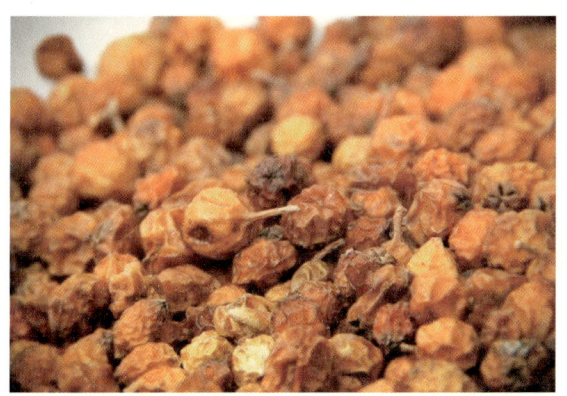

백년초

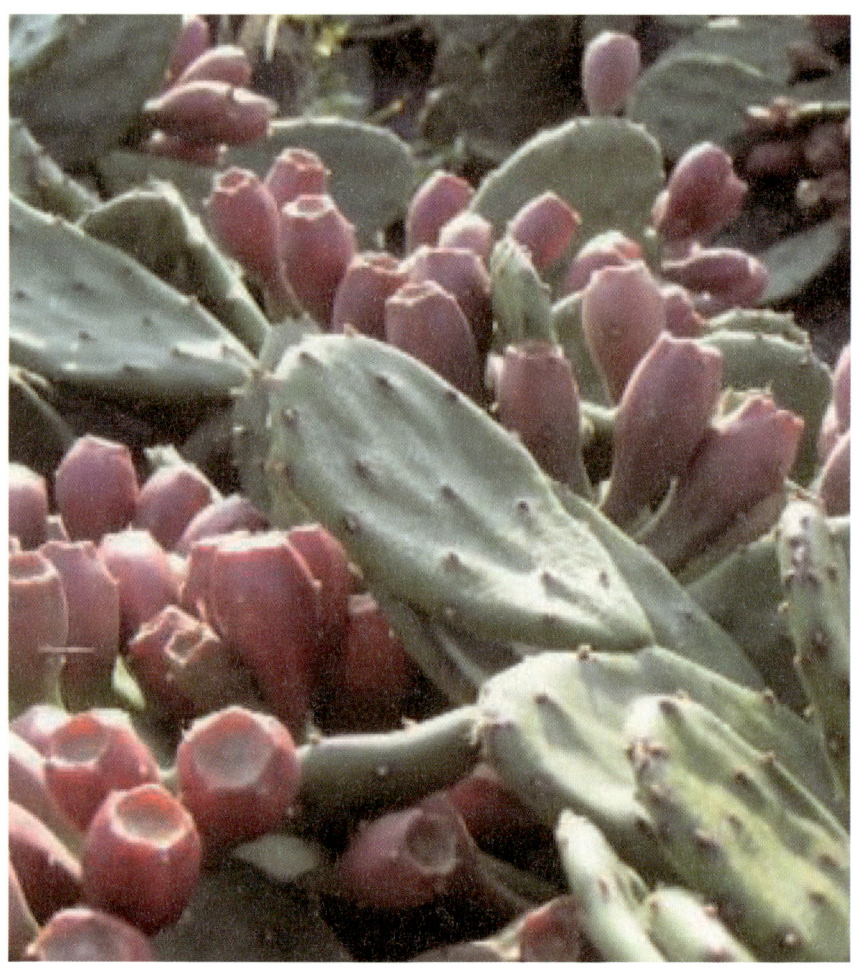

가시 많은 선인장이 잡아준 지긋지긋한 관절염

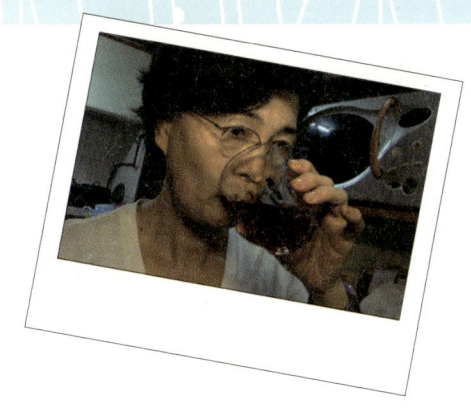

경기도 안양시. 관절염 때문에 한때는 집안 청소조차 마음대로 할 수 없었다는 김선임 씨.

"한 10년 전쯤에 퇴행성 관절이 와서 걷지도 못하고 무릎 구부리지도 못하고, 빨래도 못하니까. 앉는 거 깔고 앉고 그랬어요."

오십도 안 된 나이에 비교적 일찍 찾아온 퇴행성 관절염.

20년 동안 한복 짓는 일을 해왔다는 김선임 씨. 무릎이 불편한 자세로 장시간 일을 하다 보니, 언제부턴가 무릎에 통증이 오기 시작했다.

"이 다리를 깔고 앉아서 재단하고, 다리미질도 하고 그래서 무릎관절 통증이 빨리 왔어요."

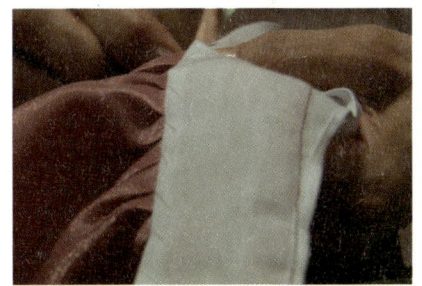

| 바느질 하는 모습

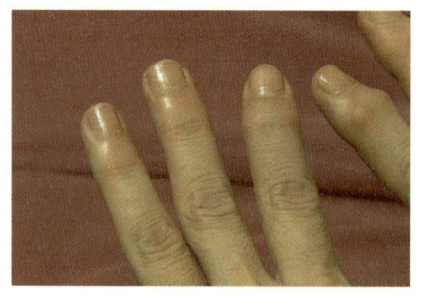
| 변형된 손가락

매일 쪼그려 앉아있다 보니 무릎에 직접적으로 무리가 갔고 결국 심각한 관절염 증상을 호소하게 됐다. 그런데 퇴행성 관절염은 무릎에만 찾아온 것이 아니었다.

한복 재단 작업을 할 때엔 손가락을 그만큼 많이 쓰게 되는데 여기에도 무리가 온 것이다.

"특히 두 손가락 많이 쓰니까 변형이 왔어요."

손가락 마디 또한 쑤시기 시작하더니, 결국 변형으로까지 이어졌다는데.

"약 5일치 지어다가 3일 먹었는데, 속도 안 좋아지고 몸이 약간 몸살 비슷하게 몸도 안 좋고 그래서 안 먹었어요. 고통스러우니까 다시 병원 가서 진찰 했더니 연골이 다 닳았다고 하더라고요."

결국 그녀는, 관절을 부드럽게 하고 연골에 영양을 공급해준다는 연골 주사까지 맞았다. 다섯 번에 걸쳐 투여한 연골 주사. 그러나 그 효과는 오래가지 못했다. 8년 전 이곳 아파트로 이사 온 것도 그녀를 고통스럽게 했던 관절염 때문이라고 한다.

"빌라나 살까 했는데, 무릎 아프니까 빌라는 승강기 없어서 자신 없어서, 무리해서 아파트로 왔어요."

말 못할 정도의 무릎 관절에 시달렸던 그녀에게 이 소파 또한 유용한 것이었다.

"일어나는 것도 마음대로 못 일어나고, 간신히 일어났어요. 아침에 일어나면 못 일어나니까 소파를 샀어요."

관절염이 심했을 당시, 이 소파에서 잠을 자며 생활했다는 김선임 씨. 일어나거나 계단을 오르내리는 단순한 일조차 버겁게 돼버리자 관절에 좋다는 방법을 백방으로 찾아 나섰다. 그러나 효과는 그때뿐이었다. 날이 갈수록 심해지는 통증만큼이나 피폐해져 버린 건 바로 그녀의 마음이었다.

"너무 힘들죠. 일어나고 서는 걸 맘대로 못하니까요. 일을 또 안 할 수도 없고요. 짜증스럽고 신경질적으로 되고. 그래도 식구들은 몰라요. 식구들은 성질 못됐다고 그러지."

그렇다면 김선임 씨가 누구도 몰라주던 관절 통증으로부터 해방된 비법은 과연 무엇일까?

"이거에요. 백년초. 토종 선인장인데, 백년초에요."

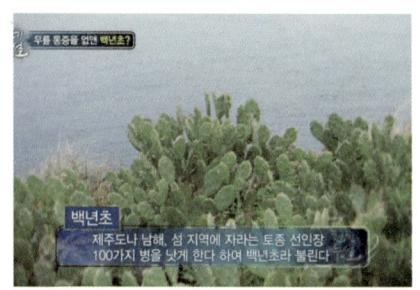 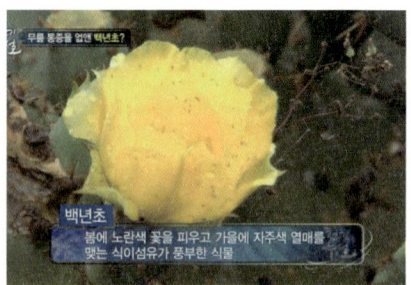

| 백년초 선인장

뾰족한 가시가 가득한 백년초. 백 가지 병을 다스린다 해서 붙여진 이름, 백년초. 사람의 손바닥을 닮아 손바닥 선인장이라고도 불린다. 따뜻한 남해안의 적당한 해풍과 질 좋은 토양에서 자란다는 백년초는 예로부터 민간 약재로 사용돼 왔다.

동방의 불로초라고도 불렸던 백년초를 김선임 씨는 어떻게 사용하고 있을까?

"가시가 많아서 먹기 전에 가시를 다듬어줘야 돼요."

먼저, 넓적한 백년초 줄기의 가시가 있는 자리에 홈을 내, 가시를 파낸다. 가시를 모두 제거한 백년초 줄기는 깨끗이 씻어 적당한 크기로 썬다. 잘게 썬 백년초 줄기를 약 500그램 정도 약탕기에 넣고 장시간 달인다.

"백년초 성분이 충분히 우러나도록 오래 끓여서 한약 먹듯이 조금씩 먹어요."

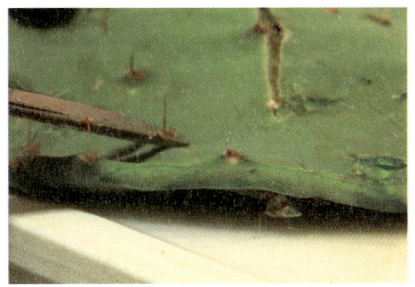

| ① 가시 제거하기

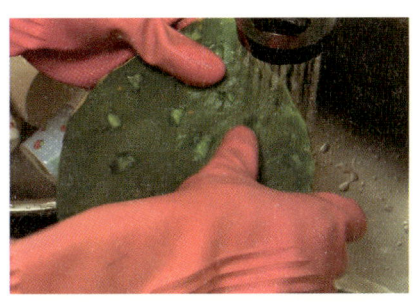

| ② 물로 씻기

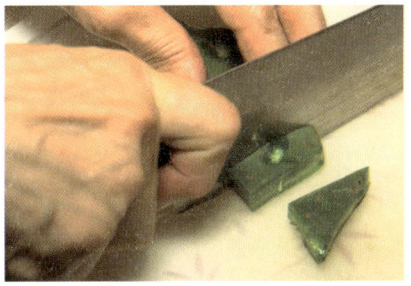

| ③ 칼로 썬다

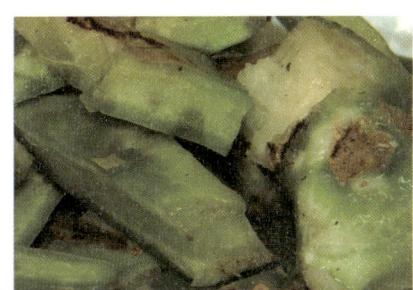

| ④ 잘게 썬 백년초

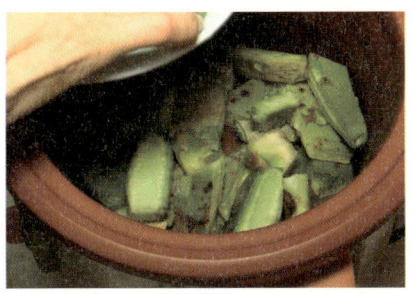

| ⑤ 물 붓고 끓인다

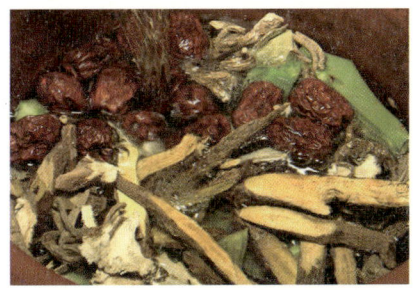

| ⑥ 다른 약재들 첨가

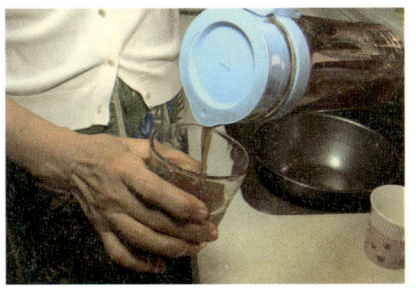

| ⑦ 컵에 따르고

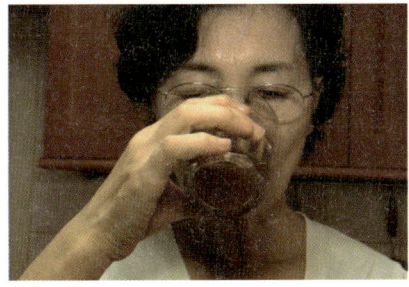

| ⑧ 마시는 주인공

그런데 여기에 영양을 더하기 위해 첨가되는 약재가 또 있다고 한다.

"감초하고 당귀는 백년초 효능 높이기 위해, 대추는 맛을 좋게 해서 같이 넣어 24시간을 푹 끓여요."

재료가 푹 잠길 정도인, 1.5리터 가량의 물을 넣고 하루 동안 달여 주기만 하면 된다. 이렇게 하루가 지나면 진한 빛깔의 백년초 달인 물이 완성된다.

그렇게 2년 동안 백년초 달인 물을 복용해 왔다는 김선임 씨.

"이렇게 반 컵 정도 하루에 두 번, 아침 저녁으로 먹었어요."

별 기대 없이 먹기 시작한 백년초. 그러나 그 효과는 기대 이상으로 일찍 찾아왔다.

"두 달 정도 먹다 보니, 무릎이 조금씩 부드러워지고 보통 일상생활에 지장 없을 정도가 되더라고요."

그렇다면 백년초의 어떤 성분이 그녀의 관절건강에 도움을 준 것일까?

실제로 백년초의 성분을 살펴보면, 노화와 염증을 막아준다는 플라보노이드 성분이 많고 칼슘 또한 멸치에 두 배 가까이 함유돼 있다.

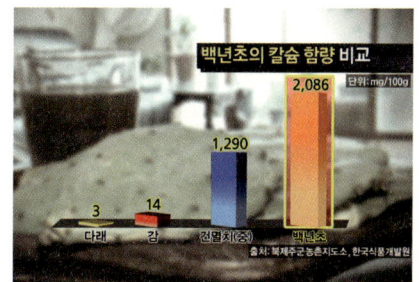

| 성분표

"퇴행성 관절염은 일종의 노화현상인데요. 백년초에 페놀 화합물이나 항산화 물질이 많이 들어있는 것은 노화를 지연시켜주기 때문에 관절염의 진행 늦출 수 있고 또한 뼈의 주성분인 칼슘이 풍부하기 때문에 관절염 예방에 도움을 줄 수 있습니다."

이종임 한양대학교 식품영양학과 교수

백년초가 자신의 관절건강에 도움을 줬다고 믿고 있는 김선임 씨. 그런데 그녀가 백년초 달인 물만큼이나 즐겨 먹는다는 또 다른 것, 과연 무엇일까?

냉장고에 보관하고 있다는 작은 통 하나. 그것은 다름 아닌 백년초 열매였다. 그런데 그냥 생 열매가 아니다. 가을이면 주렁주렁 열리는 자주빛깔의 열매를 설탕에 절여 숙성시킨 것인데, 발효액을 만들고 난 후, 남은 열매 건더기를 이렇게 간식처럼 먹는다고 한다.

뿐만 아니라, 백년초 발효액 또한 그녀가 즐겨 마시는 음료이다. 이렇

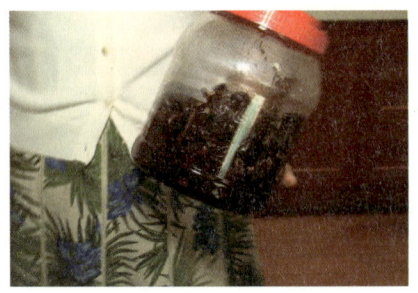
| 냉장고에서 꺼낸 작은 통

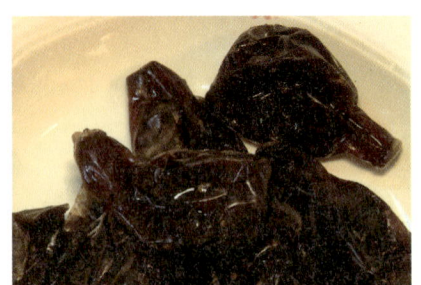
| 그 안의 백년초 열매

게 다양한 방법으로 백년초를 꾸준히 먹으면서 그녀가 되찾은 건 관절 건강만이 아니었다.

"갱년기 증세가 열나고 땀나고 하는 건데 그게 바로 잡혔어요. 신기하잖아요, 그러니까 계속 먹은 거죠. 관절 좋아지고 구내염, 그것도 좋아지고."

이제는 걸어 다니는 것도, 집안 청소도 문제없이 척척 해내게 된 김선임 씨. 그렇다면 그녀의 관절엔 어떤 변화가 찾아 온 걸까?

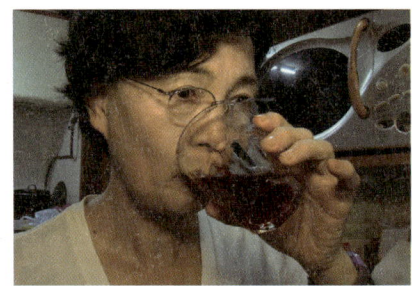
| 발효액 따라서 마시는 주인공

그녀의 현재 관절 상태를 알아보기 위해 병원에서 몇 가지 검사를 실행해 보았다.

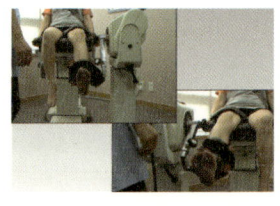 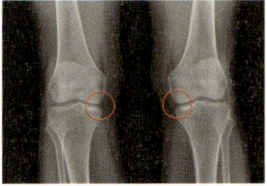 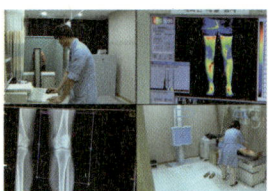

| 운동능력 측정 | 엑스레이 검사 | 체혈 검사

 무릎관절의 움직임을 통해 무릎 기능과 운동능력을 파악할 수 있는 근 관절 기능검사, 엑스레이 촬영을 통한 관절 상태 검사와 적외선 체열 검사를 통한 관절염 정도를 파악해 봤다.

 "등속성 검사를 시행했는데요, 굽히는 힘, 펴는 힘 모두에서 정상인과 대동소이할 뿐만 아니라 운동할 때 발생되는 토크 힘, 즉 회전력의 최대치도 거의 정상적인 범위라고 볼 수 있겠습니다. 관절염 환자지만 전체적으로 관리가 잘 됐다고 볼 수 있겠습니다."

조성연 스포츠의학 전문의

양파와인

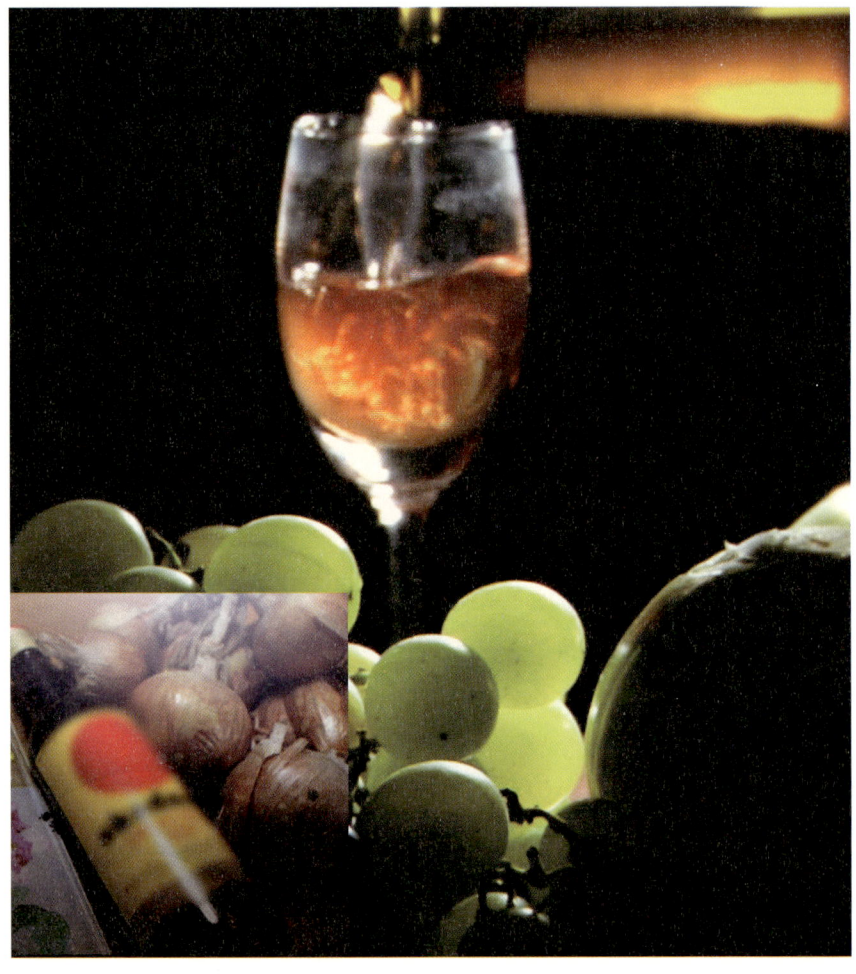

평범한 재료로
관절염을 치료하다

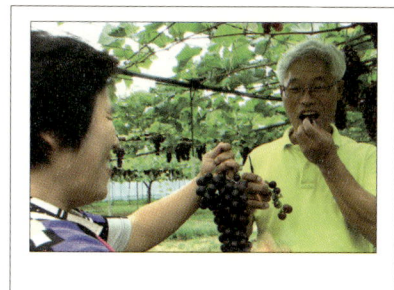

경기도 안성의 한 포도농장. 술이 관절염을 고치는 약이 된다고 주장하는 백이남, 이애경 씨 부부가 살고 있다.

"저희 집사람이 예전에 건강이 상당히 안 좋았는데 약술 먹고 튼튼해졌어요."

아내 이애경 씨의 건강을 지켜줬다는 그 특별한 약술의 정체는 과연 무엇일까?

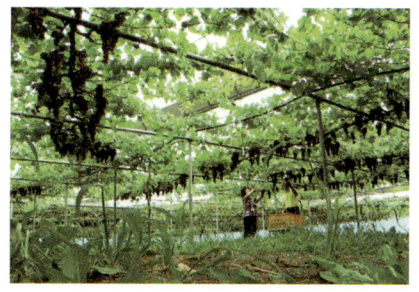

| 포도농장

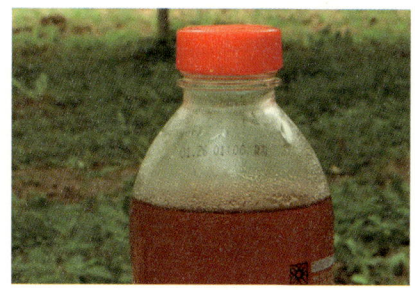

| 약술 병

"이게 약술이에요. 저희 집 보물이에요!"

대체 무엇으로 만든 약술이기에 이들 부부가 보물이라 할 만큼 귀하게 여기는 것일까?

재료는 평범해도 포도와 양파가 섞여 술이 되면 그 어떤 약술 못지않다는데! 이애경 씨는 도대체 어떤 효과를 본 것일까?

불과 작년까지만 해도, 점점 악화되는 퇴행성 관절염으로 인해 극심한 고통을 겪어야 했다는 이애경 씨.

"한 번에 걸음을 못 걸었어요. 한참 서 있다가 걸어야 하고 차를 타고 내릴 때 바로 못 내리고 그랬어요. 겨우 내려서도 바로 못 걷고 한참 서 있다가 걸었어요. 찌릿찌릿하고 쩌릿하고 칼로 찌르는 듯한 고통이라고 할까? 이러다 걸음을 못 걷는 건 아닌가 걱정 많이 했죠."

이런 아내를 지켜보는 남편 역시 괴로웠다.

"집사람이 무릎이 안 좋으니까 평생을 불구로 살아야 하나…… 겁도 나고, 저도 고민을 많이 했어요."

그런데! 우연히 알게 된 양파와인을 약술로 먹기 시작하면서부터 무릎이 좋아지기 시작했다고 한다.

"우리 집에 자주 오는 교수님이 있었어요. 부인께서 자기 시어머니가 무릎이 안 좋아서 양파와인을 먹고 좋아졌다고 해서 그때 배워서 작년 가을부터 먹기 시작하셨어요."

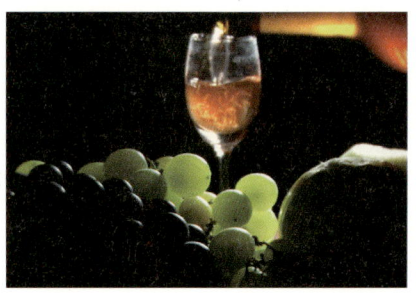

| 양파와인

그런데 정말, 양파와인 정말 관절염에 효과가 있는 것일까?

"우리 몸이 염증 반응을 일으킬 때 콕스라고 하는 그런 효소가 작용을 하게 되는데, 와인 속의 레스베라트롤은 이 효소를 억제함으로서 항염 작용을 하는 것으로 알려져 있습니다. 또한 2010년도에 영국에서 시행한 연구에 따르면 양파를 먹는 중년 여성들이 그렇지 않은 중년 여성들보다 무릎이나 척추 관절에 있어서 굉장히 삶의 질이 더 좋은 것으로 알려졌습니다. 이런 것을 봐서는 양파도 관절염에 긍정적인 작용을 할 것으로 생각하고 있습니다."

김영민 내과전문의

관절염에 효과가 있다는 양파와인! 양파와인은 과연 어떻게 만들어 지는 것일까?

우선 잘 발효한 포도주가 필요하다고 한다.

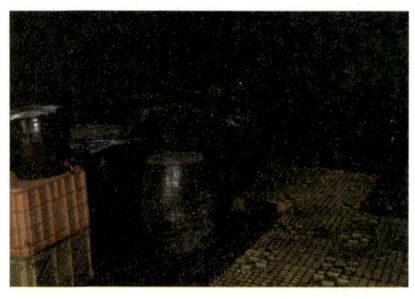
| 저장 창고

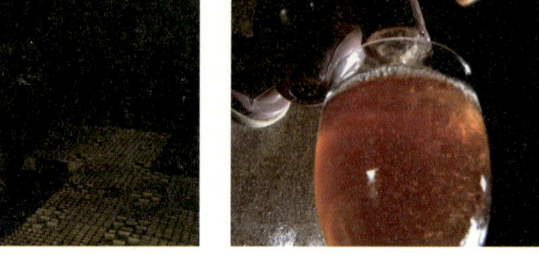
| 와인 따르고

"이게 와인 담아 놓은 항아리거든요. 포도 알갱이를 따로 따지 않고 브릭스만 맞춰서 그냥 항아리에 담아 놓으면 됩니다."

사실 이들 부부가 집에서 직접 포도주를 담근 건 벌써 20년 째로, 남편 백이남 씨의 건강 때문이었다고 한다.

"20년 전에 제가 저혈압으로 고생을 많이 했어요. 아침에 일어나질 못했어요. 몸부림을 치면서 몸이 늘어지는 것처럼. 그래서 제가 와인을 먹은 지 10년 째 됐을 때 정상이 됐고 아침에도 잘 일어나고 있습니다."

남편의 건강을 지켜준 이 포도주에 양파만 더하면 된다고 한다.

"양파와인은 아주 간단해요. 와인 한 병에 양파 주먹만한 것 3개를 썰어 담가 놓으면 되는 거예요."

포도주에 양파만 넣으면 양파와인이 된다는 것이다. 누구나 쉽게 따라

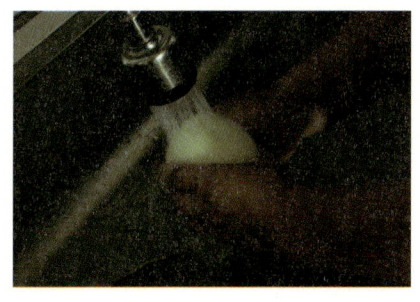 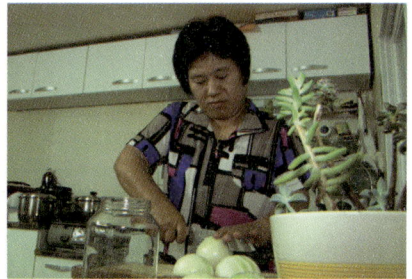

| 양파 씻는 | 양파와인 썰고

할 수 있을 만큼 방법은 간단했다. 그러나 서양의 대표 건강 약술인 포도주에 150가지가 넘는 양파의 유효성분이 추출되면서 그 효과는 놀라웠다고 한다. 그야말로 최고의 건강 약술이라는 부부의 양파와인.

"이렇게 담가 놓고 3~4일 되면 양파의 좋은 성분이 다 나와요. 이걸 3~4일 후에 거르면 되는 거에요."

또한, 양파에는 '글루타치온'이라는 유효성분이 있는데, 알코올로 인해 파괴되기 쉬운 비타민B1의 흡수를 높이고 술을 중화 시켜 간장을 보호해 주는 효과가 있다고 한다. 그래서 유럽에서는 양파와인을 약용 술로 이용한다.

특히, 일본의 한 건강잡지에서 양파와인으로 관절염과 당뇨에 효과를 본 사례자들이 소개되면서 약술로 각광을 받기 시작했고 최근에는 국내에도 큰 관심을 받고 있다.

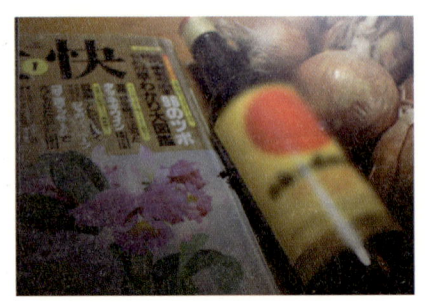 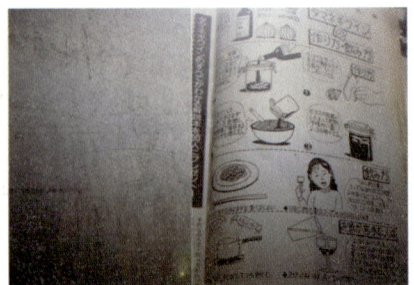

| 일본잡지에 나온 양파와인

"몸에 좋다고 하니까 빨리 나으려고 아침 점심 저녁으로 먹었죠. 근데 원래 술을 못하는 사람이라 하루 종일 벌개져서 지금은 아침 저녁으로 먹고 있어요."

매일 아침 저녁, 소주잔으로 한잔씩 꾸준히 마셨다는 양파와인. 그 효과는 굉장히 빠르게 나타났다고 한다.

"한 2개월 먹으니까 효과가 나타나는 것 같았어요. 자고 일어나도 한 번에 걸을 수 있고 계단 내려갈 때도 가볍게 내려가고 무엇보다 혈압 조절도 잘 되는 것 같았어요. 우리 집안 내력이 고혈압이에요. 엄마 아빠가 고혈압이고 8남매가 거의 고혈압이에요. 그 혈압도 잡히는 것 같더라고요."

그녀 역시 10년 전, 고혈압 진단을 받았다고 하는데 양파와인을 먹은 후 정상이 되었다고 한다. 관절염으로 먹기 시작한 양파와인이 예기치 않게 고혈압까지 효과를 봤다는 것이다. 약을 먹어도 조절이 쉽지 않던 혈압이 정상 수치를 늘 유지하며 3개월 전부터는 혈압약도 줄였다고 한다.

"확실히 도움이 됐다고 내가 느껴요. 몸도 가벼워졌고 혈압도 정상으로 돌아왔고, 양파와인을 계속 먹으면 혈압약도 끊을 수 있을 것 같아요."

양파와인이 그녀의 관절 건강과 혈압에 정말 도움이 된 것일까? 병원 검사를 통해 건강상태를 확인해봤다.

"엑스레이 소견으로 봤을 때 관절염 소견이 있지만, 부종이나 운동 제한이 없고 보행 시 통증이 없는 것으로 봐서 아주 건강한 편입니다."

강인규 정형외과 전문의

더욱이 같은 연령대에 비해서 관절 건강 상태가 양호한 편이라는데!

그렇다면 고혈압은 어떨까? 혈압을 측정해 본 결과, 역시나 정상을 유지

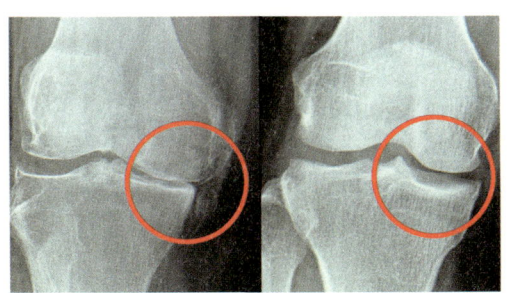

| 관절 사진

285

하고 있었다.

대체, 양파와인의 어떤 점이 그녀의 고혈압에 효과를 미친 것일까?

"국제 보건기구에서 1980년 대 시행한 연구에 따르면, 고지방 식이를 한 프랑스 사람들이 의외로 다른 선진국들에 비해서 허혈성 심장 질환에 사망률이 낮다는 보고가 있었습니다. 이것은 프랑스 사람들이 많이 즐겨먹는 레드와인 속에 레스베라트롤이라는 그 성분 때문에 혈관 보호 작용을 함으로서 나타나는 결과라고 할 수 있습니다. 또한 우리가 중국 사람들의 식생활은 기름지다고 생각을 하는데 그럼에도 불구하고 의외로 중국 사람들도 심장 혈관 질환이 그렇게 높지 않은 것은, 중국 사람들이 식사 때 양파를 곁들여 먹는 그런 식습관 때문이라고 우리가 알고 있습니다. 그래서 이 두 가지를 섞은 양파에 와인하고 같이 섞은 이런 것을 복용을 했을 때 어느 정도의 심혈관 질환에 긍정적인 작용을 했을 거라는 그런 추측은 충분히 가능합니다."

김영민 내과전문의

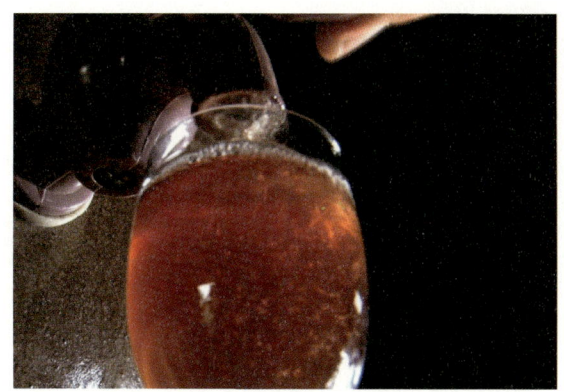

홍어

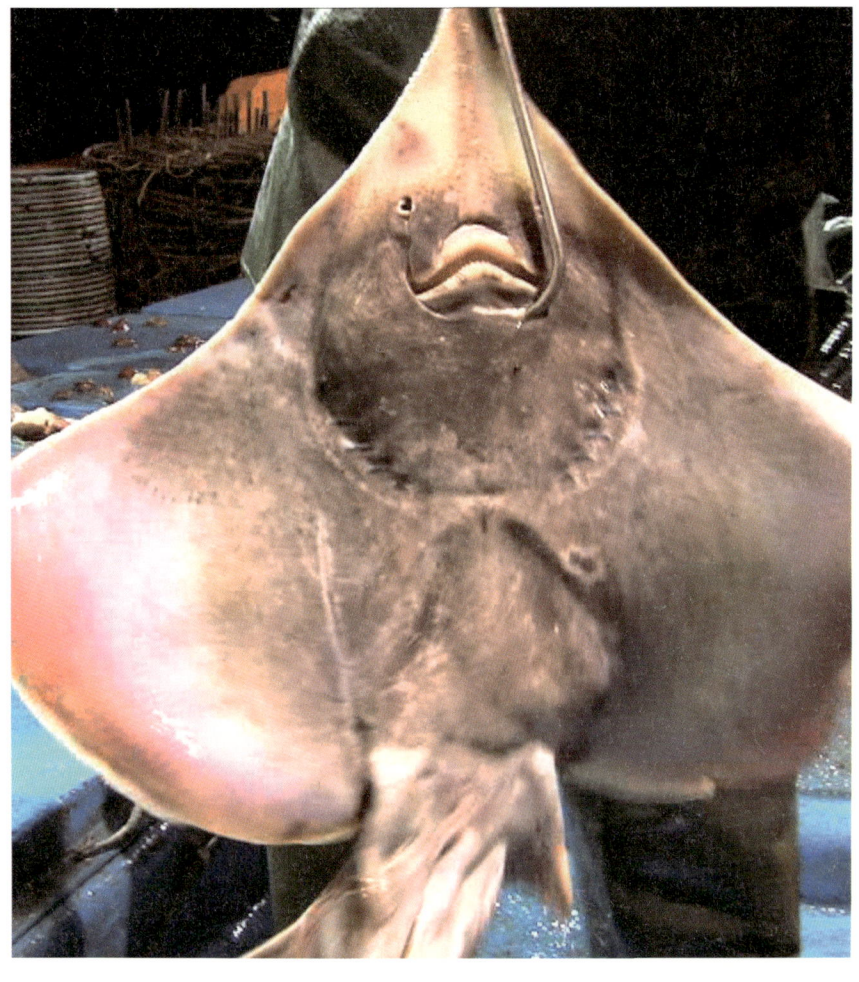

톡 쏘는 향으로
관절을 지키다

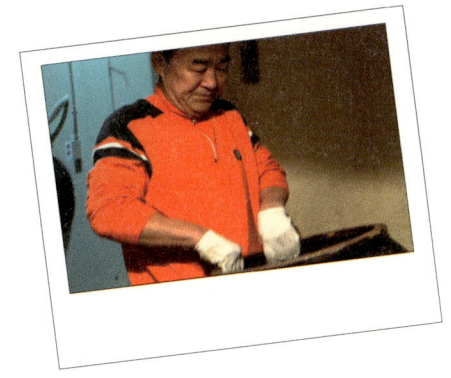

천년 역사의 숨결이 담겨 있는 나주! 나주는 나주 배, 나주평야와 같이 풍부한 생명의 땅이자, 조선의 곳간이며 해상 교통의 중심지였다. 이 살기 좋은 땅에 홍어로 건강을 지키고 있다는 주인공, 양치권 씨가 있다.

"제가 10년 전에는 한 발 자국도 걷지를 못 했어요."

건강한 지금과 달리 2004년 겨울, 극심한 다리통증으로 응급실까지 갔었다는 양치권 씨. 병원치료를 받았지만 무릎 통증은 좀처럼 나아지지 않았다. 심지어 다리가 저리고 붓는 증상이 계속 되더니, 한 발자국 떼는 것도 힘들 만큼 거동이 불편했고 결국 1년 가까이 누워만 지냈다고 한다.

"손으로 만져봐도 무릎에 물이 차 있는 거예요. 그래서 걱정이 돼서 인근 병원에 갔어요. 저는 제 평생에 그렇게 큰 주사는 처음 봤어요. 주사로 무릎의 물을 빼는데, 뺄 때마다 가득 나오는 거예요. 진단결과가 퇴행성 관절염이 이미 시작이 됐습니다, 라고 하더라고요."

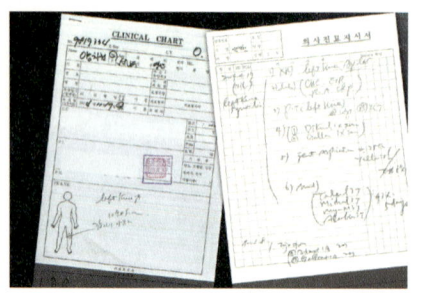
| 퇴행성 관절염 진단서

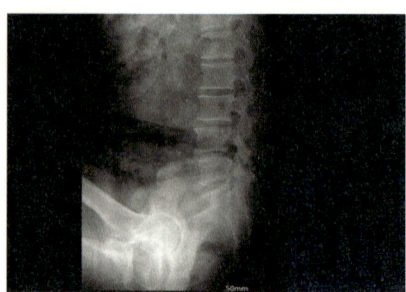
| 엑스레이

　왼쪽 무릎에서 시작된 퇴행성 관절염. 그의 고통은 단순히 여기서 그치지 않았다. 무릎의 좌우 균형이 맞지 않아 몸의 중심이 흐트러지기 시작하더니 허리에도 이상 신호가 온 것이다. 진단 결과는 척추전방전위증! 척추 뼈가 서로 어긋나 걸을 때 심한 통증이 생긴다는 것이다.

　"나이가 더 많이 들어서 관절염에 걸렸으면 포기를 했을 텐데 한참 생활도 꾸려가야 하고, 제가 하고 싶은 일도 많았는데 다른 사람이 보기엔 하찮은 관절염으로 희망을 포기해야 하니깐 매일 하루하루가 지옥 같았죠."

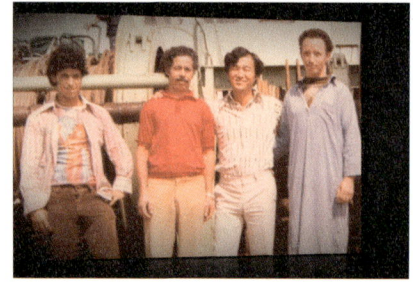
| 옛날 사진

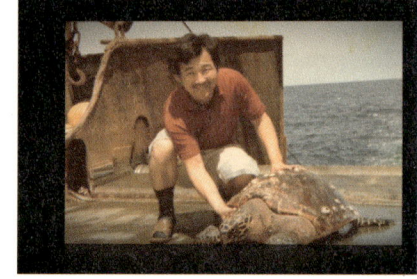

가족들을 위해 세계 곳곳의 바다를 누볐다는 양치권 씨. 고단한 젊은 시절을 보낸 만큼, 남들보다 일찍 무릎이 망가진 것이다.

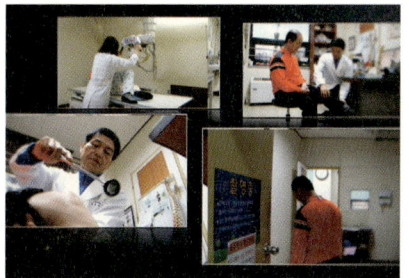

| 다양한 검사 받는 주인공

그런데 지금은 무릎을 많이 사용하는 제기도 거뜬히 차 낼 만큼 건강해졌다는데, 과연 정말일까?

우리는 양치권 씨의 무릎과 허리, 그리고 인대와 근육의 반사 신경을 알아보는 다양한 검사를 통해 그의 관절 건강을 확인해봤다.

그런데 결과는 예전과 변함없이 무릎 뼈가 맞닿아 있고 척추 뼈가 앞으로 나와 있다는 것이었다. 진료 결과로는 전혀 호전되지 않은 상태였는데 도대체 어떻게 된 것일까?

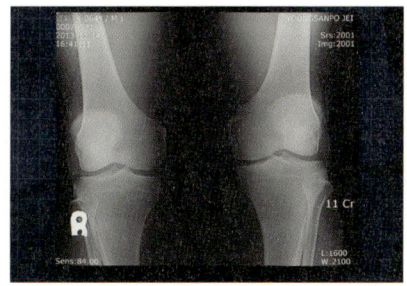 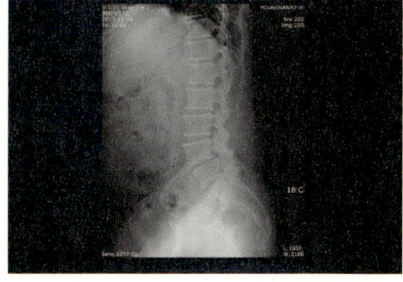

| 무릎과 허리 엑스레이

291

"X-레이 상으로는 퇴행성 골관절염이 1단계에서 2단계 정도로 진행 돼 있지만, 이학적인 검사로 관절의 부기, 인대의 건강 정도, 무릎 관절의 반사 상태로 보면 거의 정상인과 비슷합니다."

강사준 신경외과 전문의

퇴행성 관절염을 진단 받은 관절이 정상으로 돌아오는 경우는 없다고 한다. 다만 통증이 느껴지지 않고 일상생활에 무리가 없다면 병이 호전된 것으로 본다는 것이다.

한 번 망가지기 시작하면 계속 악화된다는 관절 건강! 그런데 어떻게 발병된 후, 10년이 지난 지금, 그의 관절은 예전 그 상태로 멈춰있는 것일까?

우리는 그 비밀을 그의 아내에게 들을 수 있었다.

"관절에 좋다고 해서 특별히 준비해서 매일 드리는 게 있어요. 매끼 마다 드셔요. 바로 홍어무침이에요."

홍어가 관절을 지켜준다고 하는 양치권 씨!

우리는 홍어에 대해 좀 더 알아보기 위해 홍어의 섬, 흑산도를 찾았다.

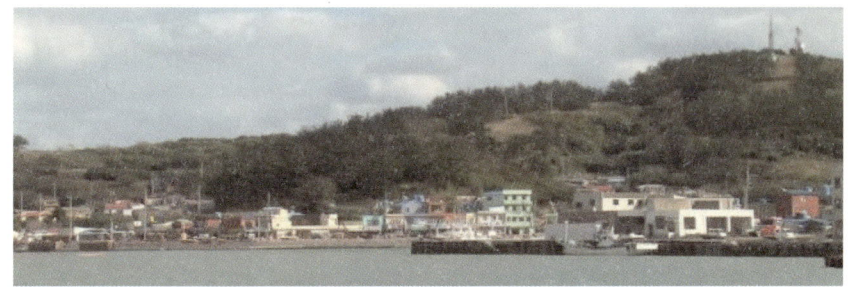

| 섬 모습

목포에서 약 90여 킬로미터, 2시간 여를 달려 도착한 섬! 이곳에서 또 거친 바다를 헤치고 배를 타야만 만날 수 있는 홍어.

"여기가 조업장소에요. 아주 귀한 생선이기 때문에 이 멀리까지 나옵니다. 이 생선이 얼마나 멋지느냐면, 자기를 잡아도 웃고 있어요."

오랜 세월 홍어잡이를 해 온 선장님은 홍어를 멋진 생선이라고 표현한다. 섬에서 5~6시간을 나와 드디어 조업을 시작하는 뱃사람들. 부표를 던지고, 일정한 간격으로 낚시 바늘이 매달려 있는 낚싯줄을 먼 바다에

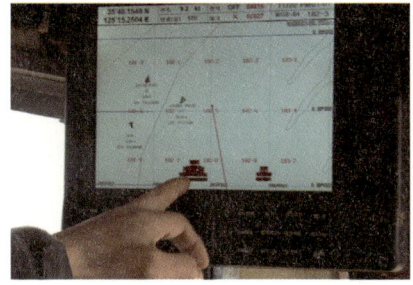

| 작업장소

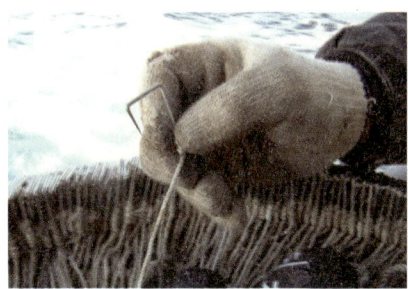

| 낚시 바늘 빼는 모습

던진다. 그런데 낚시 바늘에 미끼가 보이지 않는다.

"홍어는 미끼 없이 잡아요. 걸락이라고 해요. 왔다갔다하다가 걸리는 고기에요."

거친 파도를 뚫고 먼 바다에 나와 긴 낚싯줄을 바다에 드리우는 데만 한나절을 보내는 뱃사람들.

겨울에 더욱 값어치가 나간다는 생선, 홍어. 따라서 밤낮 없이, 쉬지도 않고 낚싯줄을 던지고 거두어들이는데. 올라오는 것은 쓰레기만 한 가득이다. 뱃사람들의 정성에도 귀한 생선은 좀처럼 모습을 드러내지 않는다.

"바닥에 사는 생선이기 때문에 쓰레기랑 같이 가라앉아 있잖아요. 그래서 쓰레기가 많이 걸려 올라와요."

바로 그때, 그물을 올리는 뱃사람들, 물고기들이 올라왔지만 잡자마자

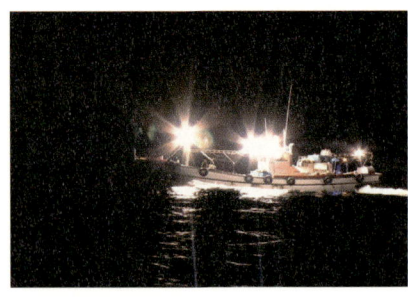

| 불을 환히 밝힌 배

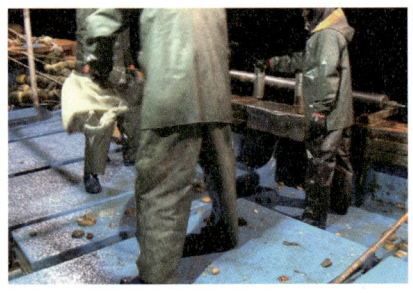

| 올라오는 쓰레기더미들

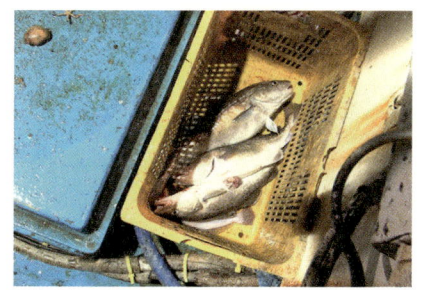 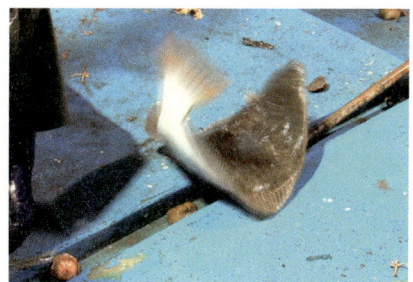

| 자연산 광어

바닥에 내팽개친다. 그 귀하다는, 자연산 광어가 올라왔는데도 여기선 찬밥보다 못한 신세. 시간은 계속 흐르고 낚시 바늘에 걸린 쓰레기 처리하느라 선원들이 지쳐갈 때!

"올라온다!"

펄럭이며 올라오는 홍어! 마치 가오리연이 하늘이 아닌 바다에서 쑥 올라오는 듯 하다.

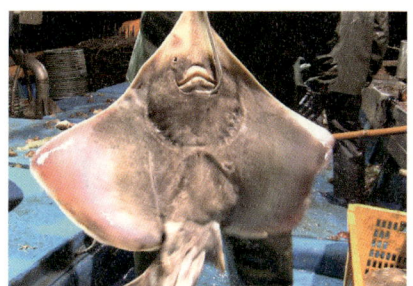 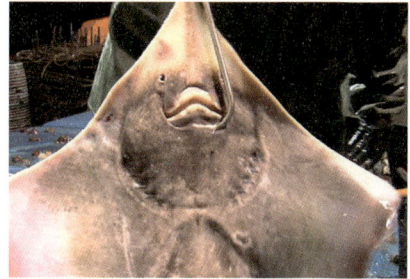

| 드디어 잡힌 홍어

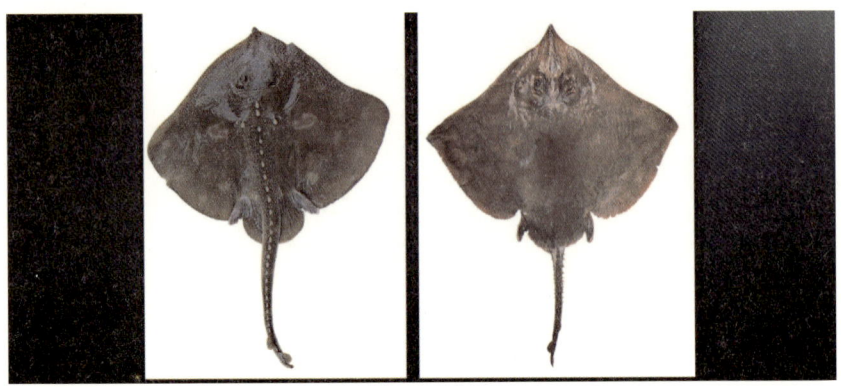
| 가오리(좌)와 홍어(우) 비교

"이게 바로 홍어. 흑산도 홍어! 홍어 물렁뼈가 남자들도 그렇고 여자들도 그렇고 관절에 좋아."

그물에 걸려도 웃는다는 생선, 홍어! 그런데 그 모습이 가오리와 비슷해 보인다.

홍어목 가오리과에 속해 있는 사촌 지간과도 같은 가오리와 홍어지만 코를 보면 구별할 수 있다고 한다. 홍어가 가오리보다 코가 뾰족하기 때문이다.

저녁이 한참 지나서야 저녁을 먹는 선장님과 선원들. 그런데 홍어잡이 배에서 홍어 한 점 구경할 수가 없다.

"흑산도 홍어는 단 맛이 나요. 그런데 우리는 먹으면 돈 30~50만원이 훌쩍 날아가니깐. 안 먹어요."

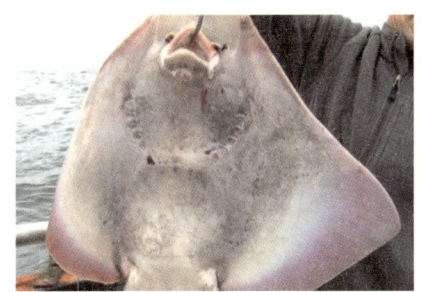 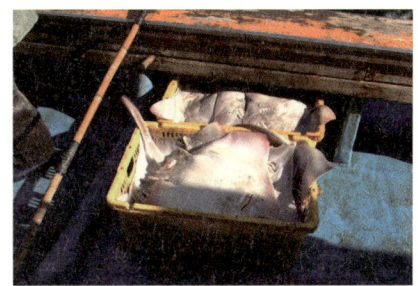

| 아침이 밝아와도 홍어를 계속 잡는 선원들

배가 바다에 떠 있는 시간엔 한 순간도 쉴 틈 없이 낚싯줄을 거두어들 인다는 선원들. 그들의 땀과 노력이 있기에 흑산도 명품 홍어를 맛볼 수 있다고 한다.

흑산도 홍어는 수컷보다 암컷이 더 대우를 받는다고 한다. 암컷이 몸집도 크고, 살이 연하기 때문인데 암컷과 수컷을 비교하려면 꼬리 부분을 보면 알 수 있다.

수컷은 꼬리 양쪽에 두 개의 생식기가 있어 쉽게 구분할 수 있다.

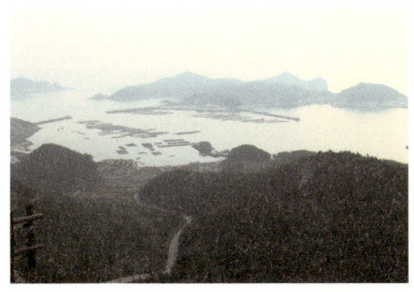 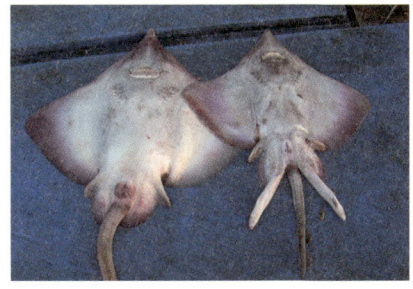

| 흑산도 사진 | 암놈(좌)과 수놈(우) 비교

섬의 빛깔이 검푸른 색을 띠고 있어 흑산도라 불리는 섬. 〈자산어보〉를 쓴 정약전 선생의 유배지로도 알려져 있는 흑산도는 육지에서 멀고도 멀어 인적이 드문 섬이었다. 그런데 이곳에서 홍어잡이가 성행하면서 점차 그 이름이 알려지기 시작했고, 겨울 흑산도 홍어는 최고의 상품으로 그 가치를 인정받고 있다.

"겨울에 잡히는 흑산도 홍어가 유명한데요. 그 이유는 가을이 오면 황해에 내려와서 청정해역지역인 흑산도 해역에서 겨울을 보내게 됩니다. 이 무렵의 홍어가 산란기기 때문에 살이 찌고 육질도 부드럽고 찰지고 또한 껍질도 얇습니다. 그래서 흑산도 홍어를 최상품으로 꼽습니다."

이미영 교수 / 장안대학교 식품영양학과

양치권 씨의 홍어 활용법

그런데 홍어는 지역마다 먹는 방법이 조금씩 다르다고 한다.
그렇다면 나주에서 살고 있는 양치권 씨는 홍어를 어떻게 먹고 있을까?

"여기가 600년 전통의 홍어 거리예요."

거리에 들어서자 마자 홍어의 향이 코 끝을 자극하는데.

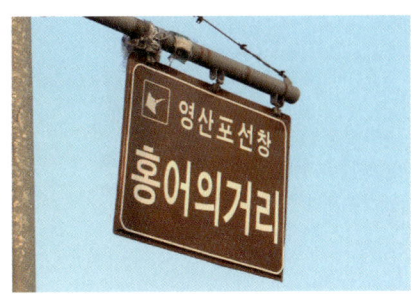

| 홍어의 거리

양치권 씨는 이 고약한 홍어 향속에 특별한 건강비법이 있다고 했다.

"나주 영산포 홍어의 맛은 매워요. 엄청 매워요."

달디 달다는 흑산도 홍어, 유독 나주 영산포에 오면 알싸한 맛을 지니게 됐다는데. 도대체 그 이유가 무엇일까?

그 비법을 공개하겠다며 양치권 씨가 가지고 나온 것은 다름아닌 항아리.

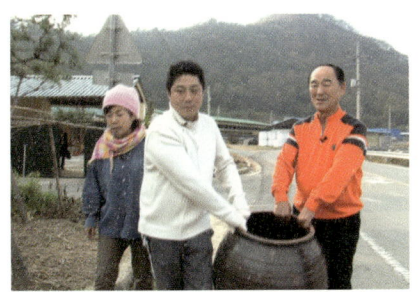

| 항아리 갖고 나오는

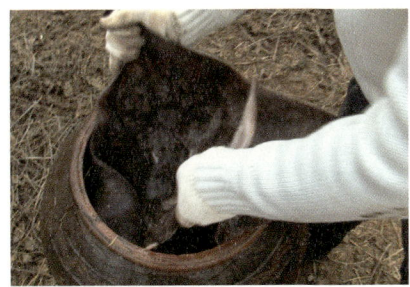

| 홍어 항아리에 담는

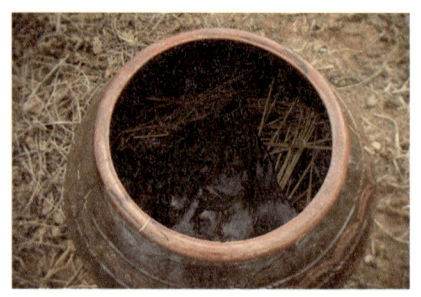 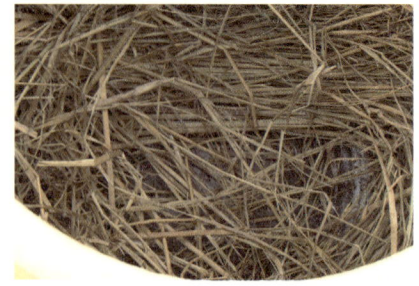

| 볏짚 넣고 홍어를 넣는다

여기에 싱싱한 홍어를 통째로 담기 시작한다.

"김장할 때도 항아리를 이용하지 않습니까? 홍어도 발효식품이니깐 똑같은 원리라고 보고 항아리를 이용합니다."

김치를 숙성하듯 홍어도 항아리에 넣어 숙성시킨다.
그리고 홍어를 숙성시킬 때 꼭 필요하다는 볏짚을 홍어 사이사이에 넣어준다.

"여기에 볏짚을 깔아요. 항아리에 볏짚을 깔면 홍어에서 나오는 수분이 볏짚으로 흡수되면서 아무 첨가물 없이 숙성에 좋은 온도가 유지됩니다."

볏짚이 홍어의 발효를 촉진시켜줄 뿐 아니라 홍어가 발효되면서 나오는 수분을 흡수하여 홍어의 살을 더 탱탱하게 만들어 준다고 한다.
아무것도 넣지 않고 그냥 항아리에 홍어와 볏짚만으로 그 맛이 완성된다는 나주 홍어! 그 맛의 비밀은 무엇일까?

"동물은 몸 속의 노폐물인 요소를 오줌으로 내보내지만 홍어는 특이하게도 피부로 내보냅니다. 요소가 발효를 하면서 독성인 암모니아가 발생이 되는데 아주 고약한 냄새를 풍기죠. 홍어의 암모니아는 인체의 유해한 세균이 침입하는 것을 막아주는 기능을 합니다. 상온에서 암모니아 덕분에 상온에서도 장기간 보관이 가능하고 특유의 냄새와 육질을 만들어 냅니다."

노봉수 교수 / 서울여대 식품공학과

전 세계적으로 유일하게 알칼리 발효를 한다는 홍어! 요소가 암모니아로 바뀌면서 유해 균이 들어오는 것을 막아줘 생선 자체를 그대로 놔둬도 숙성이 된다고 한다.

홍어를 제대로 삭히려면 가장 중요한 것이 일정한 온도. 양치권 씨는 숙성실을 만들어 홍어를 삭히고 있었다.

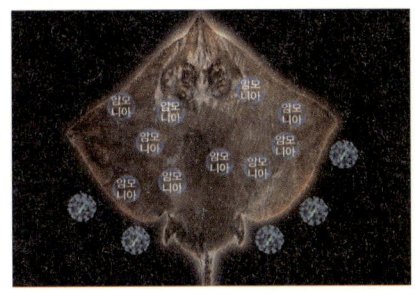

| 홍어 요소 발효

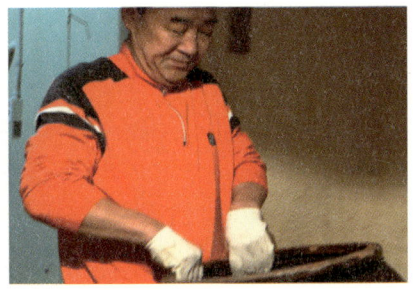

| 항아리 들고 숙성실로 가는 주인공

"여기가 엄청 추워요. 숨을 들이키면 냄새가 나요. 그런데 저한테는 이게 체증이 풀리는 냄새. 향기로운 냄새에요. 박하 향 같이."

다른 사람들이 화장실 냄새라고 말하는 암모니아 냄새가 향긋하다는 양치권 씨.

"이쪽이 일주일 삭힌 홍어가 되겠습니다. 제가 즐겨 먹게끔 30일 삭힌 건데. 먹기 좋게 분해했습니다. 비교해보면 일주일 된 것은 살이 물렁물렁한데 이건 물이 빠지다 보니깐 아주 단단합니다."

잘 숙성된 홍어는 손으로 누르면 탱탱하여 잘 들어가지도 않는다고 한다. 그리고 오래 숙성될수록 가을 단풍이 물들 듯, 색이 점점 진해진다고 한다.

"그런데 마냥 오래 삭힌다고 좋은 건 아니고, 저 같은 경우에는 한 달이 지나면 오히려 맛이 떨어지더라고요. 제일 맛이 있을 때가 30일 정도."

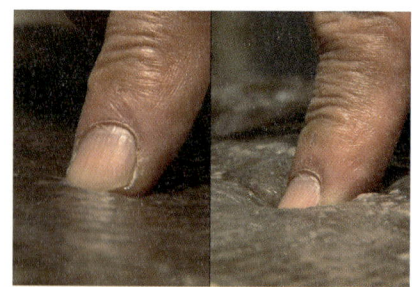

| 탄력 비교

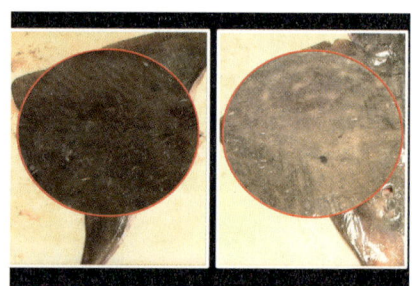

| 색깔 비교

오감을 일깨우는 삭힌 홍어. 얼마나 삭혀야 하는지 정답이 있는 건 아니지만, 공통된 의견은 일정한 온도에서 기간을 오래 두고 천천히 삭혀야 향이 진해지고 맛도 좋아진다고 한다.

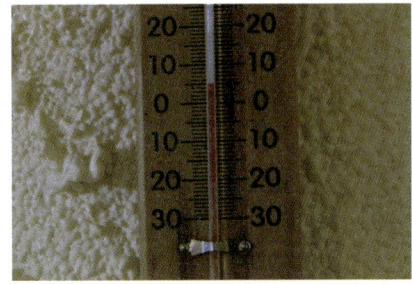

| 적정 온도로 숙성 시킨다

그리고 홍어는 항아리에서 삭혀질수록 향과 맛만 진해지는 것이 아니라 건강도 더해진다.

한국과 미국, 두 대학의 공동 연구에 따르면 홍어의 숙성이 진행될수록 항균성과 항암효과가 높게 나타났다고 하는데 다만 항산화성은 발효시키지 않은 생 홍어 자체에서 높은 효과를 나타냈다.

발효식품의 하나로 인정받는 나주 영산포 홍어! 그러나 그 시작은, 슬픈 역사에서 시작되었다.

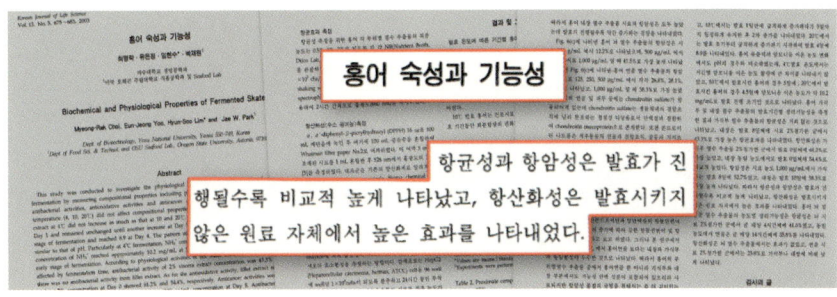

| 홍어 숙성과 기능성에 관한 논문

"〈신증동국여지승람〉 기록을 통해서 그 내력을 알 수 있습니다. 고려 말에 섬 쪽에 왜구들의 침입이 빈번해지면서 섬 사람들을 보호하기 위해 공도 정책이 내려졌습니다. 공도란 섬에 살지 않고 육지에 살게끔 지시를 내린 것인데요."

최성환 교수 / 목포대 도서문화연구원

고향인 흑산도를 떠나 나주에 터를 잡은 사람들. 몸은 떠났지만 그들은 고향의 맛을 잊을 수 없었다. 그래서 흑산도에 나는 진귀한 해산물을 배에 실어 날랐는데, 흑산도에서 나주 영산포까지 열흘이나 되는 뱃길! 거친 파도에 가로막혀 이십일이 걸렸다고도 한다. 그 사이, 다른 해산물은 썩었지만 홍어는 냄새만 고약할 뿐 독특한 맛을 갖게 됐다는 것이다.

이렇듯 슬픈 역사에서 발견하게 된 우리 조상들의 맛, 홍어! 지금은 전라도 지역을 넘어 대한민국을 대표하는 맛으로 자리 잡고 있다.

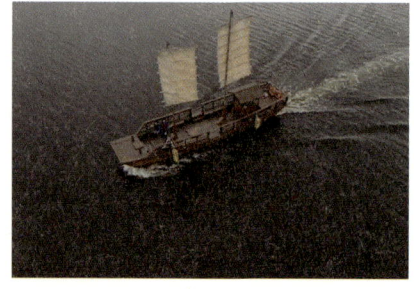
| 황포돛배

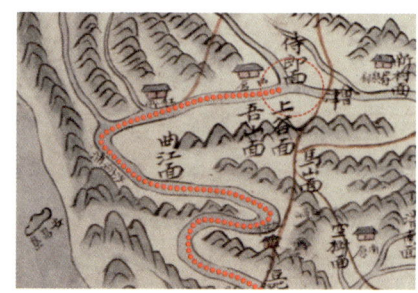
| 해동지도 나주 흑산도

홍어로 만든 다양한 음식

나주 주민들은 홍어를 이용해 많은 음식을 해 먹고 있었다.

"이것은 홍어애탕. 홍어애탕은 홍어 내장으로 끓인 거에요. 홍어에서 내장이 최고에요. 홍어 내장탕을 자주 끓여 먹지요."

홍어 간을 비롯하여 내장을 넣고 끓인다는 홍어애탕! 아낌없이, 홍어 뼈와 껍질도 넣는다.

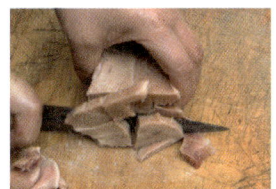 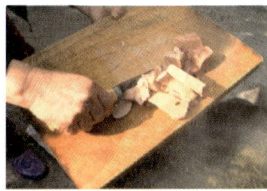 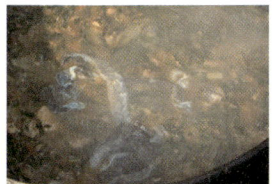

| 홍어애탕

나주에서는 세 사람 이상만 모이면 찾는다는 삭힌 홍어! 삭힌 홍어의 고장답게, 그 톡 쏘는 홍어를 회로도, 돼지고기, 묵은지와 함께 삼합으로 즐기거나, 미나리와 함께 무침으로도 먹는다. 한의학적으로 볼 때, 홍어는 더운 성질에 속하고 김치와 돼지고기, 미나리는 찬 성질로 궁합이 잘 맞는다고 한다

고려 말부터 지금까지 700여 년을 나주 사람들과 함께 해 온 삭힌 홍

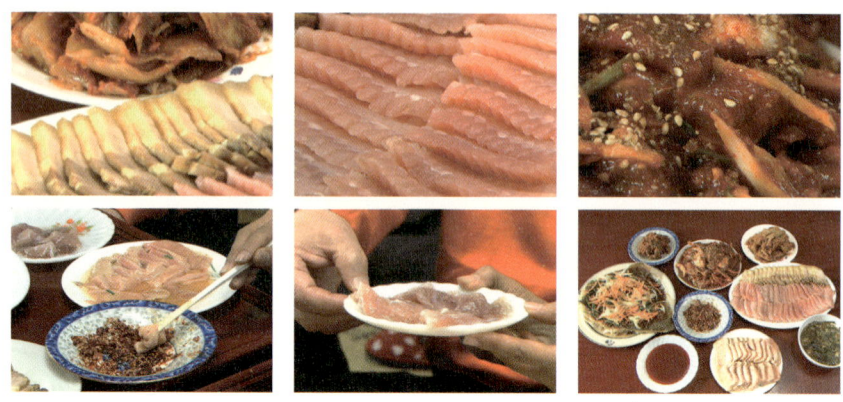
| 다양한 홍어요리

어! 삭힌 홍어 하나만으로도 술안주가 될 만큼 다양한 이야기를 담고 있다.

"잔칫날에도 홍어, 상 당했을 때도 홍어, 돌잔치에도 오르고, 나주에선 홍어가 절대 빠지지 않아요. 홍어가 없으면 잔치가 아니라고 할 만큼 홍어가 있어야 잘 먹고 즐거웠다고 하죠."

세계 최고 진미라 불리는 거위 간, 푸아그라보다 더 맛있다는 홍어 간! 그 맛이 아주 고소해 애간장을 태우는 맛이라고도 한다. 또한 홍어에서 제일로 맛있다는 홍어 코, 일코.

"양쪽에 삐쭉한 부분이 코인데. 한 마리에 두 점씩 나와요."

홍어 코에는 물렁뼈가 많아서, 그 고약한 냄새와 톡 쏘는 맛이 다른 부위보다 더 강하다고 한다.

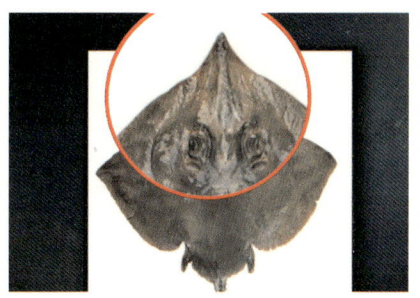

| 홍어 코

"쫀득한 맛이 나오고, 은은하게 코도 쏘죠. 여기가 맛도 좋죠. 그리고 코는 연골이 아주 많고 젤라틴성분이 있어서 관절 치료에 더 좋은 것 같아요."

퇴행성 관절염으로 큰 고생을 했었다는 양치권 씨. 그는 홍어의 다양한 부위 중에서도 홍어 코와 껍질이 관절에 좋은 성분이 많아 즐겨 먹었고 실제로 효과를 봤다고 한다.

국내 한 대학에서는 홍어 연골의 관해 연구했는데, 홍어 연골이 골관절염 예방에 도움이 된다고 한다. 또한 그 예방 효과를 높이려면 골관절염

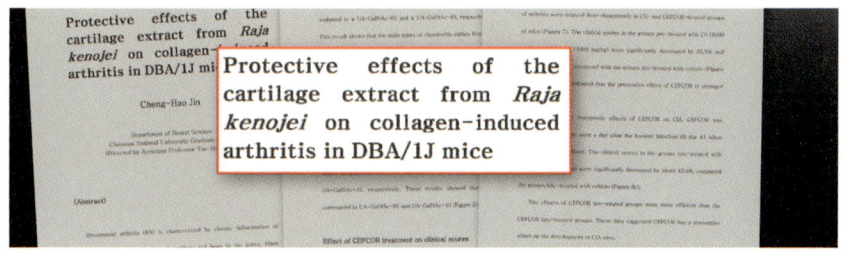

| 홍어추출물의 관절염 보호 효과

이 걸리기 전부터 먹는 것이 좋다고 한다.

"홍어는 관절염 치료제로 알려진 황산콘드로이친이 많이 함유돼 있습니다. 황산콘드로이친은 뼈와 뼈 사이의 연골 성분으로 기계의 윤활유 같은 역할을 합니다. 코라든지 생식기, 껍질 부분에 이런 성분이 많이 함유돼 있습니다."

노봉수 교수 / 서울여대 식품공학과

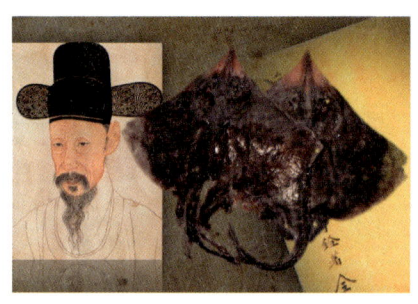

| 정약전 선생

정약전 선생이 쓴 우리나라 최초 어류도감인 〈자산어보〉에는 삭힌 홍어로 국을 끓이면 배가 뭉친 데 특효라고 기록했을 정도로 전라도 지역 사람들은 삭힌 홍어를 민간요법으로 이용해 왔다고 한다.

최고의 재료에, 조상들의 지혜가 더해져 전라도 대표 음식으로 자리 잡은 홍어! 고약한 냄새 때문에 고개를 돌리게 하지만 많은 사람들이 맛보다 향으로 기억하는 홍어. 어쩌면 그 향 때문에 건강을 찾을 수 있었던 것은 아닐까?

5대 악취 음식

1위. 스웨덴의 수르스트뢰밍. 비린내가 많이 나는 청어를 삭힌 음식으로 벌칙으로 많이 사용하고 있다.
2위. 우리나라의 삭힌 홍어. 암모니아 냄새로 유명하다.
3위. 뉴질랜드의 3년 숙성시킨 에피쿠어 치즈.
4위. 바다표범의 뱃속에 바다쇠오리를 발효시킨 키비악. 혐오스러운 외관까지 가지고 있다.
5위. 일본의 말린 생선 쿠사야.

그러나 나주 영산포 홍어를 비롯한 이 악취 음식들은 냄새가 나는 만큼 건강에는 이롭다고 한다.